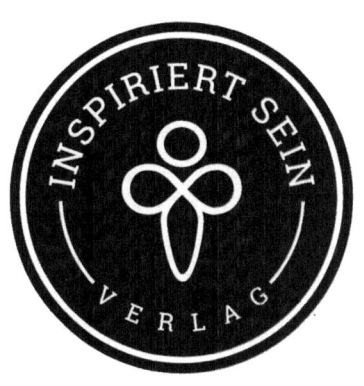

Marion Selzer

Raus aus der Zuckerfalle

So schaffst Du den Ausstieg aus der Zuckersucht

Zuckerfrei glücklich!

Geschützte Warennamen (Warenzeichen) werden nicht besonders kenntlich gemacht. Aus dem Fehlen eines solchen Hinweises kann also nicht geschlossen werden, dass es sich um einen freien Warennamen handelt.

2. Auflage 2018
© 2016 Inspiriert-Sein Verlag, Saarlouis
Dieses Werk einschließlich aller seiner Teile ist urheberrechtlich geschützt. Jede Verwertung außerhalb der engen Grenzen des Urheberrechtes ist ohne Zustimmung des Verlages unzulässig und strafbar. Das gilt insbesondere für Kopien sowie die Einspeicherung und Verarbeitung in elektronischen Systemen.

Anregungen und Zuschriften bitte an:
Inspiriert-Sein Verlag
Marion Selzer und Jens Sprengel
Dorfstraße 136
66740 Saarlouis
Email: info@inspiriert-sein.de
www.inspiriert-sein.de

Titelbild: Stock Foto: random pile of sugar cubes on white, Bildnummer: 59877118; Urheberrecht: meirion Matthias
Umschlag/Cover: Natascha Sokolov
Lektorat, Korrektorat: Susi Berk, Annemarie und Jens Sprengel
Printed in German
ISBN
Paperback: 978-3-946026-08-2
eBook: 978-3-946026-09-9

Haftungsausschluss:
Zucker ist ein Bestandteil vieler natürlicher Lebensmittel und damit per se nicht gesundheitsschädlich. Allerdings kann der Konsum von zu viel Zucker – vor allem in raffinierter Form (wie z. B. Haushaltszucker, Fruktose oder Glukose-Fruktose-Sirup) – Probleme verursachen. Der Inhalt dieses Buches will keine Angst vor Zucker machen, sondern denjenigen weiterhelfen, die unter ihrem übermäßigen Zuckerkonsum leiden. Denn auch, wenn Zucker keine Droge im herkömmlichen Sinne ist, kann sein übermäßiger Konsum im Zusammenspiel mit anderen Faktoren dazu führen, dass der Appetit nach schnell verdaulichen Kohlenhydraten außer Kontrolle gerät. Der hier verwendete Begriff der Zuckersucht wird daher nicht im klassischen Sinne einer Sucht benutzt, sondern lediglich, um diese Problematik zu verdeutlichen.

Die in diesem Buch vorgestellten Tipps und Empfehlungen wurden von der Autorin sorgfältig zusammengetragen und geprüft, eine Haftung kann jedoch nicht übernommen werden. Weder Verlag noch Autorin haften für Schäden irgendeiner Art, die aus der Anwendung der hier vorgetragenen Informationen entstehen. Jede Durchführung erfolgt im Rahmen der Eigenverantwortlichkeit auf eigenes Risiko. Bei körperlichen oder seelischen Problemen sollte ein entsprechend ausgebildeter Spezialist aufgesucht werden.

Haftungsausschluss für die Hinweise auf externe Internetseiten:
Dieses Werk enthält Webadressen zu externen Webseiten Dritter, auf deren Inhalte weder Verlag noch Autorin einen Einfluss haben. Deshalb können weder Verlag noch Autorin eine Gewähr für diese fremden Inhalte übernehmen. Für die Inhalte der angegebenen Webadressen ist stets der jeweilige Anbieter oder Betreiber der Seite verantwortlich. Die Seiten wurden zuletzt im Juli 2016 auf mögliche Rechtsverstöße überprüft. Rechtswidrige Inhalte waren zu diesem Zeitpunkt nicht erkennbar. Eine permanente inhaltliche Kontrolle der angegebenen Webadressen ist jedoch ohne konkrete Anhaltspunkte einer Rechtsverletzung nicht zumutbar. Bei Bekanntwerden von Rechtsverletzungen werden die Adressen aus der Folgeauflage entfernt.

Inhaltsverzeichnis

Dieses Buch ist nicht für jeden!   S. 11

Mein Weg aus der Zuckersucht   S. 14

Kapitel 1: Was ist Zuckersucht und was steckt dahinter?   S. 21

    1. Die klassischen Anzeichen einer Sucht   S. 22

    2. Kann Zucker süchtig machen?   S. 25

    3. Doch wieso wird nicht jeder zuckersüchtig?   S. 30

    4. Die Vorbedingungen für die Entstehung einer Zuckersucht   S. 30

    5. Ist Zuckersensibilität gar nicht krankhaft, sondern normal?   S. 34

    6. Sucht als Folge fehlender sozialer Verbindungen   S. 35

    7. Sucht aus spiritueller Perspektive   S. 36

Kapitel 2: Süchtig nach Zucker – Bin ich ein Zuckerjunkie?   S. 44

    1. Ein Selbsttest zum Ankreuzen   S. 46

    2. Zuckersucht ist nicht gleich Zuckersucht   S. 52

      a) Die 5 Typen der Zuckersucht   S. 53

        (1) Der Problem-/Emotionsesser   S. 53

        (2) Der Gelegenheitsesser   S. 53

        (3) Der Pegelesser   S. 54

        (4) Der gelegentliche Exzessesser   S. 56

        (5) Mischformen   S. 57

      b) Die drei Stufen der Zuckersucht   S. 59

Kapitel 3: Wieso ist Zucker so gefährlich?   S. 63

    1. Was ist eigentlich Zucker?   S. 65

      a) Einfachzucker (Monosaccharide)   S. 66

      b) Zweifachzucker (Disaccharide)   S. 66

      c) Oligosaccharide   S. 67

      d) Mehrfachzucker (Polysaccharide)   S. 67

    2. Ist Zucker nicht lebensnotwendig?   S. 68

      Zucker ist nicht gleich Zucker   S. 69

3. Was macht Zucker in unserem Körper?   S. 73

a) Glukose als Peitsche für den Blutzucker und ihre   S. 76
Folgen

→ Die Fahrten auf der Blutzuckerachterbahn   S. 76
machen müde, launisch und wecken die
Naschlust

→ Die Fahrten auf der Blutzuckerachterbahn als   S. 77
Auslöser für Insulinresistenz und Diabetes führen

→ Ständig erhöhte Blutzuckerwerte beschleu-   S. 82
nigen den Alterungsprozess unserer Zellen
und machen die Blutgefäße kaputt

→ Ständig zu viel Glukose macht dick   S. 83

→ Die Fahrten auf der Blutzuckerachterbahn   S. 84
beeinträchtigen das Immunsystem

b) Fruktose   S. 85

→ Fruktose schädigt die Leber und führt zu   S. 85
einer nicht-alkoholischen Fettleber

→ Fruktose als Risikofaktor für das tödliche   S. 86
Quartett

→ Fruktose und Insulinresistenz   S. 86

→ Fruktose kann zu Gicht und Krebs führen   S. 86

→ Fruktose macht müde   S. 86

→ Fruktose macht uns träge und gefräßig   S. 87

→ Fruktose und Verdauungsbeschwerden   S. 87

→ ADHS durch Fruktose?   S. 87

c) Zucker als Nährstoffräuber   S. 89

→ Müdigkeit durch Zucker   S. 90

→ Zucker übersäuert   S. 90

→ Zucker stört die Energiegewinnung   S. 91

→ Gehirn und Herz leiden am meisten durch   S. 91
den Zuckerkonsum

→ Zucker stört die Reizweiterleitung und kann   S. 92
zu Lähmungen führen

→ Zucker schädigt unsere Erbanlagen   S. 92

→ Zucker stört den Eiweiß- und Fettstoff-   S. 92

wechsel

Kapitel 4: Das süchtige Gehirn – Die verborgene Kraft hinter unserer Lust auf Süßes   S. 96

   1. Das Belohnungssystem als stärkste Macht im Universum   S. 97

      a) Zucker und andere Suchtstoffe manipulieren unser Belohnungssystem   S. 99

      b) Ständige Überstimulation des Belohnungssystems führt in die Sucht   S. 101

      c) Wenn Zucker als überlebenswichtig interpretiert wird   S. 103

      d) Das Belohnungssystem austricksen   S. 105

      e) Weitere Auffälligkeiten in der Biochemie Süchtiger   S. 112

   2. Ein Ausflug in die Welt unserer Botenstoffe   S. 113

      a) Serotonin – Ein Wohlfühlhormon als Dirigent der Neurotransmitter   S. 115

      b) Dopamin – Der „Ich-will-haben-Stoff"   S. 116

      c) Endorphine – Körpereigene Schmerzstiller und Aufputschmittel für unser Selbstbewusstsein   S. 118

      d) Leptin, Ghrelin, Glukagon und Insulin: Wenn unsere Hunger-Sättigungs-Botenstoffe verrückt spielen   S. 120

      e) Wie Stresshormone uns in die Zuckersucht treiben   S. 121

   3. Fazit: Machtlos gegen Heißhungeranfälle? – Es ist nicht unsere Schuld   S. 124

Kapitel 5: Die richtige Ernährung für Zuckersüchtige   S. 127

   1. Blutzuckerspitzen meiden und den Blutzucker stabil halten   S. 127

   2. Die erste Mahlzeit ist entscheidend   S. 136

   3. Drei Frühstücksideen für einen blutzuckerfreundlichen Start in den Tag   S. 138

   4. Dem Körper geben, was er braucht oder ein Plädoyer für eine vollwertige Ernährung   S. 142

   5. Achte auf die Zufuhr ganz bestimmter Mineralien und Vitamine   S. 151

      a) Vitamin B_1 S. 152

      b) Zink   S. 153

c) Chrom   S. 154

d) Magnesium   S. 154

e) Omega-3-Fettsäuren   S. 155

6. Was Du sonst noch tun kannst   S. 156

    a) Stärke Dein Verdauungsfeuer   S. 156

    b) Reinige Deinen Darm   S. 160

    c) Trinke ausreichend Wasser   S. 164

    d) Meide Kaffee und Nikotin   S. 167

    e) Iss Serotonin freundlich   S. 168

    f) Meide Insulinspitzen   S. 170

    g) Extratipp: Intermittierendes Fasten   S. 174

Kapitel 6: Jetzt wird's ernst – Die Zuckerentwöhnung   S. 181

1. Die Schritt-für-Schritt-Umstellung   S. 187

2. Zuckerentzug die letzten Vorbereitungen   S. 187

    a) Sage „Ja!" zum Zuckerentzug   S. 194

    b) Schließe einen Vertrag mit Dir   S. 197

    c) Räume Deine Küche auf   S. 200

    d) Besorge Dir alternative Snacks, die Du bedenkenlos essen kannst   S. 206

    e) Wappne Dich gegen Rückfälle!   S. 207

    f) Such Dir Gleichgesinnte   S. 208

    g) Wappne Dich im Umgang mit anderen   S. 209

3. Zucker-Detox – Die ersten Tage ohne Zucker   S. 211

Kapitel 7: Tipps für Einkäufe, Restaurantbesuche, Einladungen und für unterwegs   S. 218

1. Einkaufen   S. 218

2. Restaurantbesuche   S. 221

3. Für unterwegs   S. 223

4. Zu Besuch   S. 223

Kapitel 8: Tipps für den Umgang mit Gelüsten   S. 225

1. Der Notfallplan   S. 225

2. Klopfakupressur   S. 227

3. Ein 3-Schritte-Programm gegen die Macht der Gewohnheit   S. 231

Kapitel 9: Wenn es doch passiert – Der Umgang mit Ausrutschern und Rückfällen   S. 238

    1. Eine Ausnahme kommt selten allein   S. 239

    2. Wieso die Anfangszeit der Zuckerentwöhnung so tückisch ist   S. 240

    3. Manchmal ist Widerstand zwecklos   S. 243

Kapitel 10: Jetzt geht's in die Tiefe – Glaubensmuster und emotionale Verstrickungen auflösen   S. 251

    1. Blockierende Glaubenssätze auflösen   S. 252

        a) Mache Dir Deine einschränkenden Glaubenssätze bewusst   S. 254

        b) Entlarve Deine alten Glaubenssätze   S. 254

        c) Finde neue, förderliche Glaubenssätze   S. 260

        d) Festige die neuen Glaubenssätze   S. 261

    2. Emotionale Verstrickungen auflösen   S. 263

        a) Lerne echten Hunger von emotionalem Hunger zu unterscheiden   S. 264

        b) Entlarve die emotionalen Themen hinter Deinem Essverhalten   S. 267

        c) Nimm Deine Gefühle an   S. 274

        d) Finde alternative Strategien für den Umgang mit Deinen Bedürfnissen   S. 275

        e) Söhne Dich mit Deinem inneren Saboteur aus   S. 279

Kapitel 11: Nie wieder Süßes ist doch auch keine Lösung – Süße Alternativen für das Leben nach der Zuckerentwöhnung   S. 286

    1. Gesündere Alternativen für Zucker   S. 287

        a) Vollwertzucker   S. 287

        b) Honig   S. 288

        c) Trockenfrüchte   S. 288

        d) Dicksäfte   S. 289

        e) Ahornsirup   S. 290

        f) Agavensirup   S. 290

        g) konzentrierte Glukose-Produkte   S. 291

        h) Kokosblütenzucker   S. 291

        i) Yacon-Produkte   S. 292

j) Stevia   S. 293

k) Luo Han Guo   S. 295

l) Zuckeralkohole wie Xylit und Erythrit   S. 296

m) Süßstoffe als Ersatz für Zucker?   S. 299

2. Rezeptideen für die „gesunde" Naschkatze   S. 301

   a) Bananen-Stracciatella-Beeren-Creme   S. 301

   b) Mandel-Dattel-Bällchen   S. 302

   c) Vegane Mandelkekse ohne Gluten   S. 303

   d) Eisgekühlte Erdbeercreme   S. 305

   e) Rohe Brownies   S. 308

   f) Selbstgemachte Schokolade ohne Zucker   S. 309

   g) Waffeln mit Eis und Himbeer-Sauce   S. 310

   h) Schokoladen-Pudding mit Süßkartoffeln   S. 311

Ein paar Worte zum Abschluss   S. 313

Anhang   S. 316

1. Das Wichtigste auf einen Blick   S. 316

   a) Zucker ist nicht gleich Zucker   S. 316

   b) Zuckerliste – Zum Ausdrucken und Mitnehmen als kleine Einkaufshilfe   S. 316

   c) Die richtige Ernährung für Zuckersüchtige   S. 318

   d) Die Blutzuckertabelle   S. 322

   e) Was Du sonst noch tun kannst   S. 332

   f) Die Zuckerentwöhnung   S. 333

   g) Das hilft gegen Entzugssymptome   S 334

   h) Das hilft bei Süßhunger und beugt Rückfällen vor   S. 335

   i) Für alle, die tiefer gehen wollen   S. 335

   j) Süße Rezepte für das Leben nach der Zuckerentwöhnung   S. 336

2. Empfehlungen, Quellen und Literaturangaben   S. 336

   a) Bücher   S. 336

   b) Dokumentationen und Vorträge   S. 337

   c) Studien   S. 338

   d) Sonstiges   S. 340

Über die Autorin   S. 342

Dieses Buch ist nicht für jeden!

Naschst Du gerne?

- Kannst Du beim Anblick von Kuchen, Schokolade, Eiscreme oder anderen Leckereien nur schwer „Nein" sagen?
- Fällt es Dir schwer, nach dem ersten Bissen wieder aufzuhören?
- Isst Du oft mehr, als Du Dir vorgenommen hast?
- Hast Du anschließend ein schlechtes Gewissen?
- Setzt Du Dich dann selbst auf „Diät" und nimmst Dir vor, weniger Süßes zu essen, schaffst es aber nicht, Dein Vorhaben lange durchzuhalten?

Willkommen im Club! Du bist vermutlich zuckersüchtig – so wie ich und viele andere. Dein Körper reagiert dann stärker auf Zucker als der von Menschen, die kein Problem mit Süßem haben. Schuld daran ist nicht Dein schwacher Charakter, sondern das Zusammenspiel mehrerer Faktoren.

Kurzkettige Kohlenhydrate in isolierter Form, wie sie in Zucker oder Weißmehl vorkommen, bringen die biochemischen Prozesse in unserem Körper durcheinander. Irgendwann können wir dann tatsächlich nicht mehr frei entscheiden, ob und wie viel wir naschen möchten, sondern werden von unserer aus dem Gleichgewicht geratenen Biochemie gesteuert. Allein mit Willenskraft und Disziplin können wir der Zuckerfalle dann nicht entkommen.

Was wir brauchen, ist eine gezielte Strategie – einen ganzheitlichen Ansatz, der neben der Ebene der Ernährung auch die Arbeit an emotionalen Verstrickungen und blockierenden Glaubensmustern berücksichtigt. Diesen Ansatz möchte ich Dir in diesem Buch gerne vorstellen und mit auf den Weg geben. Ich möchte Dir zeigen, wie Du es schaffst, Dich Schritt für Schritt vom Zucker zu entwöhnen, Deine Biochemie wieder ins Gleichgewicht zu bringen und Deinen Weg in die Zuckerfreiheit zu finden. Das bedeutet nicht, dass Du nie wieder Süßes essen darfst, sondern, dass Du künftig wieder in der Lage sein wirst, frei darüber zu entscheiden, ob und wie viel Du naschen möchtest. Wie das funktioniert? Das möchte ich Dir auf den folgenden Seiten verraten. Denn was ich geschafft habe, schaffst Du auch!

Mein Weg aus der Zuckersucht

Du* naschst also gerne und es fällt Dir schwer, nach dem ersten Bissen wieder aufzuhören? Du gibst erst Ruhe, wenn die Tafel Schokolade oder die Packung Kekse aufgegessen ist? Ohne Frühstück oder einen kleinen Snack am Nachmittag bist Du ungenießbar? Du würdest Deinen Süßigkeitenkonsum zwar gerne reduzieren, schaffst es aber nicht, „Nein!" zu sagen, obwohl Du gerne weniger essen würdest? Und Du leidest darunter, dass Du nicht frei über Dein Essverhalten entscheiden kannst?

Dann geht es Dir so wie mir damals. Damals als ich noch in der Zuckerfalle gefangen war. Ein Tag ohne Schokolade oder andere Süßigkeiten war für mich bis vor einigen Jahren genauso unvorstellbar, wie auch nur einen einzigen Tag ohne Brot, Nudeln oder andere Teigwaren auszukommen. Und das, obwohl ich nicht traurig darum gewesen wäre, ein paar Kilogramm abzunehmen. Lange Zeit verurteilte ich mich für mein Verhalten, bestrafte mich mit Schuldvorwürfen und einem schlechten Gewissen. Ich versuchte der Zuckerfalle durch noch mehr Disziplin und Willensstärke zu entkommen, doch ich hielt nie lange durch. Langsam, aber sicher dämmerte es mir: Ich war zuckersüchtig und musste einen anderen Weg in die Zuckerfreiheit finden.

Meine Vorgeschichte

Schon seit ich mich erinnern kann, habe ich eine Vorliebe für Süßes, Nudeln und Weißbrot. Zum Frühstück gab es Nutellabrote oder Schokomüsli, mittags eine Portion Nudeln, zum Nachtisch ein paar Kekse, zwischendurch einen Alibi-Apfel, zum Abendessen belegte Brote und zum Abschluss des Tages natür-

---

*Da es sich bei der Zuckersucht um ein sehr persönliches und sensibles Thema handelt, habe ich mich entschlossen, Dir lieber Leser, liebe Leserin, das Du anzubieten. Einfach, um ein wenig mehr Nähe und Verbundenheit zu Dir und den anderen LeserInnen aufzubauen. Ich hoffe, das ist in Ordnung für Dich.

lich noch einmal eine kleine Nascherei für das süße Schleckermäulchen in mir. Es ist nicht übertrieben zu sagen, dass ich ständig „auf Zucker" war.

Als sich dann die Folgen meiner Ernährung in Form von ein paar Kilogramm zu viel auf den Hüften bemerkbar machten, beschloss ich, abzunehmen. Ich nahm mir vor, eine Zeit lang weniger Schokolade und Co zu essen und etwas mehr Sport zu treiben. Doch irritiert musste ich feststellen, dass das gar nicht so einfach war. Mein Körper verlangte förmlich nach seiner regelmäßigen Portion Süßigkeiten. Zum ersten Mal, ich muss etwa 14 Jahre alt gewesen sein, stellte ich mein Essverhalten in Frage. Konnte es wirklich sein, dass ich gereizt und schlecht gelaunt wurde, wenn ich nach dem Mittagessen nicht wie gewohnt meine Rippe Schokolade bekam? Dass ich mir ein Frühstück ohne Nutellabrote nicht einmal mehr vorstellen konnte und mir der Gedanke an einen Tag so ganz ohne Schokolade und andere Süßigkeiten Unbehagen bereitete?

Auch, wenn ich damals noch keine Ahnung von der süchtig machenden Wirkung von Zucker hatte, beschloss ich, einen Entwöhnungsversuch zu starten. Ganz einfach, um mir zu beweisen, dass mein Wille stärker sein konnte als die Lust auf ein bestimmtes Nahrungsmittel. Mit viel Willenskraft schaffte ich es, sechs Wochen lang auf Süßigkeiten und mein heiß geliebtes Nutella zu verzichten und beschloss, mein Experiment zu beenden. Schließlich hatte ich mir damit ja bewiesen, dass alles in Ordnung mit mir war. Noch einmal Glück gehabt – dachte ich zumindest.

Im Laufe der nächsten Jahre wurde meine Ernährung sogar noch schlechter. Die Portionen wurden größer und die Abstände zwischen den Mahlzeiten kleiner. Das blieb natürlich nicht ohne Auswirkungen auf meine Figur. Und wie es bei vielen Mädchen in der Pubertät der Fall ist, habe ich fleißig eine Diät nach der anderen ausprobiert, nur, um letztendlich doch wieder in alte Verhaltensmuster zu verfallen. Bis dann schließlich mit etwa 19 Jahren mein Essverhalten völlig aus dem Ruder lief. Ich rutschte in eine Phase hinein, die man durchaus als essgestört bezeichnen könnte. Ich aß große Mengen hochkalorischer Speisen auf einmal und erbrach mich hinterher. Das gab den Startschuss mich intensiver mit den Themen Ernährung, Essstörungen und Esssüchten auseinanderzusetzen. Durch das Aufarbeiten der emotionalen Faktoren hinter meinem

Essverhalten, einem sehr verständnisvollen Partner mit therapeutischem Hintergrund sowie der schrittweisen Verbesserung meiner täglichen Ernährung, gelang es mir zum Glück, diese Phase hinter mir zu lassen.[*]

Doch obwohl ich eine Ausbildung zur Ernährungs- und Diätberaterin absolvierte, eine Fortbildung zur psychologischen Beraterin machte, unzählige Bücher zum Thema „Überessen" las, die emotionalen Zusammenhänge zwischen Ernährung und Psyche längst verstanden und durchgearbeitet hatte sowie auf unzählige Zuckerentwöhnungen zurückblicken konnte, behielten Süßigkeiten, Nudeln und Weißbrot auch weiterhin ihren Reiz für mich. Bis in meine 30er hinein gab es trotz meiner inzwischen doch recht gesunden Alltagsernährung immer wieder Phasen, in denen ich mehr Süßigkeiten und Weißmehlprodukte zu mir nahm, als mir eigentlich lieb war. Es musste also einen Missing-Link geben, einen Faktor, den ich bisher übersehen hatte, und der mich nach wie vor in meinen alten Essensmustern gefangen hielt.

Heute glaube ich diesen Missing-Link, dieses fehlende Puzzlestück, endlich gefunden zu haben. Es handelt sich dabei um die Erkenntnis, dass Zucker süchtig machen und die Biochemie unseres Körpers derart durcheinander bringen kann, so dass unser Verstand machtlos ist. Raffinierter Zucker und andere schnell verdauliche Kohlenhydrate aus Weißmehl, Reis, Mais oder Kartoffeln (Weißbrot, Nudeln, Kuchen, Croissants, Chips, Pommes, Tortillas, glutenfreies Brot, …), aber auch Fruchtsäfte und sehr süßes Obst sorgen dafür, dass unser Blutzucker zunächst sehr schnell ansteigt, um dann wieder plötzlich stark abzufallen, wodurch Heißhungerattacken begünstigt werden und unser Hunger-Satt-Mechanismus nicht mehr richtig funktioniert.

Das ist jedoch nicht alles. Auch unser Belohnungssystem, ein kleiner Bereich mitten in unserem Gehirn, kann durch isolierte Kohlenhydrate regelrecht manipuliert werden. Betroffene reagieren dann auf den Verzehr der oben genannten Nahrungsmittel mit einer deutlich höheren Ausschüttung von körpereigenen Glücksbotenstoffen als andere Menschen. Dieses Chaos der inneren Pro-

---

[*]In meinem Ratgeber „Psychische Hintergründe bei Ernährungs- und Gewichtsproblemen" habe ich die Methoden, die mir auf meinem Weg aus der Ess-Brech-Sucht geholfen haben, ausführlich beschrieben und für Betroffene aufbereitet.

zesse und die übermäßige Ausschüttung von Glücksbotenstoffen ist der Grund, wieso es Menschen gibt, die ihre Naschlust einfach nicht im Zaum halten können – zuckerhaltige Nahrungsmittel schmecken ihnen nicht nur besonders gut, sondern machen sie regelrecht glücklich und willenlos. In einem solchen Fall ist mehr erforderlich, als einfach nur der Entschluss, weniger Süßigkeiten oder Teigwaren zu essen.

Weshalb manche Menschen stärker auf Zucker reagieren als andere, ist noch nicht abschließend geklärt. Vermutet wird ein Zusammenspiel mehrerer Faktoren. Neben genetischen Dispositionen spielen sehr wahrscheinlich frühkindliche Prägungen, emotionale Verstrickungen als auch gesellschaftliche Einflüsse eine Rolle. Obwohl Zucker (noch) nicht offiziell als Droge anerkannt ist, zeigt sich in wissenschaftlichen Versuchen an Mensch und Tier immer wieder: Zucker kann zu suchtähnlichem Verlangen führen, das bei Betroffenen ähnlich starke Reaktionen auslöst wie Kokain oder Heroin. Nicht ohne Grund sprechen daher auch immer mehr Experten zumindest von einer „Hypersensibilität", also einer Übersensibilität, in Bezug auf Zucker und andere schnell verdauliche Kohlenhydrate.

Jemand, der „normal" auf den Verzehr von Zucker reagiert, kann solch ein Verhalten natürlich nicht nachvollziehen und wundert sich, wie es ein Problem sein kann, nach einem Stück Schokolade oder ein paar Keksen wieder aufzuhören. Auf meinem Weg in die Zuckerfreiheit kam ich jedoch nicht daran vorbei, mir einzugestehen, dass ich anders als die meisten anderen in meinem Umfeld auf Zucker und andere schnell verdauliche Kohlenhydrate reagierte, ich also „zuckersüchtig" war. Und auch, wenn sich dieses Eingeständnis hart anhören mag, empfand ich es als Befreiung. Endlich durfte ich mir eingestehen, dass ich allein mit Willenskraft und Disziplin nicht viel ausrichten konnte und ich zumindest für sehr lange Zeit, wenn nicht mein Leben lang, eine besondere Beziehung zu Süßigkeiten und Teigwaren haben werde.

Heute kann ich (nicht ganz ohne Stolz ;-) behaupten, zu einem harmonischen Essverhalten zurückgefunden zu haben. Man könnte mich sozusagen als „trockenen Sugarholic" bezeichnen. Ich habe kein Verlangen mehr nach Süßem und auch Teigwaren haben ihren Reiz fast völlig verloren. Selbst, wenn ich einmal Schokolade oder Nudeln esse, kann ich es auch bei „normal" großen Portionen belassen. Nur in emotional sehr fordernden Momenten passiert es noch manchmal, dass ich in alte Muster verfalle und mehr nasche, als mir eigentlich gut tun würde. Doch selbst damit kann ich inzwischen gelassen umgehen, da ich weiß, wie ich der Zuckerfalle wieder entkommen kann.

Wenn es Dir ähnlich geht, und Du trotz ernsthafter Absichten immer wieder mehr naschst, als Dir eigentlich gut tun würde, bist Du vielleicht auch zuckersüchtig. Das ist keine Schande, sondern kann jeden treffen. Auch, wenn es vermutlich eine Weile dauern wird, bis Du wieder „normal" mit Zucker umgehen kannst, kannst Du nun erst einmal aufatmen und damit aufhören, Dir Vorwürfe zu machen. Zuckersucht hat nichts mit einem schwachen Charakter oder zu wenig Willenskraft und Disziplin zu tun. Es ist nicht Deine Schuld, dass Dein Körper so stark auf Zucker und Weißmehl reagiert, sondern ein Zusammenspiel mehrerer Faktoren.

Meiner Erfahrung nach ist dann eine gezielte Strategie notwendig, um der Zuckerfalle zu entkommen. Es reicht nicht, Betroffenen zu sagen, dass sie weniger Zucker essen sollten. Ein Zuckersüchtiger benötigt für seinen Weg in die Zuckerfreiheit einen ganzheitlichen Ansatz, der neben der Ebene der Ernährung auch die Arbeit an emotionalen Verstrickungen und blockierenden Glaubensmustern berücksichtigt. Diesen Ansatz möchte ich Dir in diesem Buch gerne an die Hand geben.

Ich möchte Dir zeigen, wie Du es Schritt für Schritt schaffst, Dich vom Zucker zu entwöhnen, um Deinem Körper die Chance zu geben, seine Biochemie wieder ins Gleichgewicht zu bringen und die Geschmacksnerven neu auszurichten. Dabei werde ich Dir nicht einfach sagen, auf was Du verzichten solltest, sondern Dir erst einmal zeigen, was Deine Zellen brauchen, damit ungesunde Gelüste ganz nebenher immer schwächer werden. Denn Heißhunger kann auch durch einen Vitalstoffmangel unserer Zellen ausgelöst werden, der bei der heute üblichen Ernährung – vor allem dann, wenn viel Zucker und Weißmehl gegessen wird – leider weit verbreitet ist.

Zudem möchte ich Dir einen kleinen Überblick verschaffen, wie die biochemischen Prozesse in unserem Körper durch schnell verdauliche Kohlenhydrate in isolierter Form durcheinandergebracht werden und welche Kräfte dort am Werk sind. Dieser Einblick in die biochemischen Zusammenhänge wird Dir dabei helfen, Dein bisheriges Essverhalten aus einer neuen Perspektive zu betrachten, es verändern zu wollen und zu Deinem eigenen Ernährungsexperten zu werden. Außerdem erhältst Du bewährte Strategien, mit denen Du parallel zur Zuckerentwöhnung blockierende Glaubensmuster und emotionale Themen hinter Deinem Verhalten erkennen und lösen kannst. Dann wird es auch Dir möglich sein, wieder zu einer harmonischen Ernährung zurückzufinden.

Betrachte das, was Du hier erfährst als Experiment – als Chance, Deine Zuckersucht zu überwinden und damit Dein Leben zu verändern. Es geht nicht darum, nie wieder Süßes zu essen oder dauerhaft auf Deine Lieblingsgerichte zu verzichten. Die Zuckerfreiheit hat weniger mit dauerhafter Einschränkung und Verlust zu tun, als vielmehr mit dem langfristigen Gewinn von Freiheit und Selbstbestimmung.

Wenn Du Dir also bisher die Schuld für Dein Essverhalten gegeben hast und dachtest, es liege an Deinem Charakter und Du bräuchtest einfach nur mehr Willenskraft und Disziplin, dann kannst Du jetzt erst einmal aufatmen. Du kannst nichts dafür, dass schnell verdauliche Kohlenhydrate zu einem festen Bestandteil der heutigen Ernährung geworden sind und Dein Körper so stark darauf reagiert. Indem Du verstehst, welche biochemischen Prozesse hinter Deiner Naschlust stecken und Du ein Gespür dafür entwickelst, was Dein Körper wirklich braucht, ihm das dann auch gibst und gleichzeitig an blockierenden Glaubenssätzen und den emotionalen Verstrickungen hinter Deinem Essverhalten arbeitest, wird Dein Verlangen nach Süßem und Mehlspeisen mit der Zeit immer kleiner und machtloser. Dann schwinden Deine ungesunden Gelüste und Du kannst endlich wieder frei entscheiden, wann Du was, in welcher Menge zu Dir nehmen möchtest. Wie all das möglich ist, das zeige ich Dir in diesem Buch. Denn auch ich habe es geschafft, der Zuckerfalle zu entkommen – und was ich kann, kannst Du auch!

Ich wünsche Dir aus tiefem Herzen gutes Gelingen auf Deinem Weg in die Zuckerfreiheit und freue mich, Dich dabei begleiten zu dürfen.

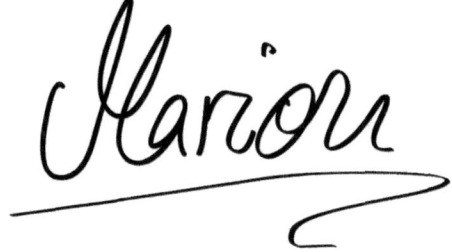

Dipl. Juristin, Psychologische Beraterin, Ernährungs- und Diätberaterin

Kapitel 1: Was ist Zuckersucht und was steckt dahinter?

Schon wieder kreisen meine Gedanken nur um eins: um Schokolade! Dabei habe ich mir felsenfest vorgenommen heute nichts Süßes zu essen. Doch mein Verlangen gibt keine Ruhe. „Ein Stück Deiner Lieblingsschokolade schadet doch nicht!", flüstert mir die Stimme der Verführung ins Ohr. Nur zu gerne lasse ich mich auf sie ein und schon stecke ich wieder drin – in der Zuckerfalle. Ich kann nicht aufhören, bis die Tafel Schokolade aufgegessen ist. Ich schaffe es einfach nicht, mich mit einem Stück zufrieden zu geben. Es folgen Schuldvorwürfe und ein schlechtes Gewissen.

Voller Inbrunst fasse ich den Entschluss, dass ab morgen alles anders wird. „Dieses Mal schaffe ich es!", nehme ich mir eisern vor. Doch bis zum Nachmittag des nächsten Tages wächst mein Verlangen nach Süßem immer weiter an und all meine Vorsätze von gestern nützen nichts mehr. Ich bin machtlos und gebe mich geschlagen.
Wieder einmal heißt es: „Und täglich grüßt das Murmeltier!"

Kommen Dir solche Gedanken bekannt vor? Ich kenne sie nur zu gut. Rückblickend kommt es mir vor, als ob ich mich damals wie ein Junkie gefühlt habe. Immer wieder kreisten meine Gedanken ums Essen. Ständig brauchte ich noch etwas Süßes – hinterher, zwischendurch, nachmittags oder spätabends. Eigentlich hatte ich ständig Lust darauf, noch etwas zu naschen. Ich aß nicht, um satt zu werden, sondern, um mir die Zeit zu vertreiben, mich nach einem anstrengenden Tag zu belohnen, negative Gefühle zu kompensieren oder auch, um Schönes und Erfreuliches zu feiern. Ich fühlte mich machtlos und je mehr ich versuchte mich zu beherrschen, desto größer wurde mein Verlangen. Wieso war das so?

Im Nachhinein liegt die Antwort auf der Hand. Auch, wenn sicher mehrere Faktoren zusammenkommen, so weiß ich heute, dass vor allem eins ausschlaggebend für mein unkontrolliertes Essverhalten war: *Zucker!* Ich gehe sogar so weit und behaute Folgendes: Zucker ist eine Droge und kann süchtig machen. Diese Behauptung halten viele sicherlich für übertrieben. Schließlich ist Zucker ein ganz gewöhnliches Nahrungsmittel, das fast jeder von uns täglich isst. Und kaum einer wird davon süchtig, oder etwa doch? Um zu verstehen, dass Zucker durchaus wie eine Droge wirkt und unter bestimmten Umständen tatsächlich süchtig machen kann, möchte ich das Thema Sucht gerne einmal ein wenig näher beleuchten.

1. Die klassischen Anzeichen einer Sucht

Schauen wir uns dazu einmal das Thema Sucht aus wissenschaftlicher Perspektive an. Es gibt klassische Anzeichen, die darauf hindeuten, dass eine Sucht vorliegt. Dabei sind die Grenzen zwischen einem „bloßen" Missbrauch und einer richtigen Abhängigkeit fließend. Jeder einzelne der gleich angeführten Anzeichen ist ein Alarmsignal für das Vorliegen einer Sucht.

→ *Anzeichen 1: Craving = Suchtverlangen*

Laut dem aktuellen Stand der Wissenschaft entwickelt sich eine Sucht aus der wiederholten Erfahrung, dass eine Substanz oder ein Verhalten in irgendeiner Art Erleichterung verschafft, man sich ganz einfach besser dadurch fühlt. Das kann dazu führen, dass man immer wieder einen Wunsch nach diesem Verhalten oder der entsprechenden Substanz verspürt.

→ *Anzeichen 2: Kontrollverlust*

In manchen Fällen wird dieser Drang so mächtig, dass man nicht mehr in der Lage ist, ihm Stand zu halten. Plötzlich kann man nicht mehr frei entscheiden, wie man sich verhält. Aus dem anfänglichen Wunsch und einer bewusst getroffenen Entscheidung, diesem nachzugeben oder nicht, entwickelt sich ein Zwang, eine Sucht – man verliert die Kontrolle über sein Verhalten.

→ *Anzeichen 3: Abstinenzunfähigkeit*

Aus der Unfähigkeit, seinen Konsum bzw. sein Verhalten zu kontrollieren, ergibt sich die Unfähigkeit zur Abstinenz. Das kann so weit gehen, dass der Süchtige trotz schwerer gesundheitlicher und/oder sozialer Folgen nicht auf seine Droge bzw. sein Verhalten verzichten kann.

→ *Anzeichen 4: Toleranzentwicklung*

Mit der Zeit braucht man dann immer mehr von seiner „Droge", um sich befriedigt zu fühlen, die Wissenschaft spricht auch von Toleranzentwicklung.

→ *Anzeichen 5: Entzugserscheinungen bei Verzicht*

Viele Betroffene versuchen früher oder später aus diesem Teufelskreis auszubrechen, weil sie wissen, dass ihr Verhalten langfristig negative Folgen, z. B. auf die Gesundheit, ihr soziales Leben oder die Finanzen, haben wird. Gelingt es dann tatsächlich für eine gewisse Zeitspanne auf das gewohnte Verhalten zu verzichten – was alles andere als einfach ist –, kommt es zu Entzugserscheinungen, die sich sowohl auf der psychischen Ebene (zum Beispiel durch einen Stimmungsabfall oder Gereiztheit) als auch auf der körperlichen Ebene (beispielsweise Kopfschmerzen, Zittern oder Kreislaufprobleme) äußern können.

→ *Anzeichen 6: Auswirkungen auf das soziale Leben*

Wenn jetzt auch noch private oder berufliche Probleme hinzukommen (z. B., weil sich der Großteil der Gedanken nur noch um die Sucht dreht und man dadurch seine beruflichen und privaten Verpflichtungen vernachlässigt oder, weil man sich für sein Verhalten schämt und es vor anderen vertuschen möchte und sich daher immer mehr zurückzieht), gilt man offiziell als süchtig.

Noch einmal im Überblick: Die sechs Anzeichen einer Sucht:

1. der starke Wunsch nach einem Verhalten oder einer Substanz (Craving/Suchtverlangen)
2. die Schwierigkeit dem Drang danach Stand zu halten oder ihn zu mäßigen (Kontrollverlust)
3. Abstinenzunfähigkeit (man kann nicht mehr ohne, trotz negativer Folgen)
4. Gewöhnungseffekt bzw. Toleranzentwicklung (man braucht immer mehr und immer öfter)
5. Auftreten von Entzugssymptomen, wenn das Suchtmittel nicht zugeführt oder das Suchtverhalten nicht ausgeführt wird
6. negative Folgen für das soziale Leben (privat und/oder beruflich)

Kurz zusammengefasst und auf den Punkt gebracht, in Anlehnung an den Vortrag von Dr. med. Timothy Jennigs „Süchte und das Gehirn", den Du auf youtube kostenlos anschauen kannst unter: www.youtube.com/watch?v=8zq_7CWHwvQ, könnte man Sucht auch folgendermaßen definieren:

Sucht ist ein zwanghaftes Verhalten, das kurzfristige Belohnung mit sich bringt, aber langfristig zerstörend wirkt.

Wenn Du dieses Buch liest, weil Du ahnst oder vielleicht sogar weißt, dass Süßes und/oder andere Nahrungsmittel eine größere Anziehung auf Dich haben, als sie Deiner Meinung nach haben sollten (Craving/Suchtverlangen), dann würdest Du sicher zustimmen, dass Dein Wunsch nach einer bestimmten Speise so mächtig werden kann, dass Du allein mit Willenskraft dagegen nichts mehr ausrichten kannst. Und das, obwohl Du vielleicht gerne abnehmen möchtest oder Deine Gesundheit nicht ruinieren willst (Kontrollverlust trotz negativer Auswirkungen). Vielleicht konntest Du sogar beobachten, dass Du in immer kürzeren Zeitabständen immer größere Mengen von Deinen Lieblingsgerichten zu Dir nehmen musst, um das „Zuckermonster" in Dir zufrieden zu stellen (Toleranzentwicklung).

Und wenn Du schon einmal den Versuch gestartet hast, auf Süßigkeiten, Teigwaren oder was auch immer zu Deinen bevorzugten Nahrungsmitteln gehört, zu verzichten, hast Du sicher gemerkt, dass das gar nicht so einfach ist und Du Dich erst einmal gereizt, müde und schlecht gelaunt gefühlt hast. Stimmungsschwankungen und das Gefühl nicht richtig satt zu werden gehören noch zu den harmlosen Nebenwirkungen. Sehr häufig kommt es in den ersten Tagen des Zuckerverzichts auch zu Unwohlsein, Kopfschmerzen und Konzentrationsproblemen – typische Anzeichen für Entzugserscheinungen, nicht wahr?!

Vielleicht hat Dein Essverhalten im Laufe der Zeit sogar einen immer größeren Stellenwert in Deinem Leben eingenommen und Deine Gedanken beschäftigen sich immer öfter mit der Frage, wann die nächste Gelegenheit zum Naschen kommt, wie Du Dein Gewicht trotzdem halten oder reduzieren kannst und wie Du Deine Naschsucht vor Freunden oder Familienmitgliedern verbergen kannst. Womöglich versteckst Du die Verpackungen von Schokoriegeln oder Keksen ganz unten in der Mülltonne, suchst gezielt nach Gelegenheiten, in denen Du ungestört Deinen Essgelüsten freien Lauf lassen kannst und bist auch mal bereit für die Beschaffung Deiner Lieblingsspeisen Umwege zu machen oder überteuerte Preise (z. B. an Tankstellen oder in Restaurants) zu zahlen. Vielleicht ist Deine Sucht auch nicht so stark ausgeprägt und dennoch bereitet Dir der Gedanke an einen Tag so ganz ohne Nudeln, Brot, zuckerhaltige Getränke oder Süßigkeiten Unbehagen.

Wie Du also siehst, lassen sich alle sechs Faktoren für eine Sucht auch auf Zucker übertragen. Doch kann Zucker wirklich süchtig machen? Schließlich handelt es sich hierbei doch um ein ganz gewöhnliches Nahrungsmittel und nicht um eine Droge, oder?!

2. Kann Zucker süchtig machen?

Die meisten Menschen halten es für übertrieben, Zucker als eine Art Droge hinzustellen. Schließlich handelt es sich dabei um ein Lebensmittel, das nahezu jeder von uns täglich zu sich nimmt und anders als Alkohol oder andere Drogen keine berauschende Wirkung nach sich zieht. Zucker gilt daher im Unterschied zu Alkohol nicht als eine Droge. Während Alkoholprobleme in unserer Gesellschaft längst ernst genommen werden, werden diejenigen, die behaupten nach Zucker (und/oder Weißmehl) süchtig zu sein, meistens nur belächelt. Betroffene sollen sich am Riemen reißen und lernen, sich zu mäßigen und „normale" Mengen zu sich zu nehmen, heißt es. Würde man denselben Rat einem Alkoholiker erteilen, würde wohl jeder mit dem Kopf schütteln. Hinzu kommt, dass Esssüchte bzw. Essstörungen bisher von offizieller Seite nicht als physische, sondern psychische Erkrankungen betrachtet werden, die mittels psychotherapeutischer Maßnahmen behandelt werden müssen. Und auch, wenn vermutlich bei jeder Form von Sucht auch psychische Faktoren eine Rolle spielen, kann Zucker genauso wie andere Drogen auch körperlich süchtig machen. Dies belegen zumindest immer mehr wissenschaftliche Versuche und die Erfahrungen Betroffener.

Die Studien von Prof. Bart Hoebel von der Priceton Universität[*] zeigen, dass der Konsum von Zucker bei Versuchstieren tatsächlich zu suchttypischen Veränderungen im Gehirn und suchtartigem Verhalten führte. Zusammen mit seinem Team verabreichte der Gehirn- und Suchtforscher Ratten eine zuckerhaltige Flüssigkeit und konnte dabei Folgendes beobachten: Die Tiere wurden im Laufe der Studie immer gieriger nach der Lösung und tranken immer mehr davon. Als die Ratten nach vier Wochen wieder ihr normales Futter ohne Zucker bekamen, litten sie unter suchttypischen Entzugserscheinungen wie Zittern, Unruhe, Ängstlichkeit und Antriebslosigkeit. In ihren Gehirnen zeigte sich ein beschleunigtes Wachstum der Dopamin-Rezeptoren im Nucleus accumbens, was unter den Forschern als Hinweis für eine Abhängigkeit gedeutet wurde, weil die gleichen Hirnveränderungen auch durch die Gabe von Opioiden ausgelöst werden können.

Zucker führt nach Hoebel zu einer Ausschüttung körpereigener Opioide, die eine schmerzlindernde, dämpfende und beruhigende Wirkung haben. „Wir gehen davon aus, dass dies ein Schlüssel der Abhängigkeit ist", erklärte er. „Das Gehirn wird von seinen eigenen Opioiden genauso abhängig wie von Morphin oder Heroin. Drogen wirken stärker, aber der Vorgang ist im Grunde identisch." (Quelle: www.selfness.de/zuckersucht.html). In einer anderen Studie, wie in der Doku „Feed up" dargestellt[*], wurde 43 kokainabhängigen Laborratten die Wahl gelassen zwischen Kokain und Zuckerwasser. 40 der 43 Versuchstiere bevorzugten das Zuckerwasser!

Auch andere Forscher kommen zu dem Schluss, dass zuckerhaltige Nahrung süchtig machen kann. Der Neurobiologe Paul Kenny aus Großbritannien[*] setzte Ratten appetitanregende und kalorienhaltige Industrienahrung vor. Dabei konnte er beobachten, dass die Tiere ihr normales Futter verschmähten und so gierig nach dem Junk-Food wurden, dass sie selbst die Ankündigung

---

[*]www.princeton.edu/main/news/archive/S22/88/56G31/index.xml?section=topstories; www.ncbi.nlm.nih.gov/pubmed/17617461

[*]Die amerikanische Doku „Feed up" kann unter folgendem Link in deutscher Sprache angeschaut werden: www.veoh.com/watch/v97910466aHJ724NF

[*]www.ncbi.nlm.nih.gov/pmc/articles/PMC2947358/

von Stromschlägen nicht davon abhielt, zum Fressnapf zu eilen. Die Unfähigkeit, ein bestimmtes Verhalten zu vermeiden, obwohl es vorhersehbare schädliche Folgen hat, gilt als ein typisches Merkmal von Suchterkrankungen. Allerdings fiel bei den Versuchen auf, dass Zucker und Fett jeweils einzeln verabreicht, eine weit aus weniger starke Suchtwirkung auf die Tiere hatte, als eine Kombination dieser beiden Zutaten zugleich verabreicht.

Eine Zeit lang bekamen die Ratten von Kenny neben ihrem normalen Essen so viel Zucker zu essen, wie sie wollten. Und obwohl die Tiere den Zucker offensichtlich gerne aßen, nahmen sie während des Versuchs nicht zu, weil sie insgesamt nicht mehr Kalorien zu sich nahmen als gewöhnlich. Ihr Instinkt regulierte die Kalorienaufnahme, so dass das Gewicht nicht anstieg. Ähnlich erging es den Versuchstieren, als sie anstelle von Zucker eine Fettquelle angeboten bekamen. Auch hier langten die Ratten gerne zu, jedoch ebenfalls nicht im Übermaß. Ihr natürlicher Sättigungsmechanismus funktionierte auch hier weiterhin und ihr Gewicht blieb relativ stabil. Dramatisch wurde es erst, als die Tiere eine Mischung aus zucker- und fetthaltiger Kost in Form von Käsekuchen vorgesetzt bekamen. Plötzlich verschmähten sie ihr normales Futter und die künstlichen Kalorienbomben wurden zu ihrer bevorzugten Energiequelle. Weil sie andauernd davon aßen, nahmen sie zu, wurden träger und bewegten sich immer weniger. Auch wir schaufeln uns nicht löffelweise Zucker in den Mund. Aber von Schokolade, Kuchen, Eiscreme oder Keksen können wir nicht genug bekommen.

Paul Kennys These ist daher klar: Fett- und zugleich zuckerhaltige Nahrungsmittelkombinationen stimulieren unser Belohnungszentrum im Gehirn so stark, dass wir immer mehr davon haben wollen und unser natürliches Sättigungsmechanismus ausgetrickst wird. Interessanterweise gibt es in der Natur (bis auf die Tropenfrucht Durian) kein Nahrungsmittel, das zugleich aus viel Fett und viel Zucker besteht. Lediglich die von der Lebensmittelindustrie hergestellten Raffinessen wie Sahnetorten, Pommes Frites, Milchshakes, Pancakes oder Schokoriegel sind zugleich fett- und zuckerreich.[*]

---

*Eine sehr schöne Zusammenfassung von Kennys Arbeit findest Du übrigens hier: www.spektrum.de/news/suechtig-nach-essen/1210893.

Diese künstliche und in der Natur unbekannte Kombination von Fett und Zucker stellt unser Gehirn also vor neue Aufgaben. Der natürliche Sättigungsmechanismus wird ausgetrickst, wir essen auch dann weiter, wenn unser Magen bereits voll ist, weil unser Gehirn auf diese Industrieprodukte mit einer besonders starken Ausschüttung von körpereigenen Glückshormonen reagiert. Darauf ist unser System nicht ausgelegt. Solche stimmungsanhebenden Botenstoffe werden zwar auch dann ausgeschüttet, wenn wir etwas tun, das unser eigenes Überleben oder das unserer Nachkommen sichert, aber nicht in dieser Menge, wie es bei einer Kombination aus Zucker und Fett der all ist. „Unser Gehirn ist nicht entstanden, um auf Drogen zu reagieren. Das Gehirn hat Nervensysteme entwickelt, die sicherstellen, dass wir alles tun, um zu überleben, dass wir zum Beispiel essen. Drogen greifen in diese Systeme ein und aktivieren sie viel stärker, als das [natürliche] Nahrung kann oder Sex und so kommt es letztendlich zur Sucht.", so Dr. Nora Volkow, Direktorin des amerikanischen nationalen Forschungsinstitutes zum Drogenmissbrauch in Bethesda, in einem Interview (Quelle: www.deutschlandfunk.de/das-abhaengige-gehirn.740.de.html?dram:article_id=111419). Unser Gehirn wird bei sogenanntem Junkfood also förmlich ausgetrickst. Daher fällt es den meisten von uns so schwer, sich bei diesen Dingen zu kontrollieren und Maß zu halten.

Auch die Psychotherapeutin und Expertin für Essstörungen Inke Jochims schreibt in ihrem Buch „Zucker und Bulimie", dass eine Speise, die Fett und Zucker in einem Verhältnis von 40 : 60 kombiniert, einen so lustvollen Charakter entwickelt, dass sie fast unbegrenzt konsumiert wird. Und in welchen Dingen steckt genau dieses Verhältnis? Genau – in Kuchen, Keksen, Eiscreme, Schokolade, Chips, Pommes, Fast Food und Fertiggerichten.

Die Fressformel

In der ZDF-Doku „Wie gut sind Kartoffelprodukte?", die Du auf youtube kostenlos anschauen kannst unter www.zdf.de/zdfzeit/kartoffel-43514078.html, wird ein Verhältnis von 55 % Kohlenhydraten zu 35 % Fett mit 10 % Salz sogar als „Fressformel" bezeichnet, die uns z. B. bei Chips so lange zugreifen lässt, bis die Tüte leer ist. An der Friedrich-Alexander-Uni-

---

versität[*] wurde diese Formel zumindest im Versuch an Ratten bestätigt. Erhielten die Tiere Futter, das im Verhältnis 55 : 35 gemischt wurde, fraßen die Ratten deutlich mehr als üblich.

Selbstverständlich lassen sich Tierversuche nicht eins zu eins auf den Menschen übertragen, dennoch halten Sucht-Experten wie Rainer Spanagel, Leiter der Abteilung Psychopharmakologie am Zentralinstitut für Seelische Gesundheit in Mannheim, solche Studien für seriös und bedeutsam. „Im Suchtbereich sind Tierversuche sehr gut auf den Menschen übertragbar", sagt der Spezialist für harte Stoffe, „deshalb glauben wir, dass diese Befunde aus Amerika in Bezug auf eine Zuckersucht auch für den Menschen gelten können."[*]

Einen sehr schönen Überblick, welchen Einfluss zu viel industriell verarbeitete Nahrung auf das menschliche Belohnungssystem hat, zeigen auch die Bilder von Hirnscans, die Dr. med. Timothy Jennigs in seinem Vortrag „Süchte und das Gehirn" vorstellt. Im Vergleich zu Alkohol oder Kokain ist die Einwirkung von Überessen zwar weniger stark, aber doch offensichtlich. Den Vortrag des amerikanischen Arztes kannst Du auf youtube unter www.youtube.com/watch?v=8zq_7CWHwvQ kostenlos anschauen. Er ist wirklich sehr zu empfehlen.

Gut zu wissen: Laut der Hirn- und Suchtforscherin Dr. Nora Volkow liegt der eigentliche Unterschied zwischen potenziell süchtig machenden Nahrungsmitteln und offiziellen Drogen darin, dass die meisten Drogen selbst die Substanzen liefern, die im Belohnungssystem des Gehirns andocken und für die guten Gefühle sorgen. Während Essen lediglich dafür sorgt, dass körpereigene Glücksbotenstoffe ausgeschüttet werden, die dann die Stimmung anheben.[*]

---

*www.fau.de/2015/05/news/essen-bis-die-chipstuete-leer-ist/

*www1.wdr.de/fernsehen/wissen/quarks/sendungen/zucker174.html

*www.ajp.psychiatryonline.org/doi/pdf/10.1176/ajp.2007.164.5.708

3. Doch wieso wird nicht jeder zuckersüchtig?

Wenn Zucker, insbesondere in Verbindung mit Fett, eine drogenähnliche Wirkung hat, wieso wird dann nicht jeder süchtig? Eine Frage, die sich aufdrängt und vermuten lässt, dass der Drogencharakter von Zucker überschätzt wird. Doch auch von Alkohol, dessen Konsum genauso wie der von Zucker in unserer Gesellschaft weit verbreitet ist, wird nicht jeder süchtig. Ähnlich verhält es sich mit anderen „Alltagssüchten" wie Koffein-, Nikotin-, Internet- oder Fernsehsucht – nicht jeder wird süchtig danach. Gleiches gilt für Zucker und andere schnell verdauliche Kohlenhydrate. Während die meisten Menschen keine Probleme damit haben, sich an Brot, Nudeln oder Pizza einfach nur satt zu essen und nicht zu überessen und durchaus zwischendurch ihr Stück Kuchen oder einen Schokoriegel genießen können, gilt das für Zuckersüchtige eben nicht.

Diesen Menschen fehlt es nicht an Willensstärke und sie leiden auch nicht an einem zu schwachen Charakter (im Gegenteil, die meisten Zuckersüchtigen sind sehr ehrgeizig, strebsam und beruflich oft sehr erfolgreich), ihr Körper reagiert einfach anders auf die Substanz Zucker als bei denjenigen, die kein Problem damit haben. Wie bei anderen Drogen auch, werden nur diejenigen zuckersüchtig, die bestimmte Voraussetzungen mit sich bringen.

4. Die Voraussetzungen für die Entstehung einer Zuckersucht

Die Vorliebe nach Süßem ist uns angeboren. Bereits Fruchtwasser und Muttermilch haben eine leicht süßliche Note. Zudem gibt es in der Natur kaum etwas, das süß schmeckt und gleichzeitig giftig ist. Im Gegenteil: ein süßlicher Geschmack deutet auf einen hohen Gehalt an Kohlenhydraten hin, die in unserem Körper schnell in Energie umgewandelt werden können. Die meisten Menschen (und andere Säugetiere) empfinden daher alles, was süß schmeckt, als besonders verlockend. Evolutionsbiologisch betrachtet, wird uns die Vorliebe für Süßes also bereits mit in die Wiege gelegt. Darüber hinaus regen Zucker und andere schnell verdauliche Kohlenhydrate sowohl bei gesunden als auch kranken Menschen die Ausschüttung von sogenannten Glücksbotenstoffen an. Schon durch seinen süßen Geschmack kurbelt Zucker die Produktion körpereigener Opiate an und wirkt daher nachweislich schmerzstillend und beruhigend. Das ist der Grund, weshalb sich die meisten Menschen nach dem Genuss von Süßigkeiten, Kuchen oder Weißbrot besser fühlen.

Wenn wir dann auch noch in der Kindheit mit Süßigkeiten belohnt, ruhig gestellt und getröstet werden, steigt die Wahrscheinlichkeit, dass wir auch später, wenn wir erwachsen sind, Trost, Geborgenheit und Belohnung im Naschen suchen. Im limbischen System unseres Gehirns werden dann diese Gefühle an den Konsum der entsprechenden Nahrungsmittel gekoppelt. Da dieser Teil vom Gehirn jedoch nicht durch unseren Verstand gesteuert werden kann, können wir gegen das Suchtverlangen allein mit Willenskraft und Disziplin nicht ankommen.

> **Interessant zu wissen:** Die eigene Willenskraft zur Bekämpfung einer unerwünschten Angewohnheit zu verwenden, hat nach Ansicht des Gesundheitsexperten Andreas Moritz, keine Aussicht auf Erfolg. Süchte kleben wie Leim an jedem, der sie überwinden möchte. Sie sind die Gespenster des Gedächtnisses, die in unserem Unterbewusstsein leben und jedes Mal plötzlich auftauchen, wenn die suchterzeugende Substanz in Sichtweite ist oder in der Vorstellung auftaucht. Der darauffolgende Drang wird nicht bewusst kontrolliert, daher das Gefühl „sterben" zu müssen, wenn man nicht umgehend eine Zigarette, einen Schokoriegel oder einen Kaffee bekommt. Es ist jedoch wichtig zu begreifen, wie Moritz in Band 1 von „Zeitlose Geheimnisse der Gesundheit & Verjüngung" auf Seite 314 schreibt, dass man immer die Wahl hat. Das ist seiner Meinung nach alles, was Betroffene zum Thema Suchtüberwindung lernen müssen.

→ *Unterschiede in der Biochemie sind entscheidend*

Trotzdem wird nicht jeder süchtig nach Süßem. Einer der Hauptgründe bei der Frage danach, ob jemand zuckersüchtig wird oder nicht, ist in der Biochemie des Körpers verankert. Anders als gesunde Menschen reagieren Zuckersensible stärker auf schnell ins Blut schießende Kohlenhydrate. Während sich ein „Gesunder" nach dem Genuss von Schokolade durchaus wohl und zufrieden fühlt, können Zuckersüchtige richtig euphorisch reagieren. Und während ein Gesunder seinen Appetit auch mit anderen Nahrungsmitteln stillen kann, werden Zuckersüchtige fast wahnsinnig, wenn sie nicht regelmäßig ihren „Stoff" bekommen.

Das ist nicht die Schuld des Einzelnen, sondern in den unterschiedlichen biochemischen Voraussetzungen begründet. Zuckersüchtige haben, wie wissenschaftliche Untersuchungen zeigen, eine andere Biochemie als gesunde Menschen. Was bei Zuckersüchtigen auffällt, sind übermäßige Blutzuckerschwankungen auf der Grundlage eines chronisch zu niedrigen Blutzuckerspiegels und zugleich ein zu hoher Pegel an Stresshormonen sowie Störungen des Sättigungsmechanismus und Belohnungssystems. Bei einer solchen Vorprägung ist es kein Wunder, dass man süchtig wird nach schnell ins Blut flutendem Zucker in isolierter Form, da der Körper übermäßig stark auf diese endorphinausschüttenden und serotoninsteigernden Substanz reagiert.

→ *Wie kommen diese Unterschiede in der Biochemie zustande?*
Die Ursachen für die Entstehung von Süchten sind noch nicht abschließend geklärt. Als gesichert gilt jedoch, dass neben sozialen und kulturellen Einflüssen sowohl erbliche Faktoren als auch frühkindliche Prägungen eine Rolle spielen. Es zeigt sich, dass eine Alkoholabhängigkeit eines oder beider Elternteile sowie eine frühkindliche Ernährung mit viel Zucker und Weißmehlprodukten das Risiko für die Entwicklung einer Zuckerübersensibilität begünstigen. Die vor allem in den USA bekannte Bestseller-Autorin Kathleen DesMaisons und Entwicklerin des Zuckerentwöhnungsprogramms „Potatoes not Prozac" behauptet sogar, dass zuckerübersensible Menschen bereits mit einer gestörten Biochemie auf die Welt kommen und daher stärker als andere auf den Verzehr von schnell verdaulichen Kohlenhydraten reagieren. Sie stützt sich dabei auf die Untersuchungen von Dr. Christine Gianoulakis von der Mc Gill Universität, die zeigen konnte, dass Mäuse, die eine höhere Affinität zu Alkohol entwickelten, mit deutlich niedrigeren Endorphin-Spiegeln zur Welt kamen, als andere Stämme, die deutlich seltener alkoholabhängig wurden. (Quelle: www.ncbi.nlm.nih.gov/pmc/articles/PMC167184/)

Gleichzeitig fallen Suchtkranke, egal ob alkohol-, nikotin- oder kokainsüchtig, dadurch auf, dass sie weniger Dopaminrezeptoren haben, als nicht-abhängige

Menschen. Das heißt, sie haben weniger Stellen für die betreffenden Botenstoffe und brauchen deshalb größere Mengen an Glückshormonen als Gesunde, um das gleiche Maß an Glück und Zufriedenheit zu fühlen. Darin sehen Wissenschaftler einen der Hauptgründe für die mangelnde Impulskontrolle von Süchtigen. (Quelle: www.pharmazeutische-zeitung.de/index.php?id=29646)

Vermutlich trifft das auch auf zuckersüchtige Menschen zu. Zumindest bei Diabetikern konnte der Arzt Dr. Neal Barnard belegen[*], dass ein Großteil der untersuchten Patienten, tatsächlich weniger Dopaminrezeptoren hatte. Auch bildgebende Verfahren, wie sie in der Medizin und Hirnforschung zur Sichtbarmachung von im Gehirn stattfindenden Prozessen eingesetzt werden, belegen, dass fettleibige Menschen in der Regel auffallend wenig Dopaminrezeptoren haben.

Ob Süchtige bereits mit weniger Rezeptoren auf die Welt kommen oder sich die Anzahl der Rezeptoren durch eine übermäßige Stimulation (in der frühen Kindheit oder vielleicht sogar bereits in der Schwangerschaft durch einen übermäßigen Konsum der Mutter) reduziert hat, spielt meines Erachtens nach keine große Rolle. Denn, wer weniger Rezeptoren hat, braucht logischerweise mehr Botenstoffe, um das gleiche Maß an Freude, Glück und Zufriedenheit zu empfinden, als derjenige mit ausreichend Rezeptoren. Man braucht dann größere Mengen Stimuli, um die Belohnungssysteme im Gehirn zu aktivieren – und ist dadurch anfälliger für die Entwicklung eines Suchtverhaltens.

Die Faktoren für eine Zuckersucht zusammengefasst
Halten wir noch einmal fest: Obwohl die Ursachen für eine Sucht bislang noch nicht abschließend geklärt sind, sind sich die Wissenschaftler einig, dass die Entstehung von Süchten ein multikausales Geschehen ist. Neben der ererbten oder in frühster Kindheit erworbenen Veränderung der Biochemie spielen auch emotionale, also psychische Faktoren eine Rolle. Darüber hinaus haben aber auch das soziale Umfeld und die Kultur, in der wir leben,

[*]www.pcrm.org/shop/byNealBarnard/dr-barnards-program-for-reversing-diabetes

genauso, wie die einseitige Ernährung von heute (Stichwort Vitalstoffmangel) und die Macht der Gewohnheit, einen Einfluss auf die Entstehung von
Süchten.

5. Ist Zuckersensibilität gar nicht krankhaft, sondern normal?

Manche Experten vertreten sogar die Ansicht, dass die Überreaktion auf raffinierten Zucker normal ist und Zuckersucht damit keine Krankheit ist, sondern
eine ganz normale Folge auf die Zufuhr isolierter kurzkettiger Kohlenhydrate,
die so in der Natur nicht vorkommen. Das behaupten zum Beispiel Douglas J.
Lisle und Alan Goldhamer in ihrem Buch „Die Lustfalle". Denn Fakt ist:
Haushaltszucker und Weißmehl sowie damit hergestellte Nahrungsmittel sind
eine Erfindung der Neuzeit. Noch vor etwa 200 Jahren waren diese raffinierten
Produkte völlig unbekannt, während sie heute aus fast keiner Mahlzeit mehr
wegzudenken sind.

Das heißt, wir essen heute mehr schnell verwertbare Kohlenhydrate denn je –
und nicht nur das. In der Natur gibt es bis auf Obst (das uns früher nur für ein
paar Wochen im Sommer zur Verfügung stand) keine Nahrungsmittel, bei denen der Zucker vergleichbar schnell ins Blut fließt. Dieser Umstand bedeutet
eine immense Belastung für unsere Bauchspeicheldrüse und unseren gesamten
Organismus, der für den regelmäßigen Konsum solcher Industrieprodukte
nicht ausgelegt ist.

Da ein zu hoher Blutzuckerspiegel lebensgefährlich werden kann, muss immer
mehr Insulin ausgeschüttet werden, das dafür sorgt, dass der überschüssige Zucker aus dem Blut in die Körperzellen befördert wird, wo er dann in Energie
umgewandelt werden kann. Doch so, wie auch wir irgendwann satt sind, sind
auch unsere Zellen irgendwann gesättigt und weigern sich, den dennoch
ständig ankommenden Zucker aufzunehmen. Das Zuviel an Zucker wird dann
über die Lymphe abgebaut und als Fett zwischen unseren Organen abgelagert.
Dieses sogenannte Viszeralfett ist nicht nur gefährlich, weil es ständig Fett-
moleküle in den Blutstrom aussendet und damit erhöhte Blutfette mit all den
negativen Folgen für unsere Gesundheit verursacht, sondern auch, weil da-

durch der Blutzuckerspiegel länger als vorgesehen gefährlich hoch ist. Das bedeutet Stress für unseren Körper – und auch der kann high machen.

Wenn wir also über Jahre hinweg Tag für Tag und vielleicht sogar Mahlzeit für Mahlzeit schnell ins Blut flutende Kohlenhydrate essen, für die unser Körper überhaupt nicht ausgelegt ist, verschiebt sich unsere gesamte Biochemie. Unser Körper steht sozusagen unter Dauerstress und auch die dadurch ausgelösten Stresshormone können uns süchtig machen. Zuckersucht könnte damit auch eine ganz normale Reaktion auf eine zu hohe Dosis eines unnatürlichen Nahrungsmittels sein.

6. Sucht als Folge fehlender sozialer Verbindungen
Eine interessante Theorie, weshalb nicht jeder süchtig wird, stellt Professor Bruce Alexander auf. Seiner Meinung nach entsteht Sucht nur da, wo etwas kompensiert werden muss, wo also etwas fehlt. Er behauptet, es seien vor allem fehlende soziale Verbindungen, die uns in die Sucht treiben.

Professor Alexander hat dazu bereits 1970 einen spannenden Versuch mit Ratten gemacht, indem er das ursprüngliche Experiment zur Suchtforschung etwas abwandelte. Ursprünglich wurden Laborratten einzeln in ihren Käfigen gehalten und es wurden ihnen zwei verschiedene Flüssigkeiten angeboten. Eine davon enthielt lediglich reines Wasser, die andere wurde mit Drogen angereichert. Dabei konnte beobachtet werden, dass die Ratten nur kurze Zeit nach Versuchsbeginn die präparierte Lösung bevorzugten. Daraus entstand die Erkenntnis, dass bestimmte Mittel eine süchtig machende Wirkung haben.

Was tat nun unser Professor? Er wandelte das Experiment folgendermaßen ab: Statt die Ratten einzeln zu halten, ließ er sie zusammen mit anderen Artgenossen in einem großen Gehege, um ihnen möglichst natürliche Umweltbedingungen zu bieten. Die Ergebnisse waren sensationell. Im Gegensatz zu den isoliert gehaltenen Ratten wurde keines der in der Gemeinschaft lebenden Tiere süchtig nach dem Drogenwasser. Alexanders These lautet daher: „In einem gesunden Umfeld machen Drogen nicht süchtig." (Quelle: www.brucekalexander.com/articles-speeches/277-rise-and-fall-of-the-official-view-of-addiction-6)

7. Sucht aus spiritueller Perspektive

Könnte die Ursache für eine Sucht auch noch tiefer liegen? Stellen wir uns vor, jede Sucht hätte einen Sinn. Sie stünde als Symbol für nicht erfüllte Bedürfnisse grundlegender Natur. Sie wäre eine Art Ersatzbefriedigung hinter der sich eine tiefe Sehnsucht versteckt, die ganz tief in unserem Inneren darauf wartet, endlich gehört zu werden. Die Sehnsucht danach gebraucht zu werden, sich als wertvollen Bestandteil der Gesellschaft, der Familie, des eigenen Umfelds zu fühlen, einen Sinn im Leben zu haben, erfüllt zu sein.

Jeder von uns möchte das Gefühl haben, am richtigen Platz zu sein, eine wertvolle Aufgabe zu haben und sein Leben sinnvoll zu leben. Die Sehnsucht nach Sinn im Leben, Verbundenheit und Selbstentfaltung sind grundlegende Bedürfnisse, die uns angeboren sind. Sie wurden uns bereits mit in die Wiege gelegt und begleiten uns seit Anbeginn unseres Lebens. Wenn unsere tiefsten Bedürfnisse auf der Strecke bleiben, kann es sein, dass wir die dadurch entstehende innere Leere durch andere Dinge, sogenannte Ersatzangebote, füllen möchten. Wenn wir nicht bekommen, was wir brauchen, nehmen wir eben das, was wir kriegen können. Während die einen sich in die Arbeitswelt flüchten, verbringen andere jeden Tag viele Stunden in der virtuellen Welt. Und als Zuckersüchtige versuchen wir das Loch in uns durchs Naschen zu stopfen.

Auch, wenn der Begriff der Sucht nichts mit dem Wort „Suchen" zu tun hat, sondern eigentlich von „Siechen" stammt, wird Sucht im Volksmund oft mit einer Suche nach etwas in Verbindung gebracht. Süchtige werden demnach von einer Art Sehn-Sucht getrieben. Von der Sehnsucht nach mehr Sinn, mehr Fülle und Verbundenheit im Leben.

Der Psychologe C. G. Jung spricht diesbezüglich von einem tiefen, oft unbewussten Verlangen unseres Wesens nach Ganzheit. Laut Jung hat jeder Mensch ein Bedürfnis nach einem tieferen Sinn im Leben und diesen Sinn zu finden ist die Aufgabe der Spiritualität. Das Verlangen nach Spiritualität setzt sich dabei zusammen aus den Bedürfnissen nach Orientierung, Eingebundenheit, Liebe, Selbstüberschreitung, Befreiung und Heilung.

Süchte überfallen uns aus diesem Blickwinkel betrachtet, also nicht einfach zufällig, sondern nur dann, wenn unsere grundlegenden Bedürfnisse nicht gestillt werden. Das kann in einer materialistischen und auf Wettbewerb ausgerichteten Konsumgesellschaft, wie wir sie in der heutigen Zeit erleben, leider häufig vorkommen. Kein Wunder also, dass suchtähnliche Verstrickungen inzwischen zu einem Phänomen geworden sind, das fast jeden von uns betrifft.

Sucht – in all ihren Ausprägungen – kann also auch als ein Ausdruck dafür interpretiert werden, dass irgendetwas im Leben nicht ideal verläuft, dass einige unserer tiefsten Sehnsüchte bisher auf der Strecke geblieben und nicht erfüllt sind. Wer die Tendenz hat, süchtig zu werden, der gibt sich nicht mit dem zufrieden, was von der Allgemeinheit als richtig und erstrebenswert angesehen wird. Wer süchtig ist, will mehr, will weiter und die Grenzen des Normalen hinter sich lassen. Er will ein höheres Maß an Zufriedenheit, ein Mehr an Sinngefühl und ein Mehr an Glück als es sich mit einem Leben unter herkömmlichen Bedingungen in der heutigen Gesellschaft erreichen lässt.

Was sich esoterisch anhören mag, findet längst wissenschaftliche Bestätigung. Als Mensch haben wir grundlegende Bedürfnisse, die sich aus den Erfahrungen, die wir als Embryo im Mutterleib gemacht haben, entwickeln. Dort erfuhren wir durch die tiefe Verbindung zu unserer Mutter ein Gefühl des Einseins – und zwar unabhängig davon, ob wir erwünscht waren oder nicht. Denn als Embryo konnten wir uns noch nicht als differenziert von der Mutter wahrnehmen, wir waren eins, also völlig identifiziert mit ihr – eine Grundvoraussetzung für das Empfinden reiner Liebe. Gleichzeitig wuchsen wir heran und entwickelten uns zu einem vollkommenen Menschen mit all seinen Organen, Gliedmaßen und geistigen Potenzialen. Während wir im Leib unserer Mutter gleichzeitig die Erfahrung machen durften, jeden Tag zu wachsen, sozusagen über uns selbst hinaus zu wachsen und dabei aufs Tiefste mit ihr verbunden zu sein, lebten wir in einem Zustand, den man durchaus als das Erleben von bedingungsloser, reiner Liebe bezeichnen kann.

Diese beiden Erfahrungen, also die der tiefen Verbundenheit sowie die des gleichzeitigen Heranwachsens (des Über-sich-selbst-Hinauswachsens), und das daraus gewonnene Erleben der reinen, bedingungslosen Liebe sind fest in den

Strukturen unseres Gehirns verankert, wie die Hirnforschung inzwischen weiß – und z. B. der Biologe und Hirnforscher Prof. Dr. Gerald Hüther in seinem Buch „Etwas mehr Hirn, bitte!" sehr anschaulich und leicht verständlich auf den Punkt bringt.

Aus unseren vorgeburtlichen Erfahrungen entwickeln sich also grundlegende Bedürfnisse nach einerseits Verbundenheit, Nähe und Geborgenheit und andererseits nach Wachstum und Potenzialentfaltung. Auch nach der Geburt erwarten wir, dass es so weiter geht, dass wir weiter wachsen, uns entwickeln, autonom werden und unsere Potenziale entfalten dürfen, während wir uns tief mit unseren Eltern und unserem Umfeld verbunden, angenommen und geborgen fühlen.

Leider werden diese grundlegenden Bedürfnisse nach Selbstentfaltung und zwischenmenschlicher Verbundenheit in der heutigen Gesellschaft viel zu oft bereits in frühster Kindheit enttäuscht. Wenn wir nicht so sein dürfen, wie wir sind, weil Eltern, Erzieher und Lehrer ständig an uns herum erziehen, uns in Form zu biegen versuchen, indem sie uns sagen, was wir zu tun und was wir zu unterlassen haben, uns zu wenig zugetraut wird und wir den Eindruck haben, in unserer Einzigartigkeit nicht gesehen zu werden, nicht angenommen zu sein, und spüren, dass wir so wie wir sind, nicht gewollt, nicht richtig sind, fühlen wir uns verstoßen, raus aus dem All-Ein-Zustand der bedingungslosen Liebe, also genau jener Erfahrung, die ein jeder von uns bereits im Mutterleib gemacht hat. Bis zu unserer Geburt haben wir diesen Zustand nicht nur erfahren, sondern gelebt. Wird dieses Bedürfnis verletzt, weil wir die Erfahrung machen, dass wir so, wie wir sind, nicht in Ordnung sind, kann uns das dermaßen destabilisieren, dass wir die Lust am Leben immer mehr verlieren. Gleichzeitig verlieren wir dadurch auch den Zugang zu der uns angeborenen Begeisterungsfähigkeit und Neugierde, und damit die Grundvoraussetzung für unser Bedürfnis nach Wachstum und Entfaltung. Es fällt uns dann immer schwerer, uns für irgendetwas zu begeistern. Im Laufe der Zeit wird unser Gefühlsempfinden immer leerer und ärmer, wir werden gleichgültiger – um nicht zu sagen lebloser.

Die Leere und der Schmerz, die durch dieses „Herausfallen" aus dem All-Ein-Zustand entstehen, sind nicht nur psychischer Natur. Wie bildgebende Verfahren aus der Hirnforschung zeigen, werden beim Erleben dieser Leere genau die Zentren im Gehirn aktiviert, die auch beim Erleben von körperlichem Schmerz reagieren. Das heißt, diese emotionale Enttäuschung fühlt sich an wie erlebter körperlicher Schmerz. Mit diesem Schmerz werden wir durch die herkömmliche Ansicht von Erziehung bereits in frühster Kindheit konfrontiert. Wenn dieser Schmerz zu intensiv wird oder zu lange andauert und wir ihn nicht mehr ertragen können, kann es passieren, dass sich im Netzwerk der Nervenbahnen im Gehirn Mechanismen bilden, die das Schmerzempfinden in den entsprechenden Bereichen ausschalten, damit dieser Schmerz nicht länger gefühlt werden muss. Dann tut es nicht mehr weh, wenn unsere grundlegenden Bedürfnisse nicht erfüllt werden.

Der Preis dafür ist allerdings hoch. Denn genau diese Netzwerke im Gehirn sind auch wichtig, um uns selbst, unseren eigenen Körper zu spüren. Und wenn wir uns selbst nicht mehr spüren, können wir auch die Signale unseres Körpers nicht mehr wahrnehmen. Wir verlieren dann den Zugang zu unserem Körpergefühl. Wir wachsen dann zu Menschen heran, die einfach weiter essen können, obwohl ihr Magen bereits voll ist und spannt. Wir können dann stundenlang in unnatürlichen Positionen vor dem PC oder am Schreibtisch verbringen, ohne wahrzunehmen, wie sehr unser Körper unter dieser Haltung leidet. Wir verlieren also die Sensitivität, die wir brauchen, um uns selbst zu spüren. Doch wer sich selbst nicht mehr spürt, spürt auch andere nicht mehr und wer kein Gefühl für sich selbst hat, kann auch kein Gefühl für andere entwickeln. Daraus resultiert dann auch das ganze Spektrum an Beziehungsstörungen, die für unsere heutige Gesellschaft typisch sind.

Gleichzeitig steigt das Bedürfnis, die fehlende Begeisterung, die fehlende Potenzialentwicklung, also die innere Leere, so gut es geht durch eine Ersatzbefriedigung zu füllen und dem Schmerz nicht erfüllter Bedürfnisse durch Ablenkung zu entfliehen. Wenn wir also nicht bekommen, was wir brauchen, nehmen wir eben das, was wir kriegen können oder was uns von der Gesellschaft als Ersatzbefriedigung angeboten wird – wie Fernsehen, Sex, Computerspiele,

Shoppen oder auch Essen. Statt zu erleben, zu gestalten, Neues zu erfahren und unsere eigenen Ideen umzusetzen, suchen wir dann Befriedigung im Verbrauchen und Konsumieren von Dingen ...*

> **Interessant zu wissen:** Der Psychoanalytiker Wolfgang Schmidbauer betrachtet Sucht als eine subjektive Lösung des Sinnproblems in der Wohlstandsgesellschaft. Er sagt: „Sie ist keine gute Lösung. Meist überwiegt auf lange Sicht ihr Schaden den Nutzen. Aber manchmal scheint mir, dass wir keine bessere haben." (Quelle: www.vita-integra.de/pdf/Die%20spirituelle%20Dimension%20der%20Sucht.pdf)

Doch leider kann keine Droge und keine Ersatzbefriedigung dieser Welt die innere Leere in uns füllen. So werden wir konfrontiert mit einer Art Ohnmacht und Hilflosigkeit, die uns auf allen Ebenen immer passiver werden lässt. Dabei verlieren wir unsere naturgegebene Offenheit, Entdeckungslust und Freude am Gestalten, und werden dadurch nur allzu leicht Opfer unserer Ängste, wodurch wir manipulierbar werden. Da die von uns gewählten Strategien zur Ersatzbefriedigung, sei es Essen, Flucht in die Arbeitswelt oder Ablenkung durch Shoppen, Fernsehen, Internet oder ähnliches, auf unser Belohnungssystem im Gehirn wirken, das darauf mit der Ausschüttung von Glücksbotenstoffen reagiert, fühlen wir uns tatsächlich erst einmal besser. Das Fatale dabei ist jedoch, dass solche Erfahrungen (wie z. B., dass Süßigkeiten unsere Stimmung anheben) dann als Lernerfahrung in unserem Gehirn sozusagen „einbrennen" und mit jedem Mal tiefer verankert werden. Dadurch verändern sich die Netzwerke in unserem Gehirn und wir landen dann tatsächlich in einer Art psychischer Abhängigkeit. Diese Strukturen bilden dann die neurobiologische Grundlage dafür, dass das Verlangen auch nach einem Entzug bestehen bleibt, wodurch die Rückfallgefahr steigt. Wissenschaftler sprechen in diesem Zusam-

---

*Der Hirnforscher Prof. Dr. Gerald Hüther erklärt diese Zusammenhänge sehr anschaulich in seinem Vortrag „Glücksgefühle", der auf youtube unter www.youtube.com/watch?v=zW1U-JUl7tg kostenlos abgerufen werden kann.

40

menhang auch vom sogenannten Suchtgedächtnis, das nur durch einen langwierigen Umgestaltungsprozess aufgelöst werden kann.

Im Klartext heißt das also: Aus dieser Perspektive heraus betrachtet, könnte die Zuckersucht also der Versuch sein, uns von dem Schmerz abzulenken, der in uns wohnt, weil unsere grundlegenden Bedürfnisse unerfüllt bleiben. Süßes und andere Nahrungsmittel sind damit eine Art Ersatzstrategie, um unsere auf der Strecke gebliebenen emotionalen Bedürfnisse zu stillen. Nur leider kann kein Kuchen, keine Schokolade und keine andere Lieblingsspeise dieser Welt diese innere Leere, diesen inneren Schmerz in uns jemals wirklich stillen. Essen kann zwar kurzfristig satt und zufrieden – vielleicht manchmal auch ein wenig glücklich – machen, aber es ist auf Dauer nur ein erbärmlicher Ersatz für die Erfüllung emotionaler Bedürfnisse und deshalb nicht geeignet, unserem Leben einen tieferen Sinn zu verleihen.

Es besteht also eine große Chance, dass wir unsere Sucht endgültig hinter uns lassen können, wenn wir diese Wunden in uns heilen und wieder lernen, uns dem Leben zu öffnen und wahrzunehmen, wer wir sind und was wir wirklich brauchen. Wer bin ich? Was ist der Sinn des Lebens? Warum lebe ich? Was will ich mit meinem Leben anfangen? Was sind meine Potenziale und wie kann ich diese zum Wohle der Gesellschaft leben und einbringen? Das sind die Fragen, denen wir uns stellen sollten. Sobald wir wieder lernen, uns für Dinge zu begeistern, die uns dabei helfen, unser volles Potenzial zu entfalten und unserem Leben einen Sinn zu verleihen – brauchen wir sehr wahrscheinlich keine billigen Ersatzangebote mehr.

In dem Buch „Wege aus der Sucht" schreibt Deepak Chopra: „Ich sehe den Abhängigen als Sucher, allerdings einen missgeleiteten. Der Süchtige ist ein Mensch auf der Suche nach Lebensfreude, vielleicht sogar auf der Suche nach einer transzendenten Erfahrung – und ich möchte betonen, daß diese Art der Suche außerordentlich positiv ist. Der Süchtige sucht zwar am falschen Ort, aber er strebt nach etwas sehr Wichtigem …"

→ *Der Sucht dankbar sein*

Statt nun wütend auf unsere Eltern, Erzieher, Lehrer, die Gesellschaft oder sonst wen zu werden, könnten wir unserer Sucht ganz einfach dankbar sein. Denn ohne sie hätten wir die Enttäuschungen, Entbehrungen und Traumata (die wir alle auf irgendeine Weise erlebt haben), niemals so gut durchgestanden. Ohne Zucker und Süßigkeiten wäre unsere Seele ganz einfach verhungert und psychische Störungen wären die Folge gewesen. Durch unsere Sucht und die Möglichkeit zur Ersatzbefriedigung hatten wir jedoch einen rettenden Anker in all dem Geschehen und etwas an der Hand, das etwas mehr Farbe in die Trostlosigkeit unseres Alltags gebracht hat.

Wie oft hat mich der Gedanke an ein leckeres Abendessen mit einem sündhaften Nachtisch über den Tag gerettet! Wie oft haben mich die am Frühstückstisch wartenden Nutellabrote davor bewahrt, im Bett liegen zu bleiben! Und wie oft habe ich mich mit Schokoladenvorräten, die locker für ein oder zwei Wochen gereicht hätten, in mein Zimmer zurückgezogen, wenn die Welt mir mal wieder trüb und finster erschien. Ganz ehrlich, Essen hat mir – so seltsam es sich anhören mag – einen Sinn gegeben, wenn natürlich auch einen, der mein tiefes Bedürfnis nach mehr Lebendigkeit, mehr Sinn, also meinen Lebenshunger niemals wirklich stillen konnte.

Mein Essverhalten aus dieser Perspektive zu betrachten hat mir sehr geholfen, um meine Sucht nicht länger zu verteufeln, sondern mir bewusst zu machen, wie viel ich ihr eigentlich zu verdanken habe. Heute kann ich zu mir und meiner Sucht sagen: „Danke Essen, dass Du bisher da warst, um mir Halt und Stabilität zu geben. Doch nun ist der Zeitpunkt gekommen, an dem ich die Verantwortung für mein Leben übernehme und mein Bedürfnis nach Halt, Sicherheit und Sinn auf „erwachsene" Weise befriedige. Danke Zuckersucht, dass Du für mich da warst, nun darfst Du gehen!"

Wenn Du Dich ähnlich wie ich bisher am Essen als immer verfügbaren und rettenden Anker festgehalten hast, kann es natürlich schwerfallen, diese Strategie einfach loszulassen, solange Du dafür keine Alternative in Form von echter innerer Fülle und Stabilität gefunden hast. Der Gedanke daran, künftig ohne diese Ersatzbefriedigung durch den Alltag zu kommen, erzeugt dann verständlicherweise erst einmal Unbehagen und Angst, und es erfordert Mut, diesen Schritt tatsächlich auch zu gehen. Doch, wenn der Leidensdruck hoch genug ist, wenn Du also die Nase voll davon hast, zu suchen und zu essen und niemals wirklich satt zu werden, dafür aber immer dicker, träger und unzufriedener zu werden, dann endlich ist der Zeitpunkt gekommen, an dem Du bereit sein wirst, den alten Anker des Essens loszulassen.

Interessant zu wissen: Der Mediziner Dr. med. Klinghardt zählt die Sucht nach Lebensmitteln zu den Süchten, die am weitesten verbreitet sind. Seiner Erfahrung nach sind die Deutschen vor allem nach Brötchen, Brot und Nudeln süchtig. Süchte haben, so schreibt Dr. Klinghardt in seinem Buch „Lehrbuch der Psycho-Kinesiologie" 11. Aufl. 2013 S. 201 f., immer zumindest zwei Komponenten, eine psychische und eine biochemische, die für eine umfassende Heilung gleichzeitig angegangen werden müssen. Auf Seite 30 erwähnt er, dass sowohl Alkoholismus als auch das gestörte Verhältnis zum Essen und zum eigenen Körper einen hilflosen Versuch widerspiegeln, zu Gott zurückzufinden.

Kapitel 2: Süchtig nach Zucker
Bin ich ein Zuckerjunkie?

Stell Dir vor, Du kommst von der Arbeit oder einem längeren Ausflug nach Hause. Du sperrst die Haustür auf, gehst in die Küche und blickst auf ein Backblech frisch gebackener und verführerisch duftender Kekse. Du kannst Dir zwar nicht erklären, wie diese Kekse in Deine Küche gekommen sind und wunderst Dich vielleicht, wer dafür verantwortlich ist, diese Frage ist allerdings nicht weiter von Belang. Entscheidend ist, dass Dir der süße Duft verführerisch in Deine Nase steigt. Stell Dir weiter vor, dass Du gerade keinen Hunger hast und niemand da ist, der Dich beobachten könnte. Was würdest Du tun?

Wenn Du in Anbetracht dieser Vorstellung an die duftenden Kekse zu Schmunzeln beginnst oder sogar lachen musst und denkst, dass Du auf jeden Fall mindestens einen der Kekse probieren musst: Willkommen im Club! Du bist vermutlich zuckersüchtig! Auch, wenn wir es uns als Betroffene nicht vorstellen können: es gibt Menschen, die bei diesem Bild nicht emotional reagieren. Sie antworten dann, dass sie trotz der Kekse zunächst einmal, wie gewohnt den Anrufbeantworter abhören oder bequemere Kleidung anziehen würden, halt eben das tun würden, was sie sonst auch immer tun, wenn sie nach Hause kommen. Manch einer würde vielleicht auch einen Keks probieren, doch im Großen und Ganzen reagieren „Nicht-Betroffene" recht gelassen auf die geschilderte Situation.

Wenn Du jedoch zuckersüchtig bist, dann weißt Du, dass kein Weg daran vorbeiführen wird, sich die frisch gebackenen Kekse einzuverleiben. Denn, um essen zu wollen, müssen wir als Zuckersüchtige nicht hungrig sein. Allein die Vorstellung, was der Geschmack im Mund mit uns macht, wie die noch warme Schokolade im Mund zerschmilzt, kann die Lust aufs Naschen wecken. Als

Zuckersüchtige verbinden wir mit Essen mehr als bloß einen Sattmacher. Essen bedeutet immer auch eine Portion Zuwendung, Liebe und Geborgenheit. Und wir wissen, dass wir uns mit nur einem Keks ganz sicher nicht zufrieden geben und im Nu viel mehr gegessen haben, als uns lieb ist.

Dieses Beispiel mit den duftenden Keksen stammt übrigens von der in den USA sehr geschätzten Zuckersucht-Expertin Kathleen DesMaisons, die ihre Klienten gerne mit diesem Gedankenspiel konfrontiert. Sie hat die Erfahrung gemacht, dass sich anhand der darauf folgenden Reaktion leicht erkennen lässt, ob jemand vom Thema der Zuckersucht betroffen ist oder nicht.

Obwohl ich dieses Beispiel sehr gelungen und eindrucksvoll finde, kommt es bei der Frage danach, ob jemand zuckersüchtig ist oder nicht, meiner Meinung nach noch auf einen weiteren Faktor an: das persönliche Empfinden. Nur, wenn sich jemand persönlich betroffen fühlt, er also unter seinem Verhalten in irgendeiner Weise leidet, ist er meiner Ansicht nach wirklich zuckersüchtig. Wer nicht darunter leidet, dass er mehr isst, als er eigentlich möchte, hat demnach kein wirkliches Problem, weil er es subjektiv nicht so empfindet.

Ich würde Zuckersucht daher folgendermaßen definieren: Wenn Du beim Verzehr von Süßigkeiten, Backwaren oder Nudeln keine Impulskontrolle darüber hast, wie viel Du isst (und zwar unabhängig davon, ob Du die Kontrolle freiwillig abgibst oder sie unwillentlich verlierst) *und* Du spätestens hinterher darunter leidest, dass Du so viel gegessen hast (Schuldvorwürfe, schlechtes Gewissen, ausgleichende Diätpläne), bist Du vermutlich zuckersüchtig – und zwar unabhängig davon, ob oder wie viel Du gerne abnehmen würdest. Auch schlanke Menschen können unter einer mangelnden Impulskontrolle leiden und zuckersüchtig sein.

Absolute Klarheit, ob Du zuckersüchtig bist oder nicht, gibt Dir auch folgendes Selbstexperiment: Versuche einmal für einen Zeitraum von fünf Tagen jeglichen Zucker in Deiner Ernährung zu vermeiden. Also nicht nur den offensichtlichen Zucker im Kaffee, in Softgetränken oder in Süßigkeiten, sondern auch den in süßen Brotaufstrichen, Müslis, Säften, Teigwaren, Ketchup, Senf,

Konserven, Tiefkühlwaren und vielen anderen versteckten Quellen vorkommenden Zucker.

Wenn Dir das problemlos gelingt, dann betrifft Dich das Thema Zuckersucht vermutlich nicht und Du kannst dieses Buch getrost zur Seite legen. Falls Du Dich bereits kurz nach Start des Experiments gereizt, gestresst oder müde fühlst oder vielleicht sogar Kopfschmerzen oder Übelkeit bekommst, dann reagiert Dein Körper mit suchttypischen Entzugssymptomen und alles deutet darauf hin, dass Du süchtig nach Zucker bist. Falls Dir allein bei der Vorstellung dieses Versuchs mulmig zumute werden sollte oder Du das Experiment bereits nach ein oder zwei Tagen abbrechen musst, dann ist die Sache sogar völlig klar.

Probieren geht über studieren

Falls Du die Vorstellung von Entzugserscheinungen im Zusammenhang mit Zuckerverzicht für übertrieben hältst und Dir der Gedanke auf Zucker zu verzichten „easy peasy" vorkommt, fordere ich Dich hiermit heraus, diesen Versuch wirklich einmal umzusetzen. Denn nichts wirkt erhellender als die eigene Erfahrung.

---

1. Ein Selbsttest zum Ankreuzen

Für diejenigen, die gerne etwas zum Ankreuzen haben, habe ich auch einen kleinen Test entwickelt, mit dem sich herausfinden lässt, ob Du tatsächlich ein Zuckerjunkie bist. Bitte beachte dabei, dass dieser Test keinen offiziellen Standards entspricht (da die Zuckersucht ja offiziell noch überhaupt nicht anerkannt ist, gibt es solche Standards auch noch gar nicht …), sondern auf meinen eigenen Erfahrungen und Beobachtungen basiert. Der Test soll Dich dabei unterstützen, Deine Einschätzung zu verbessern, wo Du bezüglich der Zuckersucht gerade stehst.

Kreuze zu jeder Frage eine Antwort an und addiere anschließend die Punktzahlen. Anhand der Auswertung, die Du im Anschluss an den Test findest, erfährst Du dann, wie hoch Dein Zuckersuchtpotenzial ist.

1. Wie oft naschst Du etwas Süßes (Schokolade, Kuchen, Pudding, Gummibärchen, Kekse usw.)?

- mehrmals täglich (4 Punkte)
- einmal täglich (3 Punkte)
- 2- bis 3-mal pro Woche (2 Punkte)
- selten (maximal einmal pro Woche) (1 Punkt)
- gar nicht (0 Punkte)

2. Wie oft knabberst Du Snacks (Chips, Salzstangen, Kräcker, Flips usw.)?

- mehrmals täglich (4 Punkte)
- einmal täglich (3 Punkte)
- 2- bis 3-mal pro Woche (2 Punkte)
- selten (maximal einmal pro Woche) (1 Punkt)
- gar nicht (0 Punkte)

3. Wie oft trinkst Du zuckerhaltige Getränke (gesüßten Kaffee oder Tee, Softgetränke, Kakao, Fruchtsäfte, Cocktails usw.)?

- mehrmals täglich (4 Punkte)
- einmal täglich (3 Punkte)
- 2- bis 3-mal pro Woche (2 Punkte)
- selten (maximal einmal pro Woche) (1 Punkt)
- gar nicht (0 Punkte)

4. Wie oft isst Du Weißmehlprodukte (Nudeln, Brot, Pizza oder andere Teigwaren) oder andere Dinge, die den Blutzuckerspiegel schnell in die Höhe treiben (Pommes, Kartoffelpuffer, Kartoffelbrei, polierten Reis, Burger oder anderes Junk Food)?

- mehrmals täglich (4 Punkte)
- einmal täglich (3 Punkte)
- 2- bis 3-mal pro Woche (2 Punkte)
- selten (maximal einmal pro Woche) (1 Punkt)
- gar nicht (0 Punkte)

5. Hast Du morgens, wenn Du wach wirst, sofort Hunger und musst etwas essen?

- Ja. (2 Punkte)
- Nein. (0 Punkte)
- Ich habe dann nicht einfach nur Hunger, ich muss dann etwas essen, sonst fühle ich mich energielos, zittrig und werde unausstehlich. (4 Punkte)

6. Brauchst Du nach dem Essen etwas Süßes zum Nachtisch?

- Gelegentlich schon. (2 Punkte)
- Nein. (0 Punkte)
- Oh ja, ohne einen süßen Nachtisch ist das Essen doch nicht vollständig, oder?! (4 Punkte)

7. Was verbindest Du mit Süßigkeiten oder anderen Naschereien?

- Schokolade, Gummibärchen, Eiscreme und Co sind nicht einfach nur Genussmittel für mich. Sie sind wie gute Freunde, mit denen man sich belohnen, trösten oder ablenken kann. (4 Punkte)
- Das sind besondere Leckereien für den gelegentlichen Genuss, die ich mir manchmal auch gönne, um meine Stimmung aufzuhellen. (2 Punkte)
- Nichts weiter, das sind für mich Nahrungsmittel, wie andere auch. Manchmal esse ich zwar etwas Süßes, aber das hat keine große Bedeutung für mich. (0 Punkte)

8. Wie oft isst Du nicht, weil Du Hunger hast, sondern, weil Du Dich besser fühlen möchtest (Essen als Ersatzbefriedigung bei Stress, Langeweile, Traurigkeit, Niedergeschlagenheit, Frust, …)?

- mehrmals täglich (4 Punkte)
- einmal täglich (3 Punkte)
- 2- bis 3-mal pro Woche (2 Punkte)
- selten (maximal einmal pro Woche) (1 Punkt)
- gar nicht (0 Punkte)

9. Fällt es Dir schwer, eine Gelegenheit zum Naschen auszuschlagen?

- Machst Du Witze?! Bei Schokolade, Kuchen oder Keksen kann ich nicht „Nein" sagen. (4 Punkte)
- Das hängt von der Situation ab. (2 Punkte)
- Nein, wenn ich keine Lust darauf habe, lehne ich ab. (0 Punkte)

10. Kannst Du auch nur einen Keks, ein Stück Schokolade oder eine Handvoll Chips essen?

- Das gelingt mir überhaupt nicht. Ich kann erst aufhören, wenn alles aufgegessen ist. (4 Punkte)
- Das schaffe ich äußerst selten. (3 Punkte)
- Das gelingt mir gelegentlich. (2 Punkte)
- Das gelingt mir fast immer. (1 Punkt)
- Ja, das schaffe ich problemlos – immer. (0 Punkte)

11. Hast Du nach dem Naschen ein schlechtes Gewissen oder machst Du Dir anschließend Schuldvorwürfe?

- Eigentlich fühle ich mich nach jedem Essen schlecht. (4 Punkte)
- Manchmal schon. (2 Punkte)
- Das passiert eigentlich gar nicht oder nur sehr, sehr selten (0 Punkte)

12. Kannst Du Süßigkeiten im Haus haben, ohne sie essen zu müssen?

- Ja, sicher. (0 Punkte)
- Na ja, zwischendurch nasche ich dann auch mal davon. (2 Punkte)
- Vorräte gibt es bei mir keine, sobald etwas im Haus ist, überlebt es nicht lange ;-) (4 Punkte)

13. Wie oft verspürst Du Heißhunger auf zuckerhaltige Nahrungsmittel oder Getränke oder andere Dinge, die schnell verdauliche Kohlenhydrate liefern?

- mehrmals täglich (4 Punkte)
- einmal täglich (3 Punkte)
- 2- bis 3-mal pro Woche (2 Punkte)
- selten (maximal einmal pro Woche) (1 Punkt)

- gar nicht (0 Punkte)

14. Wirst Du schlecht gelaunt, wenn Du nicht bekommst, wonach es Dich ge-lüstet (übel launig, leicht reizbar, Stimmungsschwankungen usw.)?
- Oh ja, das kenne ich nur allzu gut. (4 Punkte)
- Manchmal schon. (2 Punkte)
- Nein, eigentlich nicht. (0 Punkte)

15. Wie oft nimmst Du Dir vor, ab morgen Dein Essverhalten zu verändern und schaffst es dann doch nicht, diese Veränderung lange durchzuhalten?
- Sehr oft – es nützt nur nichts. (4 Punkte)
- Regelmäßig – immer mal wieder. (2 Punkte)
- Selten bis gar nicht. Ich fühle mich wohl mit meiner Ernährung und sehe keinen Grund, etwas zu verändern. (0 Punkte)

16. Wie oft leidest Du unter anscheinend grundlosen Stimmungsschwankun-gen oder plötzlich eintretender Müdigkeit?
- Spätestens am Nachmittag holt mich das Tief ein. Damit ich dann nicht ungemütlich für mein Umfeld werde, versuche ich, mich mit Kaffee, Cola oder einem Schokoriegel aufzupuschen. (4 Punkte)
- Das kann mir schon mal passieren, aber nicht jeden Tag. (2 Punkte)
- So etwas kenne ich nicht. Ich bin fast immer ausgeglichen und voller Energie. (0 Punkte)

17. Wie viel Geld gibst Du für Süßigkeiten, anderes Naschwerk, Restaurantbe-suche und Deine Lieblingsgerichte aus?
- Sehr viel. (4 Punkte)
- Mittelmäßig. (2 Punkte)
- Wenig. (0 Punkte)

18. Hast Du den Eindruck, dass Dein Konsum an Zucker und anderen schnell verdaulichen Kohlenhydraten immer weiter gestiegen ist?
- Ja, total. (4 Punkte)
- Ein wenig. (2 Punkte)

- Nein, er ist gleich geblieben oder sogar weniger geworden. (0 Punkte)

19. Verheimlichst Du Dein Essverhalten vor anderen, z. B. alleine essen, Verpackungen verstecken usw.?
- Ja, öfter. (4 Punkte)
- Manchmal schon. (2 Punkte)
- Nein. (0 Punkte)

20. Was löst der Gedanke, ab sofort keinen Zucker mehr essen zu dürfen, bei Dir aus?
- Absolute Panik! (4 Punkte)
- Ein wenig Unbehagen würde mir diese Vorstellung schon machen. (2 Punkte)
- Das wäre vielleicht etwas unpraktisch, weil so viele Produkte Zucker enthalten, aber ich könnte mich damit abfinden. (0 Punkte)

21. Wie häufig drehen sich Deine Gedanken um das Thema Gewicht, Abnehmen, Essen/Nicht-Essen usw.?
- Ständig! (4 Punkte)
- Immer mal wieder. (2 Punkte)
- Selten oder eben dann, wenn ich Hunger habe. (0 Punkte)

Auswertung

0 – 28 Punkte: Du scheinst Dein Verlangen nach Süßem gut im Griff zu haben. Süßigkeiten und schnell verdauliche Kohlenhydrate spielen in Deiner Ernährung vermutlich keine große Rolle. Du kommst auch tagelang ohne Süßigkeiten aus. Wenn Du zwischendurch trotzdem mal Lust auf etwas Süßes bekommst, gibst Du Dich auch mit einem Schokoriegel oder einem Stück Kuchen zufrieden. Du kannst das dann auch genießen ohne Dich gleich schlecht zu fühlen. Dein Zuckersuchtpotenzial ist äußerst gering. Beneidenswert. Mach weiter so!

29 – 56 Punkte: Du magst Süßes und andere schnell verdauliche Kohlenhydrate wie Nudeln oder Brötchen – das ist Dir nicht neu. Ab und zu hat Dein Verlangen Dich auch im Griff. Du naschst dann mehr, als Dir gut tut. Du weißt das auch und leidest manchmal darunter. Im Großen und Ganzen hast Du Deine Naschlust und Dein Essverhalten aber noch unter Kontrolle. Du kannst auch mal ohne schlechtes Gewissen ein Stück Torte genießen, Dich aber auch darüber ärgern, wenn Du gelegentlich über die Stränge schlägst. Noch bist Du zwar nicht wirklich zuckersüchtig, aber die Tendenz dazu ist da. Deinen Zuckerkonsum zu überdenken und zu reduzieren, würde Dir sicher gut tun, damit Du nicht doch irgendwann in der Zuckerfalle landest.

57 – 84 Punkte: Willkommen im Club. Du bist vermutlich zuckersüchtig und ahnst es wahrscheinlich bereits selbst. Du weißt, was es heißt, auf den Wellen der Blutzuckerachterbahn zu reiten. Heißhunger und Stimmungsschwankungen sind Dir nur allzu gut bekannt. Ein schlechtes Gewissen begleitet Dich oft – nahezu täglich. Du nimmst Dir häufig vor, Dein Essverhalten zu verändern und vor allem Deinen Zuckerkonsum zu reduzieren, doch Du schaffst es nicht – zumindest nicht dauerhaft. Du solltest keine Zeit verlieren, Dich mit den Hintergründen der Sucht beschäftigen und Dir Unterstützung suchen. Ich würde mich freuen, Dich bei Deinem Weg aus der Zuckerfalle begleiten zu dürfen.

2. Zuckersucht ist nicht gleich Zuckersucht

Wenn Du nun also weißt, dass Du zuckersüchtig bist, ist es vielleicht interessant für Dich zu erfahren, in welchem Ausmaß Du von der Sucht betroffen bist. Denn Zuckersucht ist nicht gleich Zuckersucht. Ähnlich wie man bei der Alkoholsucht verschiedene Formen und Schweregrade voneinander unterscheiden kann (z. B. den Gelegenheits-, Gewohnheits- oder Pegeltrinker), lassen sich auch Zuckersüchtige in verschiedene Typen und Stufen einteilen. Beachte dabei bitte, dass die Zuckersucht offiziell ja noch nicht anerkannt ist und es daher auch keine offiziellen Richtlinien für diese Art von Einteilung gibt. Die folgende Unterteilung in verschiedene Typen und Schweregrade spiegelt daher lediglich meine Ansicht wieder, die sich im Laufe der Jahre aufgrund meiner Beobachtungen bei mir selbst und anderen entwickelt hat und erhebt damit keinen Anspruch auf allgemeine Gültigkeit.

a) Die 5 Typen der Zuckersucht

(1) Der Problem-/Emotionsesser

Analog zum Alpha-Trinker (auch Problemtrinker oder Konflikttrinker genannt), der Alkohol vor allem dann konsumiert, wenn es Probleme gibt, um sich Ängste, Sorgen oder Ärger hinunterzuspülen, gibt es auch bei der Zuckersucht ähnlich gestrickte Personentypen. Grundsätzlich ist ihr Essverhalten nicht weiter auffällig. Erst, wenn sie etwas emotional aus der Bahn wirft, entwickeln sie ein starkes Verlangen auf ihre Lieblingsspeisen. Sie essen dann nicht, weil sie hungrig sind oder um des Genießens willen, sondern, um ihre Nerven zu beruhigen und sich besser zu fühlen.

Charakteristisch ist hier, dass Betroffene über lange Phasen ein ganz gewöhnliches Essverhalten an den Tag legen. Sie können durchaus im normalen Rahmen Süßigkeiten und andere Naschereien zwischendurch genießen. Erst, wenn ein Problem auftaucht, das an ihrer Seele nagt, entwickeln Problemesser ein kritisches Essverhalten.

Alpha-Trinker, also Problemtrinker, gelten nicht als alkoholkrank, jedoch als gefährdet. Analog dazu könnte man auch Problemesser als noch nicht süchtig bezeichnen, weil sie in der Regel ein unauffälliges Essverhalten an den Tag legen, das nur in Ausnahmefällen eskaliert. Es liegt also noch keine Abhängigkeit vor, aber die Gefahr einer Suchtentwicklung besteht.

(2) Der Gelegenheitsesser

Im Gegensatz zum Problemtrinker trinken Gelegenheitstrinker nicht, weil sie sich schlecht fühlen, sondern, weil sich die Gelegenheit dazu bietet. Bei Feiern, Festen, Verabredungen – oder anders ausgedrückt bei gesellschaftlichen Zusammentreffen gehört Alkohol in unserer Kultur fast zwangsläufig dazu. Gleiches gilt für Zucker. Ein Geburtstag ohne Kuchen, eine Adventszeit ohne Plätzchen, eine Feier ohne Weißbrot, Nudeln oder andere schnell verdauliche Kohlenhydrate ist kaum denkbar.

Gelegenheitsesser lassen, wie der Name bereits verrät, keine Gelegenheit aus, um sich den Bauch voll zu schlagen. Gefährlich wird das dann, wenn z. B. auch Fernsehabende, das Surfen im Internet, das Wochenende oder andere alltägliche Angelegenheiten zu einer willkommenen Gelegenheit werden, den Konsum zu rechtfertigen. Aus solchen Gewohnheiten kann sich dann schleichend und nahezu unbemerkt eine Sucht entwickeln.

(3) Der Pegelesser

Die vielleicht am weitesten verbreitete und meiner Meinung nach tückischste Form der Zuckersucht, weil sie in unserer Gesellschaft nicht als solche erkannt wird, ist die des Pegelessers. Pegelesser brauchen, analog zum Spiegeltrinker, regelmäßig kleine Mengen ihrer „Droge".

Für Pegelesser beginnt der Tag mit Toast, Brot oder Brötchen und süßem Aufstrich, einem gesüßten Milchkaffee oder einem Glas Saft, zwischendurch gönnen sie sich einen Schokoriegel oder eine Cola. Ein süßer Nachtisch im Anschluss an eine Hauptmahlzeit gehört für Pegelesser einfach dazu und sie werden unruhig, wenn sie mal zu lange nichts Süßes zu essen bekommen.

Pasta, Pizza, Knödel, Pommes, Burger und Brot zählen zu den typischen deftigen Lieblingsspeisen von Pegelessern. Die süßen Vorlieben sind vielfältig und reichen von Schokolade, Gummibärchen, Kuchen bis hin zu Eiscreme und Fruchtjoghurt. Die Gesundheitsbewussten unter den Pegelessern verstecken ihre Sucht gerne hinter angeblich gesunden Süßungsmitteln wie Agavensirup oder Kokosblütenzucker oder laben sich an süß schmeckenden Tropen- oder Trockenfrüchten.

Pegelesser sind in meinen Augen ganz klar süchtig, sie merken es oft nur nicht, weil ein solches Essverhalten in unserer Gesellschaft als normal gilt und sie keine ausufernden Essanfälle haben. Auch negative Konsequenzen wie Gewichtsprobleme, Zahnverfall, unreine Haut usw. halten sich daher oft im „tolerierbaren" Rahmen bzw. entwickeln sich so langsam und schleichend, dass sie nur schwer mit dem „moderaten" Zuckerkonsum in Verbindung gebracht werden können.

Um herauszufinden, ob Du ein Pegelesser bist, gibt es einen einfachen Trick: Achte einmal darauf, was passiert, wenn Du Dir vornimmst, auf sämtlichen Zucker in Deiner Ernährung zu verzichten – und zwar inklusive sehr zuckerreicher Obstsorten und versteckter Quellen aus Fertiggerichten, Konserven oder Kantinenessen. Wenn dann schnell die Nerven blank liegen und Dich Entzugserscheinungen überkommen, wie Stimmungsabfall, Gereiztheit, Kopfschmerzen und ein nahezu unwiderstehliches Verlangen nach Süßigkeiten, bist Du vermutlich abhängiger vom Zucker als Dir bewusst ist.

Gut zu wissen: Wieso ist es so tückisch ein Pegelesser zu sein?
Leider ist der tägliche und regelmäßige Verzehr von schnell verdaulichen Kohlenhydraten zu einer regelrechten Normalität in unserer Ernährung geworden. Denn sie stecken nicht nur in Zucker, Süßigkeiten und Softgetränken, sondern in allen Produkten, die Weißmehl oder weißen Reis enthalten. Auch Pommes und andere frittierte Kartoffelgerichte wie Chips zählen zu dieser Kategorie. Selbst deftige Gerichte, insbesondere Fast Food und Fertiggerichte, aber auch Konserven und Soßen, enthalten deutlich mehr leicht verdauliche Kohlenhydrate als uns meistens bewusst ist. Fast jeder, der sich herkömmlich ernährt, fällt daher vermutlich in die Kategorie des Pegelessers. Nun könnte man fragen, was so schlimm daran ist, ein Pegelesser zu sein, schließlich macht ja bekanntlich die Menge das Gift.

Das Problem dabei ist meiner Meinung nach, dass unsere herkömmliche Ernährung mehr schnell verdauliche Kohlenhydrate beinhaltet, als unser Körper auf lange Sicht tolerieren kann. Raffinierter Zucker und Auszugsmehle sind relativ neue Erfindungen, die erst vor etwa zwei Jahrhunderten Einzug in unsere Ernährung erhalten haben und erst seit etwa 40 Jahren täglich gegessen werden. In dem Ausmaß, in dem wir sie in unserer heutigen Durchschnittskost konsumieren, bringen sie die Biochemie unseres Körpers so durcheinander, dass wir tatsächlich körperlich abhängig werden und unsere Zellen ihre regelmäßige Zuckerration einfordern.

Zugleich gelten isolierte und schnell verdauliche Kohlenhydrate als ein Hauptrisikofaktor für Diabetes, Übergewicht, Fettleber, Zahnprobleme und Herzkreislauferkrankungen, so dass ihre Reduktion wohl jedem von uns gut tun würde. Weil Pegelesser in unserer Gesellschaft nicht auffallen und Betroffene ihr Verhalten selbst oft sehr lange nicht hinterfragen, bleibt diese Form der Zuckersucht oft unentdeckt.

Falls Du zu den Pegelessern zählst und eine Zuckerentwöhnung startest, mach Dich darauf gefasst, dass Dein Umfeld vermutlich wenig Verständnis für Deine Veränderung aufbringen wird. Denn dadurch konfrontierst Du sie schließlich mit ihrer eigenen Zuckersucht, da Du den für allgemein als „normal" geltenden Konsum in Frage stellst. Suche Dir dann Gleichgesinnte, die Dich verstehen und Dich bei Deinem Vorhaben unterstützen.

(4) Der gelegentliche Exzessesser

In der Alkoholsucht gibt es den sogenannten Quartalstrinker, der in unregelmäßigen zeitlichen Abständen einen unwiderstehlichen Drang nach alkoholischen Getränken entwickelt, was nicht selten in einem richtigen Saufgelage endet. Außerhalb dieser Trinkexzesse können Quartalstrinker wochenlang ohne Alkohol auskommen. Diese Form der Alkoholsucht ist vergleichbar mit Zuckersüchtigen, die sich phasenweise sehr gesund ernähren (oft im Rahmen einer bestimmten Diät), dann aber immer mal wieder Essanfälle erleben, in denen sie keine Kontrolle mehr über ihren Konsum haben und die Sucht ihr Leben bestimmt.

Gelegentliche Exzessesser können bei solchen Essattacken unglaublich große Mengen an Nahrungsmitteln vertilgen, aber ansonsten ein sehr gezügeltes Essverhalten an den Tag legen. Gewichtsschwankungen von mehreren Kilogramm sind für solche Zuckersuchttypen charakteristisch.

Gut zu wissen: Der chronisch Zuckersüchtige

Bei Alkoholikern gibt es noch einen 5. Form Suchttyp, den sogenannten chronisch Süchtigen, der auch als Gamma-Alkoholiker bezeichnet wird. Hier bestimmt die Sucht das gesamte Leben. Betroffene erleiden oft einen völligen Kontrollverlust, das heißt, sie können nicht mehr ohne ihre „Droge" auskommen, die ihr Leben vollkommen im Griff hat. Auch die Zuckersucht kann derart entarten. Die Gedanken drehen sich bei chronisch Zuckersüchtigen fast nur noch um Zucker und die damit verbundene Nahrungsaufnahme. Die Sucht ist dann so mächtig, dass sie das gesamte Leben bestimmt.

Betroffene wissen, dass sie nicht „normal" sind und leiden unter ihrem Verhalten. Aus Scham versuchen sie, ihr Essverhalten vor anderen zu verbergen. Sie essen heimlich, verstecken den Abfall von Verpackungen und ziehen sich immer mehr aus dem sozialen Leben zurück.

Diese Form der chronischen Zuckersucht geht sehr häufig einher mit massivem Übergewicht oder Essstörungen wie Bulimie oder Binge-Eating. In diesem Stadium ist der Ausstieg aus der Zuckersucht allein fast unmöglich und Betroffene sollten sich nicht davor scheuen therapeutische Hilfe in Anspruch zu nehmen.

Meines Erachtens nach handelt es sich beim chronisch Zuckersüchtigen allerdings weniger um einen speziellen Suchttypen, als vielmehr um eine stark ausgeprägte Form der Zuckersucht, in der alle gerade beschriebenen Zuckertypen landen können. Beschrieben wird hier also weniger ein Suchttyp, als vielmehr der stärkste Schweregrad der Zuckersucht, zu dem wir gleich noch zu sprechen kommen.

(5) Mischformen

Nicht immer lässt sich ein Zuckersüchtiger eindeutig in eine der fünf genannten Kategorien einordnen. Sehr häufig finden sich Betroffene gleichzeitig in mehreren Formen der Zuckersucht wieder. So sind zum Beispiel Mischungen von Pegel- und Problemesser weit verbreitet. Das sind Menschen, die täglich eine „normale" Menge an schnell verdaulichen Kohlenhydraten essen und bei emotionalen Belastungen dann auch mal größere Mengen davon zu sich nehmen.

Ich zum Beispiel bin als Pegelesser aufgewachsen und empfand es in meiner Kindheit als normal, zu jeder Mahlzeit schnell verdauliche Kohlenhydrate zu essen. Erst, als ich in meiner Jugend den Versuch startete, auf meine heißgeliebte Schokolade und den Nussnougataufstrich zu verzichten, bemerkte ich Anzeichen einer Abhängigkeit. Ich wurde gereizt, dachte fast permanent an

Schokolade und musste mich sehr beherrschen, die von mir gesetzte Zeitspanne ohne Süßigkeiten durchzustehen.

Darüber hinaus entwickelte ich die Tendenz mich mit Essen zu trösten und meine Stimmung aufzuhellen. Ich aß also besonders dann gerne und viel, wenn es mir schlecht ging. Später entwickelte sich daraus, ausgelöst durch eine Krise in meiner Ursprungsfamilie, eine Form des Exzessessens und ich erreichte phasenweise sogar den Typ des chronischen Zuckersüchtigen. Ich musste zwanghaft große Mengen an Weißbrot, Nudeln und Süßigkeiten zu mir nehmen, die ich hinterher erbrach. Glücklicherweise hielt diese Phase meines Lebens nicht lange an und ich fand relativ zügig aus diesem problematischen Kreislauf wieder heraus.

Was bringt es mir zu wissen, welcher Zuckersuchttyp ich bin?
Wie Du siehst, gibt es meiner Meinung nach vier bzw. fünf unterschiedliche Typen der Zuckersucht, die sich in der Praxis jedoch nur selten ganz klar voneinander abgrenzen lassen, sondern häufiger als Mischformen vorliegen. Wie bereits in Kapitel eins angesprochen, gibt es für die Entstehung einer Zuckersucht unterschiedliche Faktoren. Neben genetischen Vorprägungen können auch emotionale Faktoren, ein biochemisches Ungleichgewicht oder auch die Macht der Gewohnheit eine Rolle bei der Entstehung einer Zuckersucht spielen. Wer erkennt, zu welcher Kategorie von Suchttyp er zählt, kann dadurch Vorteile bei der Zuckerentwöhnung haben, weil er die zugrundeliegenden Ursachen besser ausfindig machen und dadurch gezielter an seinen Schwachpunkten ansetzen kann. Indem Du Dich in einem oder mehreren Typen der Zuckersucht wieder erkennst, kannst Du also deutlich strategischer an die Zuckerentwöhnung herangehen.

So ist es zum Beispiel für den Pegelesser, der sich regelmäßig über den Tag verteilt mit kleinen Mengen Zucker versorgt, hilfreich, seinen Schwerpunkt auf den Ausgleich der biochemischen Prozesse im Körper zu legen. Während es andererseits für diejenigen, die bei Stress oder Problemen mit zusätzlichen Essattacken reagieren, besonders wichtig ist, sich darüber hinaus auch mit der emotionalen Komponente der Zuckersucht zu beschäftigen. Der Gelegenheitsesser hingegen kann seinen Schwerpunkt besonders auf das Erlernen neuer und gesünderer Essgewohnheiten legen. Denn es scheint, dass bei ihm die Macht der Gewohnheit eine große Rolle spielt. Hier ist es besonders wichtig, für Situationen, in denen normalerweise genascht wurde, sinnvolle Alternativen zu finden.

b) Die drei Stufen der Zuckersucht

Wie wir jetzt also wissen, gibt es unterschiedliche Typen der Zuckersucht, die jedoch nicht unbedingt etwas über den Schweregrad der Sucht aussagen. Denn nicht jeder ist gleich stark süchtig. Im Folgenden möchte ich die – aus meiner Sicht – unterschiedlichen Schweregrade der Zuckersucht ganz konkret anhand der unterschiedlichen Suchttypen erläutern.

→ Die drei Stufen der Zuckersucht am Beispiel des Pegelessers

Stufe 1: Beim Pegelesser beginnt die Zuckersucht meist schleichend. Zu Beginn unterscheidet sich sein Essverhalten nicht sonderlich von dem der meisten anderen Menschen in unserer Gesellschaft: Morgens frühstückt er ein süß belegtes Brot und eine Tasse Kaffee mit Zucker, zwischendurch gibt es einen Müsliriegel, mittags eine Portion Nudeln und ein kleines Dessert, gegen das Nachmittagstief hilft ein Stück Kuchen oder eine Flasche Cola und am Abend gibt es ein Gericht mit Reis, Kartoffeln oder anderen Kohlenhydraten gefolgt von einem süßen Betthupferl zum Abschluss des Tages. Der Pegelesser isst also regelmäßig kleine Mengen an schnell verdaulichen Kohlenhydraten und merkt oft gar nicht, dass sich sein Essverhalten langsam, aber sicher in Richtung Sucht entwickelt.

Stufe 2: In der zweiten Stufe der Zuckersucht rückt das Verlangen nach regelmäßigen Dosen Zucker in den Vordergrund und die Abstände zwischen Hauptmahlzeiten und Snacks werden immer kleiner. Wenn der Pegelesser dann nicht bekommt, nach was er sich sehnt, sinkt seine Stimmung und er wird schlecht gelaunt. Da schnell verdauliche Kohlenhydrate nahezu überall verfügbar sind und es sonst kaum Auffälligkeiten in seinem Essverhalten gibt, fällt seine Sucht jedoch nicht weiter auf.

Stufe 3: Ist unser Pegelesser auf der dritten Stufe angelangt, ist er bereits chronisch zuckersüchtig – manchmal ohne es zu bemerken. Er braucht in regelmäßigen Abständen seine Dosis Zucker, sonst wird er ungenießbar für sein Umfeld. Auch diese Phase der Sucht wird oft nicht erkannt, weil der häufige Verzehr schnell verdaulicher Kohlenhydrate in unserer Gesellschaft weit verbreitet ist. Das regelmäßige Verlangen nach etwas Essbarem wird hier gerne mit einem instabilen Blutzuckerspiegel begründet. Die Sucht fällt oft erst dann auf, wenn der Betroffene bewusst versucht, auf sämtlichen Zucker in seiner Ernährung zu verzichten und dann merkt, wie schwer ihm das fällt.

→ **Die drei Schweregrade der Zuckersucht am Beispiel des Gelegenheitsessers**

Stufe 1: Zu Beginn seiner Sucht ist auch der Gelegenheitsesser recht unauffällig. Grundsätzlich ernährt er sich normal und relativ gesund. Lediglich bei Feiern, Festlichkeiten und anderen gesellschaftlichen Anlässen schlägt er gerne mal über die Stränge und gönnt sich das, was er sich im Alltag meist untersagt.

Stufe 2: In der fortgeschritteneren Stufe seiner Sucht freut sich der Gelegenheitsesser förmlich auf die gesellschaftlich tolerierten Ausnahmetage und ist frustriert, wenn es nicht den von ihm erhofften Kuchen oder andere Leckereien gibt.

Stufe 3: In der dritten Stufe der Zuckersucht fällt der Gelegenheitsesser dadurch auf, dass er sich seine Gelegenheiten selbst schafft. Jetzt rechtfertigt er seine Ausnahmen nicht nur bei besonderen Anlässen (Geburtstagen, Adventszeit, Feiertagen usw.), sondern erklärt auch das Wochenende, den Einkauf im Supermarkt, den Feierabend oder das Stoppen an der Tankstelle, also alltägliche Situationen, zu einer willkommen Ausnahmesituation.

→ **Die drei Schweregrade der Zuckersucht am Beispiel des Problem-/Emotionsessers**

Stufe 1: Beim Problemesser beginnt die Zuckersucht meist schleichend mit der gelegentlichen Zweckentfremdung von Süßem in emotional belastenden Situationen. Das heißt, er isst dann nicht, weil er hungrig ist oder es ihm um den Genuss beim Essen geht, sondern, weil er sich besser fühlen möchte. Der Auslöser für sein Bedürfnis nach Süßem oder anderen schnell verdaulichen Kohlenhydraten findet sich in emotionalen Ausnahmesituationen, wie z. B. nach einem Streit mit einer nahe stehenden Person, einer misslungenen Prüfung oder einem Konflikt am Arbeitsplatz.

Stufe 2: In der zweiten Stufe der Zuckersucht reichen bereits Alltäglichkeiten, um die Sehnsucht nach Süßem zu wecken. Die Nahrungsaufnahme wird dann zur primären Strategie, um das emotionale Gleichgewicht herzustellen.

Stufe 3: Jetzt wird Essen nicht nur zum gelegentlichen Stimmungsaufheller, sondern zu einem wichtigen Bestandteil des Lebens. Ohne die Lieblingsspeisen macht das Leben nur noch wenig Sinn, scheint öde und eintönig. Man könnte auch sagen, Süßes ist in diesem Fall der Strohhalm, an dem sich Betroffene festhalten, um nicht in eine depressive Verstimmung abzugleiten.

→ **Die drei Schweregrade der Zuckersucht am Beispiel des Exzessessers**

Stufe 1: Der Exzessesser fällt durch gelegentliche Essorgien auf. Innerhalb kurzer Zeit vertilgt er überdurchschnittlich große Mengen seiner bevorzugten Speisen. Zu Beginn seiner Zuckersucht betreibt er dieses Spektakel gelegentlich, betrachtet es als Freizeitvergnügen und plant solche Anlässe durchaus auch gezielt, manchmal auch zusammen mit Gleichgesinnten, z. B. bei einem Filmabend.

Stufe 2: Im fortgeschritteneren Stadium werden die Exzesse häufiger und zu einem gewohnten Ritual. Der Betroffene merkt, dass mit seinem Essverhalten irgendetwas nicht zu stimmen scheint und zieht sich immer mehr zurück. Seine Essorgien lebt er am liebsten alleine aus.

Stufe 3: Diese Form der Zuckersucht kann dermaßen entarten, dass der Exzessesser sein Essverhalten überhaupt nicht mehr unter Kontrolle hat. Sobald er den ersten Bissen triggernder Speisen zu sich genommen hat, kann er sich kaum noch zügeln. In der Regel endet das Ganze dann in einem unkontrollierbaren Essanfall.

Der Schweregrad der Zuckersucht ist individuell

Bei der Frage, wie schwer jemand von der Zuckersucht betroffen ist, dienen objektive Faktoren wie Häufigkeit, Menge (Volumen) oder Körpergewicht zwar als Orientierung, spielen meines Erachtens nach allerdings nur eine untergeordnete Rolle. Das subjektive Empfinden, wie zum Beispiel der entstehende Leidensdruck, ist hier der entscheidende Faktor – und der kann in jedem Stadium unterschiedlich stark ausfallen. Jemand, der regelmäßig über den Tag verteilt kleine Mengen isst, kann genauso leiden, wie jemand, der gelegentliche Kontrollverluste erleidet, bei denen er große Mengen in sich hineinstopft. Auch das Körpergewicht ist nicht entscheidend. Manche Menschen leiden unter 5 kg über ihrem Normalgewicht mehr, als ein anderer mit 10 oder 15 kg zu viel auf den Hüften. Es geht also immer auch um das subjektive Empfinden. Jemanden als „süchtig" abzustempeln, ohne, dass er sich selbst betroffen fühlt, ist nicht nur überflüssig, sondern bewirkt in der Regel wenig Positives.

Eine Bitte an Dich:

Sofern Du Dich innerhalb einer der schwersten Grade wiederfindest, bitte ich Dich, es nicht beim Lesen dieses Buches zu belassen. Hinter Deiner Essensproblematik stecken dann vermutlich Zusammenhänge, die allein durch ein Buch nicht gelöst werden können. Scheue Dich nicht professionelle Hilfe in Anspruch zu nehmen. Dieses Buch ist kein Ersatz für eine Therapie, sondern als eine Art Selbsthilferatgeber von einer ehemals Selbst-Betroffenen für andere Betroffene gedacht. Ich habe meinen Weg aus der Zuckersucht gefunden und möchte meine Erfahrungen mit anderen Betroffenen gerne teilen. Und auch, wenn Du hier sicher viel Hilfreiches erfahren wirst, eine Therapie lässt sich dadurch nicht ersetzen.

Kapitel 3: Wieso ist Zucker so gefährlich?

Hast Du gewusst, dass isolierter Zucker ein relativ neues Nahrungsmittel ist, an das sich unser Stoffwechsel noch überhaupt nicht adäquat anpassen konnte? Noch vor rund 150 Jahren galt Haushaltszucker als Luxusgut, das sich nur wenige Menschen leisten konnten. Im Jahre 1850 lag der Zuckerverbrauch in Deutschland im Schnitt gerade einmal bei rund 5 kg pro Jahr pro Kopf. Heute sind es sage und schreibe mehr als 35 kg! Wie kam es zu diesem unglaublichen Anstieg? Dazu ein kurzer Abriss über die Geschichte der menschlichen Ernährung.

Über hunderttausende von Jahren war der Mensch ein Jäger und Sammler. Er ernährte sich von dem, was die Natur ihm zur Verfügung stellte. Erst vor etwa 10.000 Jahren wurde er sesshaft und fing an, gezielt Landwirtschaft zu betreiben. Er begann Getreide und auch Hülsenfrüchte anzubauen und Nutztiere zu domestizieren. Im Laufe der Zeit wurden immer mehr Gemüse- und Obstsorten kultiviert. Zucker in seiner isolierten Form wurde vermutlich erst vor rund 2500 Jahren entdeckt, als sich herausstellte, dass der extrahierte und getrocknete Saft des Zuckerrohrs einen angenehm süßlichen Geschmack zauberte.

Darauf hin wurde das Zuckerrohr, das ein feucht-warmes Klima bevorzugt, zunächst in Asien, später dann auch im Mittelmeerraum, in Afrika und dann in Brasilien und der Karibik gezielt angebaut. Doch die Produktion des ersten Zuckers war so aufwändig, dass Zucker bis ins 16. Jahrhundert ein teures Luxusgut blieb, das sich nur reiche Menschen leisten konnten. In dieser Zeit wurden in der Karibik erste Zuckerrohrplantagen angelegt, die von indianischen Sklaven bewirtschaftet wurden. Auch Afrikaner wurden als Sklaven in die Karibik verschleppt, um dort die mühsame Arbeit auf den Zuckerrohrfeldern zu erledigen. Von Amerika aus brachten Schiffe Zucker, Melasse und Rum nach England und später ins restliche Europa.

1747 entdeckte der Chemiker Andreas Sigismund Marggraf, dass sich auch aus der Zuckerrübe, die im Gegensatz zum Zuckerrohr auch in gemäßigten Breitengraden wächst, Zucker gewinnen ließ. Nur wenige Jahre später entwickelte Franz K. Achard eine Methode, mit der raffinierter Zucker auf industrielle Weise aus der Zuckerrübe hergestellt werden konnte. Damit begann auch in Europa die Produktion von Zucker. Der Preis für das süße Pulver blieb allerdings weiterhin relativ hoch. Erst Mitte des 19. Jahrhunderts fielen die Zuckerpreise und Zucker wurde zu einem Bestandteil des täglichen Lebens.

Während die Deutschen 1850 im Schnitt rund 5 kg Zucker pro Jahr pro Kopf verbrauchten, waren es zu Beginn des 20. Jahrhunderts bereits mehr als 10 kg. In den 70er Jahren des vergangenen Jahrhunderts stieg der Verbrauch erstmals auf über 30 kg pro Kopf und liegt heute im Schnitt bei etwa 35 kg! Damit hat sich unser Zuckerkonsum in nur 170 Jahren von 0 auf 35 kg gesteigert! Das ist in Anbetracht unserer Entwicklungsgeschichte ein sehr, sehr schneller und steiler Anstieg.

Kannst Du Dir vorstellen, dass sich unser Stoffwechsel in so kurzer Zeit auf den Verzehr von isoliertem Zucker vollständig angepasst hat? Können wir wirklich glauben, dass der Verzehr von Zucker in diesem Ausmaß spurlos an uns vorbeigeht?

Ein wenig Theorie darüber, was gemeint ist, wenn wir von „Zucker" sprechen und wie sich sein Verzehr auf unseren Körper auswirkt, kann ich Dir leider nicht ersparen. Denn ich halte es für wichtig, dass Du verstehst, was Zucker in unserem Körper anstellt. Es wird Dir dann sicher leichter fallen, die Motivation für die bevorstehenden Veränderungen aufzubringen und aufrechtzuerhalten. Ich bemühe mich, diesen etwas theoretischen Teil so spannend und so leicht verständlich wie möglich zu machen. Falls es Dir zwischendurch dennoch etwas langweilig erscheinen sollte, versuche trotzdem am Ball zu bleiben und das Kapitel nicht zu überspringen. Es wird sich auszahlen. Versprochen!

Kleiner Hinweis am Rande:
Ich bin weder Medizinerin noch habe ich Ernährungswissenschaften oder Biochemie studiert. Ich habe mir die hochkomplexen Vorgänge, die der Verzehr von Zucker in unserem Körper bewirkt, autodidaktisch angeeignet und bemühe mich, diese so zusammenzufassen, dass sie auch von Laien verstanden werden. Ergänzungen oder Anmerkungen von wissenschaftlich ausgebildeten Lesern nehme ich jederzeit dankbar entgegen.

1. Was ist eigentlich Zucker?

Wenn wir von Zucker sprechen, denken wir zumeist an das weiße, kristalline und süß schmeckende Pulver. Dieser sogenannte Kristall- oder Haushaltszucker wird in der Fachwelt auch Saccharose genannt und besteht als Zweifachzucker aus je einem Teil Fruchtzucker (Fruktose) und einem Teil Traubenzucker (Glukose), die mit einander verbunden sind. Gewonnen wird dieser Zucker vorwiegend aus der Zuckerrübe oder dem Zuckerrohr (kann aber auch aus anderen Pflanzen wie der Zuckerpalme oder dem Zuckerahorn gewonnen werden) und schmeckt angenehm süß. Zucker zählt zur Gruppe der Kohlenhydrate und liefert pro Gramm vier Kilokalorien.

> Saccharose (Haushaltszucker) = 50 % Glukose (Traubenzucker) + 50 % Fruktose (Fruchtzucker)

Haushaltszucker befindet sich als Süßungsmittel überall dort, wo wir ihn auch vermuten – also in Schokolade, Eiscreme, Kuchen, Keksen, Limonaden, Fruchtsäften, Gummibärchen, Puddings und anderen Desserts und Süßigkeiten. Zucker verleiht Speisen aber nicht nur eine angenehme Süße, sondern verstärkt auch generell ihren Geschmack und wirkt darüber hinaus als Konservierungsmittel. Wir finden ihn deshalb auch in vielen Produkten, in denen wir auf den ersten Blick gar keinen Zucker erwarten würden, so zum Beispiel in Ketchup, eingelegten Gurken, Tiefkühlpizzen, alkoholischen Getränken, Dips, Dressings, Fertigsoßen und vielem mehr. Da sich Haushaltszucker hinter vielen Namen verstecken kann, wie z. B. Saccharose, Sucrose, Puder-, Kristall-, Vollrohr-, Rohr- oder Würfelzucker, ist es für uns als Verbraucher gar nicht so einfach zu erkennen, ob und wie viel Zucker in einem Produkt enthalten ist.[*]

Doch nicht nur Haushaltszucker zählt zur Kategorie Zucker. Wenn Wissenschaftler von Zucker sprechen, meinen sie damit eine ganz bestimmte Gruppe organischer Verbindungen. Diese enthalten eine Carbonyl- und mehrere Hydroxylgruppen. Man spricht auch von Kohlenhydraten, wie sie in Obst, Ge-

---

[*]Eine Liste mit den wichtigsten Synonymen für Haushaltszucker und anderen Zuckerarten findest Du im Anhang.

müse, Getreide, Hülsenfrüchten, Milch und Kartoffeln enthalten sind. Chemisch betrachtet handelt es sich um eine Verbindung aus Kohlenstoff und Wasser. Kohlenhydrate bestehen aus unterschiedlich langen Ketten von zusammengesetzten Zuckermolekülen. Pflanzen bilden Kohlenhydrate mithilfe von Sonnenlicht und Kohlendioxid aus der Luft. Wenn wir Kohlenhydrate zu uns nehmen, werden sie durch unsere Verdauungs- und Stoffwechselvorgänge wieder in die einzelnen Zuckermoleküle zerlegt. Dabei wird Traubenzucker (Glukose) freigesetzt, der dann von unseren Zellen zur Energiegewinnung genutzt werden kann.

Aufgrund der unterschiedlichen Längen der Zuckermolekülketten unterscheidet man folgende Arten von Zuckern:

a) Einfachzucker (Monosaccharide) bestehen aus nur einem Zuckermolekül und kommen in isolierter und damit konzentrierter Form in der Natur nicht vor. Alle Arten von isoliertem Einfachzucker werden industriell aus Obst und Gemüse durch komplexe Herstellungsverfahren gewonnen. Dazu gehören:

- Glukose (Traubenzucker)
- Fruktose (Fruchtzucker)
- Galaktose (Schleimzucker)

b) Zweifachzucker (Disaccharide) bestehen aus zwei zusammengesetzten Einfachzuckern und kommen in isolierter Form ebenfalls nicht in der Natur vor.

Zu den bekanntesten Zweifachzuckern zählen:

- **Saccharose (Haushaltszucker):** Dabei handelt es sich um eine Verbindung aus einem Teil Glukose und einem Teil Fruktose. Saccharose ist der weiße kristalline Haushaltszucker (Kristallzucker), den wir alle kennen. Saccharose wird in der Regel aus der Zuckerrübe oder dem Zuckerrohr gewonnen.
- **Maltose (Malzzucker):** Dieser Zucker besteht aus zwei Teilen Glukose und entsteht bei der Keimung von Getreide durch den Abbau von Stärke und verleiht z. B. Bier seine süßliche Note.

- **Laktose (Milchzucker):** Laktose ist eine Verbindung aus einem Teil Glukose und einem Teil Galaktose und kommt in ihrem natürlichen Verbund in Milch und Molkereiprodukten vor.

c) Oligosaccharide bestehen aus drei bis zehn Zuckermolekülen und kommen vor allem in Hülsenfrüchten wie Erbsen, Linsen und Bohnen vor. Sie sind meistens der Auslöser, wenn der Verzehr von Hülsenfrüchten zu Blähungen und anderen Verdauungsbeschwerden führt.

d) Mehrfachzucker (Polysaccharide) bestehen aus mindestens zehn Zucker-Bausteinen und werden deshalb auch als komplexe Kohlenhydrate bezeichnet. Durch ihre komplexere Struktur dauert es länger, bis der Körper sie in Glukose zerlegt hat. Das erklärt zum Beispiel wieso Brot, Kartoffeln und Nudeln, die komplexere Kohlenhydratketten enthalten, weniger süß schmecken als Schokolade oder Eiscreme, die vor allem aus Zweifachzuckern bestehen.

Zu den Mehrfachzuckern gehören:

- **Stärke:** Sie kommt vor allem in Kartoffeln, Süßkartoffeln, Getreidekörnern, Hülsenfrüchten, Reis, Wurzelgemüse und Mais vor. Stärke wird im Verdauungstrakt aufgespalten und kann dann in Energie umgewandelt werden.

- **Ballaststoffe:** Es gibt verschiedene Arten von Ballaststoffen, wie zum Beispiel die Zellulose aus den Zellwänden von Gemüse und Obst, die Hemizellulose aus Vollkorngetreide und Hülsenfrüchten, Lignin aus Obstkernen, einigen Gemüsesorten und Getreide, Pektin aus Obst und Gemüse sowie Alginate aus Algen (Agar, Karrageen).

> **Gut zu wissen:** Obwohl der Körper Ballaststoffe nicht verdauen kann, also keine Energie daraus gewinnen kann, sind Ballaststoffe äußerst wichtig für unsere Ernährung. Sie unterstützen die Verdauung, dienen als Nahrung für die guten Darmbakterien, sorgen für ein lang anhaltendes Sättigungsgefühl und helfen den Blutzuckerspiegel zu regulieren und zu stabilisieren.

- **Glykogen:** Als Glykogen bezeichnet man die Speicherform von Kohlenhydraten innerhalb unserer Zellen. Immer, wenn wir mehr Kohlenhydrate essen als wir verbrauchen, wandelt die Leber diese in Glykogen um und speichert sie als Reserve in den Glykogenspeichern der Leber- und Muskelzellen. Der Mensch kann je nach Muskelmasse, Körpergewicht und Trainingszustand zwischen 300 – 500 Gramm Glykogen in den Glykogenspeichern als Energievorrat einlagern.

Das Wichtigste auf einen Blick:

- Es gibt verschiedene Arten von Zucker: Einfach-, Zweifach- und Mehrfachzucker.
- Einfach- und Zweifachzucker kommen in Natur nicht isoliert vor, sondern immer im Verbund mit Ballaststoffen, Vitaminen, Mineralien, Spurenelementen und Enzymen.
- Saccharose (Haushaltszucker) ist der bekannteste Zweifachzucker.
- Kohlenhydrate bestehen aus unterschiedlich vielen Zuckermolekülen.
- Komplexe Kohlenhydrate in unserer Ernährung werden während der Verdauung zu Glukose abgebaut.
- Glukose ist der bevorzugte Treibstoff unserer Zellen.
- Fruktose kann nicht in Energie umgewandelt werden, sondern wird als Fettsäuren eingelagert (dazu später mehr).

Wenn Mediziner von Zucker in unserer Ernährung sprechen, meinen sie damit meistens den Einfachzucker Glukose, zu dem alle Kohlenhydrate in unserer Ernährung aufgespalten werden – mit Ausnahme der unverdaulichen Ballaststoffe.

2. Ist Zucker nicht lebensnotwendig?

Da unsere Zellen aus Zucker – genauer genommen aus Glukose – Energie gewinnen können, ist Zucker im Grunde genommen nicht schlecht, sondern sogar lebensnotwendig. Vor allem unser Gehirn und unser Herz sind auf die Versorgung mit Zucker angewiesen. Es ist also kein Wunder, dass Zucker in den meisten natürlichen Lebensmitteln steckt. Allerdings kommt Zucker in der Natur nicht in isolierter Form. Der reine Zweifachzucker Saccharose sowie die reinen Einfachzucker Glukose und Fruktose sind künstliche Gebilde. In Getreide, Obst und Gemüse ist Zucker immer auch an Ballaststoffe (Faserstoffe), Vitamine, Mineralien, Spurenelemente und Enzyme gebunden. Und genau diese Stoffe braucht unser Körper, damit Zucker richtig verstoffwechselt werden kann und keinen Schaden anrichtet.

Zucker ist nicht gleich Zucker

Wenn wir nun isolierte Zuckerarten essen, wie Haushaltszucker, Trauben- oder Fruchtzucker, dann fehlen darin die wichtigen Begleitstoffe, die für die Verdauung notwendig sind. Infolgedessen werden sie von anderen Stellen in unserem Körper entzogen. Dadurch entsteht eine Art „Raubbau", der nicht ohne Folgen für unser Wohlbefinden und unsere Gesundheit bleibt. Isolierte Zuckerarten kennt unser Körper nicht. Sie richten deshalb ein erhebliches Chaos in unserer Biochemie an.

Ein kleiner Ausflug in die Gewinnung von Haushaltszucker:

Während man in den Tropen Zucker aus dem Zuckerrohr gewinnt, wird er in unseren Breitengraden aus der Zuckerrübe hergestellt. Da die Rübe sehr anspruchsvoll ist, wird sie bereits während des Wachstums mit künstlichen Pflanzenschutz- und Düngemitteln behandelt. Nach der Ernte wird sie zerschnitten und so lange in heißes Wasser gelegt, bis der enthaltene Zucker (also die Saccharose) extrahiert wurde. Dieser Rohsaft wird mit Kalk und Kohlensäure mehrfach gefiltert und danach immer wieder unter vermindertem Druck aufgekocht, bis ein dickflüssiger Saft entsteht, der dann so lange weiter gekocht wird, bis sich Kristalle bilden.

In den nächsten Verarbeitungsschritten werden der Saft und die Kristalle mit Filtern und Zentrifugen getrennt. Dabei entstehen Rohzuckersorten, Weißzucker und Raffinade. Anschließend wird der Zucker durch Waschen und mit Knochen- oder Aktivkohle gereinigt, durch Schwefeloxid gebleicht,

---

durch einen Teefarbstoff oder mit giftigem Ultramarin zu Raffinade umkristallisiert. So erhält man weißes, kristallines Pulver, unseren Haushaltszucker, das zwar gut schmeckt, jedoch nur noch ein leerer Kalorienträger ist, weil er keine Ballaststoffe, Mineralien, Vitamine oder Enzyme mehr enthält.

Hier findest Du einen kurzen Beitrag, in dem die Produktion von Rübenzucker sehr leicht verständlich dargestellt wird: www.youtube.com/watch?v=kiKlJjgd9Kg

Die Herstellung von Rohrzucker ist nicht weniger invasiv und als Ergebnis erhält man die gleiche Mischung aus Frucht- und Traubenzucker, wie beim Rübenzucker. Damit ist unser Haushaltszucker, den wir zum Süßen von Speisen verwenden und der fast jedem Fertigprodukt aus dem Supermarkt – egal, ob süß oder salzig – zugesetzt wird, alles andere als ein Naturprodukt. Im Gegenteil, Zucker ist ein künstliches Produkt, das unser Körper so nicht kennt und das großes Chaos in unserem Zellstoffwechsel anrichtet. Durch chemische Verfahren werden einzelne Inhaltsstoffe aus dem ursprünglich naturbelassenen Lebensmittel entzogen, so dass am Ende vom Zuckerrohr bzw. der Zuckerrübe nicht mehr viel übrig bleibt.

Gleiches gilt auch für reine Stärkeprodukte, also z. B. Teigwaren aus hellem Mehl und geschälten Reis, die so ebenfalls in der Natur nicht vorkommen. Auch hier bleibt von den Ausgangsprodukten, den vollen Körnern, nicht mehr viel übrig. In aufwändigen Verfahren werden die Körner von ihren Randschichten und dem im Inneren liegenden Keim entfernt. Dabei gehen so gut wie alle wertvollen Ballast- und Vitalstoffe verloren. Übrig bleiben nur noch die im Korn enthaltenen Kohlenhydrate.

Doch leider landen stärkehaltige Weißmehlprodukte, geschälter Reis oder glutenfreie Ersatzprodukte auf der Basis von Mais- und Reisstärke zu fast jeder Mahlzeit auf unseren Tellern. Auch hier fehlen die wichtigen Begleitstoffe, allen voran die Ballaststoffe, die die Verdauung fördern, die Aufspaltung der Stärke verlangsamen und einen schnellen und steilen Anstieg des Blutzuckerspiegels verhindern. Kartoffeln, ein relativ neues Kulturnahrungsmittel, bestehen ebenfalls fast nur aus Stärke, sind aber, anders als Weißmehlerzeugnisse, ein natürliches Produkt im Verbund mit Mineral- und anderen Vitalstoffen und daher nicht generell zu verteufeln.

Chemisch betrachtet ist Stärke nichts anderes als eine Reihe von miteinander verbundenen Malzzucker-Molekülen, die bereits im Mund durch das Enzym Amylase in Zweifachzucker gespalten werden. Im Dünndarm wird der Malzzucker dann durch das Enzym Maltase in zwei Teile Glukose zerlegt. Auf diese Weise führen konzentrierte Stärkeprodukte im Grunde zu denselben negativen Auswirkungen, wie der Verzehr von reinem Traubenzucker: Der Blutzuckerspiegel schießt plötzlich in die Höhe und die Bauchspeicheldrüse wird genötigt, sofort maximale Mengen an Insulin auszuschütten.

Gut zu wissen: Weizen ist besonders bedenklich

Weizen besteht zu 75 % aus dem sogenannten Amylopektin A, einem Kohlenhydrat, das zwar „langkettig" ist, aber dennoch sehr viel leichter als andere Kohlenhydrate zu Glukose aufgespalten wird. Daher lassen sämtliche Weizenprodukte, egal, ob aus Auszugsmehl oder Vollkornmehl, den Blutzucker stark in die Höhe schnellen. Du solltest daher sämtliche Weizenprodukte meiden!

Interessant dazu ist der Artikel der Psychotherapeutin und Bulimie-Expertin Inke Jochims „Der Ausstieg aus der Zuckersucht beginnt mit dem Verzicht auf Weizen", nachzulesen unter:
www.erdschwalbe.de/VitaljournalFrueSo2013.pdf

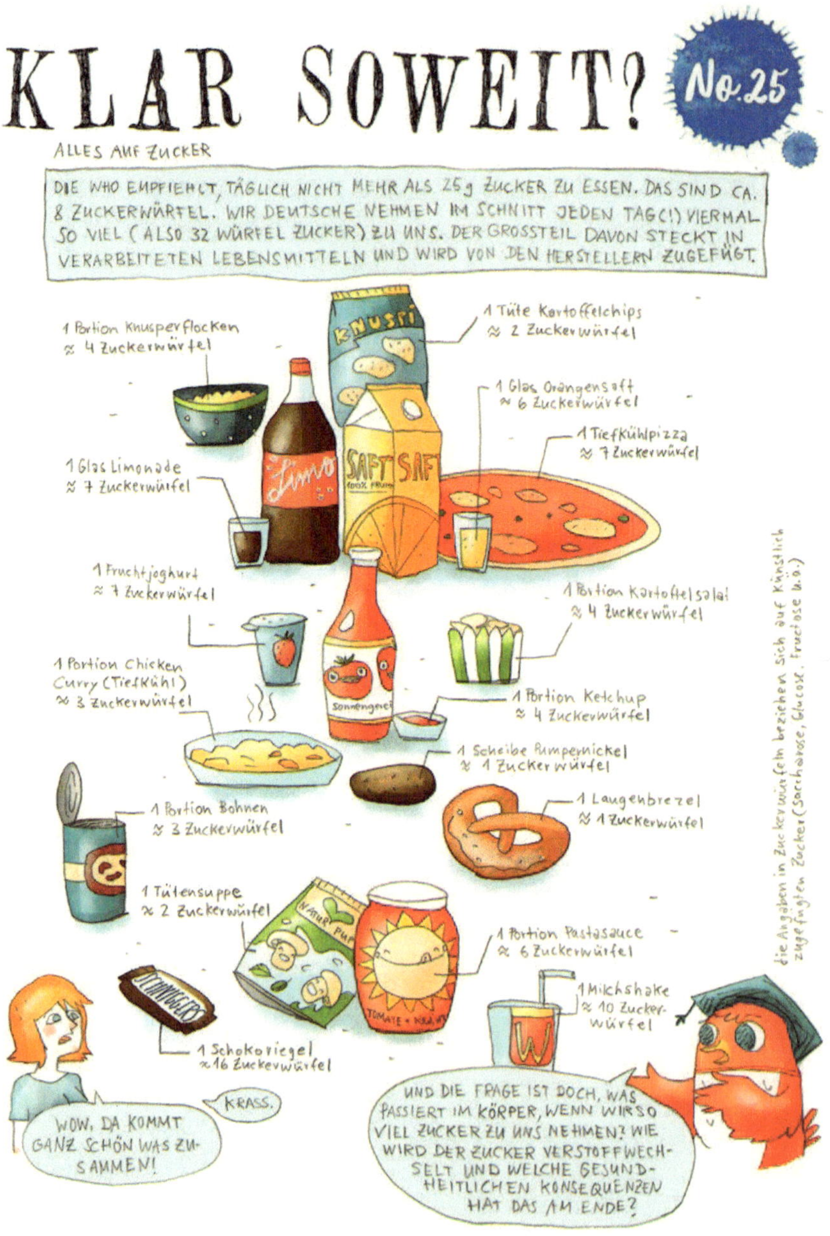

KLAR SOWEIT? No.25

ALLES AUF ZUCKER

DIE WHO EMPFIEHLT, TÄGLICH NICHT MEHR ALS 25g ZUCKER ZU ESSEN. DAS SIND CA. 8 ZUCKERWÜRFEL. WIR DEUTSCHE NEHMEN IM SCHNITT JEDEN TAG (!) VIERMAL SO VIEL (ALSO 32 WÜRFEL ZUCKER) ZU UNS. DER GROSSTEIL DAVON STECKT IN VERARBEITETEN LEBENSMITTELN UND WIRD VON DEN HERSTELLERN ZUGEFÜGT.

1 Portion Knusperflocken ≈ 4 Zuckerwürfel

1 Tüte Kartoffelchips ≈ 2 Zuckerwürfel

1 Glas Orangensaft ≈ 6 Zuckerwürfel

1 Tiefkühlpizza ≈ 7 Zuckerwürfel

1 Glas Limonade ≈ 7 Zuckerwürfel

1 Fruchtjoghurt ≈ 7 Zuckerwürfel

1 Portion Kartoffelsalat ≈ 4 Zuckerwürfel

1 Portion Chicken Curry (Tiefkühl) ≈ 3 Zuckerwürfel

1 Portion Ketchup ≈ 4 Zuckerwürfel

1 Scheibe Pumpernickel ≈ 1 Zuckerwürfel

1 Portion Bohnen ≈ 3 Zuckerwürfel

1 Laugenbrezel ≈ 1 Zuckerwürfel

1 Tütensuppe ≈ 2 Zuckerwürfel

1 Portion Pastasauce ≈ 6 Zuckerwürfel

1 Milchshake ≈ 10 Zuckerwürfel

1 Schokoriegel ≈ 16 Zuckerwürfel

die Angaben in Zuckerwürfeln beziehen sich auf künstlich zugefügten Zucker (Saccharose, Glucose, Fructose u.a.)

WOW, DA KOMMT GANZ SCHÖN WAS ZUSAMMEN!

KRASS.

UND DIE FRAGE IST DOCH, WAS PASSIERT IM KÖRPER, WENN WIR SO VIEL ZUCKER ZU UNS NEHMEN? WIE WIRD DER ZUCKER VERSTOFFWECHSELT UND WELCHE GESUNDHEITLICHEN KONSEQUENZEN HAT DAS AM ENDE?

Helmholtz-Wissenschaftscomic No.25 | Bilder: Veronika Mischitz/Helmholtz-Gemeinschaft
www.blogs.helmholtz.de/augenspiegel/2016/02/klar-soweit-no-25/

Im Klartext heißt das: Aus Stärke gewonnene Produkte auf der Basis von hellem Weizen-, Maismehl oder weißem Reis haben ähnliche Auswirkungen auf unseren Körper wie isolierte Zuckerformen! Sie enthalten zwar anders als Haushaltszucker keine Fruktose, doch in Bezug auf die schädlichen Auswirkungen von isolierter Glukose, auf die wir im Folgenden zu sprechen kommen, sind sie ähnlich kritisch zu betrachten.

Merke: Natürlicher und damit gesunder Zucker ist immer auch an Nähr- und Faserstoffe gebunden! Haushaltszucker und konzentrierte Stärkeprodukte hingegen sind leere Kalorienträger und Nährstoffräuber und bringen die Biochemie unseres Körpers durcheinander!

3. Was macht Zucker in unserem Körper?

Haushaltszucker macht krank und dick. Als Isolat und sogenannter leerer Kalorienträger raubt uns dieser Zucker wichtige Mineralien, Vitamine und Spurenelemente, sorgt also dafür, dass unsere Ressourcen vorzeitig verbraucht werden und unser Säure-Basen-Haushalt aus dem Gleichgewicht gerät. Leistungseinbußen, Energiemangel und degenerative Erkrankungen, zu denen auch vorzeitige Alterungserscheinungen gehören, sind die Folge. Durch seinen ungünstigen Einfluss auf den Blutzuckerspiegel treibt Zucker die Insulinausschüttung in die Höhe, stoppt dadurch die Fettverbrennung, begünstigt Übergewicht und provoziert die Entstehung von Insulinresistenz bis hin zu Diabetes und Herz-Kreislauf-Erkrankungen. Durch seinen hohen Gehalt an Fruchtzucker wird die Leber stark belastest und die Fetteinlagerung vorangetrieben – Übergewicht und nicht-alkoholische Fettleber sind die Folge. Weil Zucker eine beliebte Nahrungsquelle für Karies- und ungünstige Darmbakterien ist, kann er außerdem zum Auslöser für Zahnfäule und Candida-Pilzbefall werden.[*]

---

[*]Eine ausführliche Auflistung von Studien, die die Schädlichkeit von raffiniertem Zucker belegen, findest Du auf dem Blog der klinischen Ernährungsberaterin Nancy Appleton, PhD "141 Reasons Sugar Ruins Your Health" unter: www.nancyappleton.com/141-reasons-sugar-ruins-your-health/

Das sind Tatsachen, die von der Zuckerindustrie nur allzu gerne heruntergespielt werden. Schließlich macht die Menge ja das Gift. Doch nicht nur als Zuckersüchtige essen wir mehr Zucker als uns gut tun würde.

Wie viel Zucker essen wir eigentlich?

Was schätzt Du, wie viel Zucker Du ungefähr im Jahr zu Dir nimmst? Sind es eher 5, 10 oder gar 20 Kilogramm? Vermutlich liegt Dein Konsum sogar noch viel höher! Im Durchschnitt isst nämlich jeder von uns sage und schreibe 35 kg Zucker pro Jahr! Wahnsinn, oder?!

Doch wo versteckt sich so viel Zucker? Süßwaren und Knabberartikel sind die Hauptverdächtigen. Laut Hersteller isst jeder von uns 101 Tafeln Schokolade im Jahr. Das ist so viel Kakao, dass es für 179 Tassen reicht bzw. sind so viele Fruchtgummis wie in 700 Gummibärchen stecken oder 3400 Chips, in denen auch Zucker enthalten ist. Ein weiterer Teil von diesen 35 kg Zucker, die wir jedes Jahr zu uns nehmen, steckt in Fertiggerichten – auch in deftigen Speisen! Soßen, Dressings, Fertigsuppen, Tiefkühlpizza, Fleischsalat, Joghurt, Konserven enthalten oft mehr Zucker als wir erwarten würden. Denn Zucker ist nicht nur ein billiger Füllstoff, sondern dient auch als Konservierungsmittel und Geschmacksträger. Selbst Brote und Bratwürste verdanken ihre braune Kruste dem Zucker.

Im Jahr essen wir:

- 2,08 kg Kakaopulver
- 10,11 kg Schokolade
- 5,68 kg Fruchtgummis und Bonbons
- 7,14 kg feine Backwaren
- 3,41 kg Knabberartikel
- 3,41 kg Eis

und das ist noch lange nicht alles, hinzu kommen:

- 5,7 kg Zucker in Softdrinks und Erfrischungsgetränken
- 4,9 kg Zucker aus herzhaften Backwaren

- 1,8 kg in Brotaufstrichen und Konserven
- 1,4 kg Zucker in Milchprodukten
- plus jede Menge Zucker aus Fertiggerichten! Hinzu kommen Wasser mit Aroma, Knuspermüslis, Leberwurst, Fertigsuppen, Fruchtjoghurts usw.

Pro Tag (!) sind das knapp 24 Teelöffel bzw. 100 g Zucker. Die Weltgesundheitsorganisation (WHO) empfiehlt maximal sechs Teelöffel pro Tag! Doch das schafft fast niemand. Denn sechs Teelöffel Zucker stecken bereits in einem Nutellabrot oder einem Glas Apfelsaft, in vier Esslöffel Ketchup, einer Portion Fertigtortellini oder der dazugehörigen Tomatensoße. Es ist also gar nicht so einfach, seinen Zuckerkonsum auf ein gesundheitlich tolerierbares Maß einzuschränken.

Die genannten Zahlen stammen übrigens aus der ARD-Doku Quarks und Caspers: „Zucker – 7 Dinge, die Sie wissen sollten".

Und dank der Arte Doku „Die Zuckerlüge" wissen wir, dass
- der Zuckerkonsum in den letzten 30 Jahren weltweit um 46 % gestiegen ist,
- sich die Zahl der Übergewichtigen in der gleichen Zeit auf 600 Millionen verdoppelt hat,
- während sich die Anzahl von Diabetikern mit derzeit 347 Millionen weltweit um das Dreifache erhöht hat
- und immer mehr Menschen an einer nicht-alkoholischen Fettleber leiden, die es bis 1980 so gut wie gar nicht gab.

Wir essen also deutlich zu viel Zucker und die Folgen sind alarmierend!

Das passiert bei der Verdauung von Zucker in unserem Körper
Wie wir gesehen haben, besteht Haushaltszucker (Saccharose) aus den beiden Molekülen Glukose und Fruktose, in die er bei seiner Verdauung zerlegt wird. Dabei passiert Folgendes:

a) Glukose als Peitsche für den Blutzucker und ihre Folgen

Glukose, also Traubenzucker, gelangt übers Blut in unsere Zellen und wird dort in Energie umgewandelt. An sich ein ganz natürlicher Vorgang. Problematisch dabei ist jedoch, dass die Glukose aus dem Haushaltszucker wegen der fehlenden Faserstoffe viel zu schnell verdaut wird und danach wortwörtlich „ins Blut schießt", wodurch es zu unnatürlich hohen Blutzuckerspitzen kommt. Dadurch bekommen wir tatsächlich erst einmal einen sofortigen Energieschub, fühlen uns besser und leistungsfähiger – doch das hält nur für kurze Zeit.

Ein zu hoher Blutzuckerspiegel ist lebensgefährlich (tödlicher Zuckerschock) und bringt unseren Körper in Bedrängnis. Schnellstmöglich muss er dafür sorgen, dass der Blutzuckerspiegel wieder auf einen normalen Level gebracht wird. Die Glukose muss also so schnell wie möglich aus dem Blut in die Zellen befördert werden, wo sie dann in Energie umgewandelt werden kann. Da die Glukose aber nicht so einfach durch die Zellenwände (Zellmembranen) gelangen kann, braucht sie sozusagen einen Schlüssel, der die Zellmembranen öffnet und die Glukosemoleküle ins Zellinnere schleust. Das von der Bauchspeicheldrüse gebildete Hormon Insulin übernimmt diese Schlüssel-Funktion.

Sobald unser Blutzuckerspiegel ansteigt, wird dies durch sogenannte Rezeptoren (Messfühler) in den Blutgefäßen registriert und dem Gehirn gemeldet. Daraufhin schickt das Gehirn den Befehl an die Bauchspeicheldrüse das Hormon Insulin auszuschütten, damit die Glukose aus dem Blut ins Innere der Körperzellen transportiert werden kann. An sich ein ganz natürlicher Vorgang, der keine Probleme verursacht, sondern überlebenswichtig ist.

→ Die Fahrten auf der Blutzuckerachterbahn machen müde, launisch und wecken die Naschlust

Unser Körper reagiert auf die unnatürlich hohen Blutzuckerspitzen, ausgelöst durch den Konsum isolierter Glukose ohne Ballaststoffe, panisch und sorgt dafür, dass mehr Insulin ausgeschüttet wird, als eigentlich benötigt wird. Dadurch sinkt der Blutzucker dann unter das gesunde Normalniveau ab und es entsteht eine akute Form von Unterzucker, die zwar anders als die Hypoglykämie (klinische Form von Unterzucker, die nur bei Vorerkrankungen wie Diabetes oder Krebs auftritt) nicht als krankhaft gilt, aber dennoch unangenehme Konsequenzen nach sich zieht: Kurze Zeit nach dem plötzlichen und unnatürlich hohen Anstieg des Blutzuckerspiegels fällt dieser aufgrund der Insulinwirkung sehr schnell ab und landet wortwörtlich „im Keller". Damit einhergehend sinkt unser Energielevel und unsere Stimmung leidet. Als Reaktion darauf werden wir unruhig, fühlen uns gereizt, können uns nur noch schwer konzentrieren und bekommen sofort wieder Heißhunger auf etwas Süßes! Da auch ein zu niedriger Blutzucker im schlimmsten Fall tödlich enden kann, haben wir gegen solche Gelüste kaum eine Chance. Unser Körper reagiert panisch und nötigt uns förmlich dazu, so schnell wie möglich etwas zu essen, das den Blutzucker wieder in die Höhe treibt. Willenskraft und Vernunft haben in einer solchen Situation keine Chance.

Bei den ständigen Schwankungen des Blutzuckers, ausgelöst durch eine zuckerreiche Ernährung, kann es sogar passieren, dass der Nüchternblutzucker sich auf einem zu niedrigen Niveau einpendelt und wir z. B. am Morgen schon „unterzuckert" aufwachen. Das kann zur Folge haben, dass wir uns sehr müde, schwindelig und schlapp fühlen. Eine zuckerreiche Ernährung und die damit einhergehenden unnatürlich starken Blutzuckerschwankungen können uns sozusagen zum Morgenmuffel machen und der Grund dafür sein, dass wir andauernd das Gefühl haben, etwas essen zu müssen. Solche unnatürlich starken Blutzuckerschwankungen sind die eigentlichen Auslöser für Heißhungerattacken, gegen die unser Wille machtlos ist, da unser Körper durch einen zu starken Abfall des Blutzuckerspiegels sein Leben bedroht sieht und mit allen Mitteln um sein Überleben kämpft.

→ Die Fahrten auf der Blutzuckerachterbahn als Auslöser für Insulinresistenz und Diabetes

Als wäre das noch nicht genug, hat die Fahrt auf der Blutzuckerachterbahn auch noch weitere Konsequenzen. Durch den schnellen Anstieg des Blutzuckers wird, wie wir gesehen haben, besonders viel Insulin freigesetzt, das dafür sorgt, dass die Glukose ins Innere unserer Zellen transportiert wird. Wenn wir täglich mehrmals – und das über einen längeren Zeitraum – zuckerhaltige

Nahrungsmittel und Getränke zu uns nehmen, zwingen wir unsere Bauchspeicheldrüse ständig übermäßig viel Insulin auszuschütten. Das kann kurz über lang zu Insulinresistenz und Diabetes führen. Denn, wie wir bereits wissen, wird Glukose in unseren Zellen in Energie umgewandelt. Wenn wir jedoch ständig mehr Zucker essen, als wir brauchen, sind unsere Zellen irgendwann gefüllt und benötigen keine weitere Energie mehr. Das ständige Anklopfen des Insulins an die Zellmembranen, das noch mehr Nachschub an Glukose liefern möchte (denn der Blutzucker ist ja immer noch zu hoch und muss gesenkt werden), nervt die Zellen irgendwann. Sie können und wollen dann keine weitere Glukose mehr aufnehmen, es ist einfach kein Platz mehr da. Ab einer gewissen Grenze reagieren die Insulinrezeptoren einfach nicht mehr auf das Insulin, sie stumpfen ab und entwickeln eine Resistenz, was zur Folge hat, dass die Türen der Zellen verschlossen bleiben. In der Medizin spricht man dann auch von Insulinresistenz, einer Vorstufe von Diabetes Typ 2. Es wird zwar noch ausreichend Insulin gebildet, aber die Zellen reagieren in ihrer Not nicht mehr wie vorgesehen auf dieses Hormon.

Jetzt gerät die Bauchspeicheldrüse in Bedrängnis, da der überflüssige Zucker schnellstmöglich aus dem Blut geschafft werden muss, aber die Zellen nicht mehr wie gewohnt auf das Hormon reagieren. In ihrer Verzweiflung produziert die Bauchspeicheldrüse dann mehr und mehr Insulin in der Hoffnung, dass so wenigstens ein Teil der überschüssigen Glukose doch noch in die Zellen gelangt – wir erinnern uns: ein zu hoher Blutzucker kann gefährlich werden. Irgendwann ist die Bauchspeicheldrüse jedoch erschöpft und verliert nach und nach die Fähigkeit noch ausreichend Insulin herzustellen. Jetzt ist das eingetreten, was Mediziner als Zuckerkrankheit, als Diabetes Typ 2 bezeichnen. Diese Erkrankung wird mit Folgeschäden wie Blindheit, Herzinfarkt, Schlaganfall, Nierenversagen und sogar Alzheimer in Verbindung gebracht.

Wie entstehen Insulinresistenz und Diabetes? – Ein anschauliches Beispiel

Wenn ständig der Pizzabote an der Haustüre klingelt und eine Pizza nach der anderen liefert, sind die Bewohner irgendwann satt. Wenn der Bote (das

Insulin) dann trotzdem immer weiter klingelt und Pizza (Zucker) liefern möchte, reagieren die Bewohner irgendwann genervt auf das Klingeln und öffnen die Tür ganz einfach nicht mehr. In seiner Not beauftragt der Pizzaservice noch mehr Pizzaboten, die sich mit Pizzen vor dem Haus versammeln und wie wild klingeln, in der Hoffnung, dass die Bewohner aufgrund des ansteigenden Lärms doch noch die Türen öffnen. Irgendwann sind die Bewohner des Hauses derart genervt, dass sie die Klingel von innen ausbauen, um der Lärmbelästigung ein Ende zu setzen (Insulinresistenz).

Wenn dann alle Pizzaboten vom Pizzaservice im Einsatz sind, sind auch sie irgendwann erschöpft (überlastete Bauchspeicheldrüse, die nicht mehr ausreichend Insulin bilden kann) und hören auf zu klingeln (Diabetes). Selbst dann, wenn die Bewohner des Hauses wieder hungrig werden, sind die Boten zu erschöpft, um neuen Nachschub zu liefern. Im schlimmsten Fall drohen die Bewohner dann zu verhungern (Folgeschäden durch Diabetes).

Gut zu wissen: Ständig erhöhte Insulinspiegel sind alles andere als wünschenswert

Sobald Insulin ausgeschüttet wird, wird der Fettabbau gestoppt und die Fetteinlagerung begünstigt. Der häufige Konsum von Zucker und zuckerhaltigen Produkten kann also Schuld daran sein, wenn sämtliche Bemühungen abzunehmen und Fett zu verbrennen scheitern, selbst wenn man gar nicht so viele Kalorien zu sich nimmt! Wer abnehmen möchte oder um seinen Körperfettanteil reduzieren will, sollte deshalb darauf achten, dass er nicht ständig Dinge isst, die den Blutzuckerspiegel und damit die Insulinausschüttung in die Höhe treiben. Ein Kaffee mit Zucker hat zwar kaum Kalorien, regt aber die Insulinausschüttung an und stoppt dadurch die Fettverbrennung. Man könnte auch sagen, solange Insulin im Blut zirkuliert, solange befindet sich der Körper im Fettspeichermodus und die Fettverbrennung wird blockiert.

Zudem hat ein ständig erhöhter Insulinspiegel einen negativen Effekt auf unseren Sättigungsmechanismus, der normalerweise durch das Hormon

Leptin gesteuert wird. Sobald unsere Energie- und Fettspeicher gut gefüllt sind, meldet dieses Hormon unserem Gehirn: „Ich bin satt! Es ist genug." Allerdings stört Insulin diese Kommunikation zwischen unserem Gehirn und dem Leptin. Egal, wie viel wir dann essen und wie viel Leptin dabei ausgeschüttet wird, unser Gehirn erkennt das Leptinsignal dann nicht mehr und meldet weiterhin Hunger. Wissenschaftler sprechen dann auch von einer Leptinresistenz. Wir können kein Sättigungsgefühl mehr empfinden und so sendet das Gehirn ständig den Befehl „Hunger!" an den Körper. Es glaubt, wir seien mit Essen und damit mit Energie unterversorgt und gibt gleichzeitig den Befehl, alles verfügbare Fett zu speichern. Parallel dazu wird unser Bewegungsdrang blockiert, um möglichst wenig zusätzliche Energie zu verschwenden. Die Folge davon ist, dass wir uns dauerhaft müde fühlen, denn unser Organismus versucht, Energie zu sparen und drosselt deshalb jeglichen Drang nach Aktivität und Bewegung. Im schlimmsten Fall enden wir dann als träge und adipöse Couch-Potatos.

Als wenn das noch nicht schlimm genug wäre, kann ein dauerhaft erhöhter Insulinspiegel auch noch süchtig machen. Insulin wirkt zum einen anregend und stimulierend auf uns, indem es die Ausschüttung des „Stresshormons" Adrenalin fördert und zum anderen erhöht es den Tryptophanspiegel im Gehirn. Dadurch werden mehr Serotonin und Melatonin gebildet, zwei Glücksbotenstoffe, die unsere Stimmung anheben und uns zufrieden und glücklich fühlen lassen. Insulin wirkt also direkt auf unser dopaminerges Belohnungssystem und kann uns regelrecht süchtig machen. Wir entwickeln dadurch unbewusst eine Vorliebe für Lebensmittel, die eine besonders schnelle und starke Insulinausschüttung zur Folge haben und werden mit der Zeit tatsächlich immer dicker und antriebsloser. Irgendwann sind wir dann Couch-Potatos, die sich nur noch dann kurzzeitig zufrieden fühlen, wenn sie sich gerade die nächste Dosis Insulin „einverleiben".

Etwas wissenschaftlicher ausgedrückt, führt ein auf Dauer gestörter Insulinspiegel zu ernsthaften Stoffwechselstörungen, die von Medizinern als metabolisches Syndrom zusammengefasst werden. Dieses metabolische Syndrom bildet die Grundlage für die Entwicklung typischer Zivilisationskrankheiten wie Diabetes, Übergewicht, Herzinfarkt, Gefäßerkrankungen (Arteriosklerose) und Gicht bis hin zu Krebs und Demenz.

Wie kann eine Insulinresistenz festgestellt werden?

Falls Du nun gerne wissen möchtest, ob Du bereits an einer Insulinresistenz leidest, beantworte folgende Fragen:

- Bist Du übergewichtig?
- Hast Du zu hohe Blutfettwerte? (Triglyzeridwerte über 2,44 mmol/l bzw. 215 mg/dl)
- Ist Dein Blutdruck erhöht?

Wenn Du diese Fragen alle mit „Ja" beantwortest, bedeutet das zwar nicht zwangsläufig, dass Deine Zellen bereits weniger stark auf das Hormon Insulin reagieren, aber die Wahrscheinlichkeit einer Insulinresistenz ist vorhanden. Das Risiko erhöht sich weiter, wenn bereits Menschen aus Deinem engen Verwandtenkreis wie Eltern oder Geschwister an Diabetes Typ 2 erkrankt sind.

Laut Dr. med. Anja Lütke, freie Mitarbeiterin des Deutschen Diabetes-Zentrums an der Heinrich-Heine-Universität Düsseldorf, Deutsche Diabetes-Klinik, liegt eine Insulinresistenz sehr wahrscheinlich dann vor, wenn

1. Der BMI größer ist als 28,7 kg/m^2 $\quad BMI = \dfrac{\text{Gewicht in kg}}{(\text{Größe in m})^2}$
   oder

2. der BMI größer ist als 27,0 kg/m^2 und die Person erstgradige Verwandte (Eltern, Geschwister) mit Diabetes hat.

Wenn solche Risikofaktoren bei Dir vorliegen, kann eine Blutuntersuchung beim Arzt oder ein sogenannter Glukosetoleranztest Klarheit bringen. Da eine Insulinresistenz in der Regel keine konkreten Beschwerden verursacht und daher oft erst bemerkt wird, wenn es bereits zu einer Diabeteserkrankung gekommen ist, kann es für uns als Zuckersüchtige sinnvoll sein, zu erfahren, wie es um die Insulinsensitivität unserer Zellen steht. Denn im Gegensatz zu einer Diabetes kann Insulinresistenz schnell wieder abklingen durch entsprechende Veränderungen unserer Lebensgewohnheiten.

→ **Ständig erhöhte Blutzuckerwerte beschleunigen den Alterungsprozess unserer Zellen und machen die Blutgefäße kaputt**

Wenn die Zellen nicht mehr wie gewohnt auf den Türöffner Insulin reagieren bzw. die Bauchspeicheldrüse nicht mehr in der Lage ist, ausreichend Insulin herzustellen, dann verbleibt der überschüssige Zucker unnatürlich lange im Blut und das ist alles andere als wünschenswert. Denn dadurch hat der Zucker im Blut sehr viel Zeit, sich mit Aminosäuren zu verbinden, wodurch sogenannte Advanced Glycation End Products (AGEs) entstehen. AGEs sind sozusagen „verzuckerte" Proteinstrukturen, die sich als nutzlose Abfallprodukte im Gewebe und im Inneren der Blutgefäßen ablagern und dort Klumpen, sogenannte Plaques, bilden, wodurch die Entstehung von Arteriosklerose begünstigt wird. Gleichzeitig machen diese Zucker-Eiweiß-Verbindungen die Haut unelastisch, indem sie die Kollagenfasern verhärten – eine Hauptursache für die Bildung von Falten. Wenn die roten Blutkörperchen „verzuckern", sterben sie früher ab und unser Körper wird nicht mehr so gut mit Sauerstoff versorgt. In Folge dessen fühlen wir uns dann leichter müde, abgespannt und geraten schneller außer Atem.

Das richten AGEs in unserem Körper an:

- AGEs verhärten die Kollagenfasern, machen dadurch die Haut unelastisch und provozieren so die Bildung von Falten
- sie verschlechtern die Sauerstoffversorgung und fördern Müdigkeit und Energielosigkeit
- sie machen die Blutgefäße starr und unelastisch und führen dadurch zu Bluthochdruck
- sie legen sich wie ein Schleier vor die Augen und führen dadurch zu grauem Star

- sie stören die neuronalen Verbindungen im Gehirn und gelten damit als Mitauslöser für Demenz
- sie führen zu Nierenschäden
- zur Versteifung und dem verstärkten Abbau von Gelenkknorpel, wodurch sie auch Arthrose und Bewegungseinschränkungen verursachen
- und lagern sich auch in den Blutgefäßen im Penis ab, die für die Erektion wichtig sind und verursachen so erektile Dysfunktion

Je höher der Blutzuckerspiegel, desto mehr AGEs werden gebildet und umso schneller verläuft unser Alterungsprozess. Auch Fruchtzucker führt zur Bildung von AGEs!

→ **Ständig zu viel Glukose macht dick**

Glukose hat die Aufgabe, uns sofort mit Energie zu versorgen. Wird allerdings aktuell keine Energie benötigt (zum Beispiel, weil wir gerade erst gegessen haben und die aufgefüllten Speicher nicht bereits durch Bewegung aufgebraucht sind), wird die überschüssige Glukose in Glykogen umgewandelt und in den Glykogenspeichern als Notreserve eingelagert. Sind bereits alle Glykogenspeicher belegt, was bei häufigem Zuckerverzehr und zu wenig Bewegung heutzutage schnell der Fall ist (Glykogenspeicher können nur etwa 400 g Glukose einlagern), ist der Körper also gezwungen, einen anderen Weg zu finden, den überschüssigen Zucker aus dem Blut abzubauen. Denn hier kann er, wie wir ja bereits wissen, zu lebensbedrohlichen Blutzuckerschocks führen. Die überschüssige Glukose wird dann über die Lymphe in Fettsäuren (Triglyzeride) umgewandelt und in den Fettzellen gespeichert.

Diese Art von Fett lagert sich mit Vorliebe um die Bauchorgane als sogenanntes aktives oder viszerales Fett ein. Dieses Fett ist besonders gesundheitsschädlich, da es ständig aktiv Fettsäuren in Form von Triglyceriden freisetzt und ins Blut abgibt. Daraus resultieren dann dauerhaft erhöhte Blutfettwerte, die als einer der Hauptrisikofaktoren für Herzkreislauf-Erkrankungen gelten.

→ **Die Fahrten auf der Blutzuckerachterbahn beeinträchtigen das Immunsystem**

Selbst unser Immunsystem leidet unter den ständigen Berg- und Talfahrten auf der Blutzuckerachterbahn. Wie der amerikanische Arzt Dr. Sandler bereits Mitte des vergangenen Jahrhunderts herausgefunden hat (siehe sein Buch „Vollwerternährung schützt vor Kinderlähmung und anderen Viruserkrankungen"), macht ein zu niedriger Blutzuckergehalt anfällig für die Ansiedlung von Keimen und Bakterien. Fallen unsere Blutzuckerwerte unter das gesunde Maß von 70 ml/dl, bricht die Immunabwehr zusammen und Eindringlinge können ungehindert in unseren Körper gelangen. Sandler konnte in unzähligen Messungen beobachten, dass der Verzehr von raffiniertem Zucker und Mehl bei den meisten Menschen zu einem über Stunden erniedrigten Blutzuckerspiegel führte, weil dadurch jedes Mal unverhältnismäßig viel Insulin ausgeschüttet wird, wodurch der Blutzuckerspiegel unnatürlich stark absinkt. Seinen Beobachtungen führt das dazu, dass Immunabwehr geschwächt wird.

Die Überflutung mit Glukose und die dadurch ausgelösten unnatürlichen Schwankungen des Blutzuckerspiegels führen zu:

- Stimmungsschwankungen, Leistungseinbrüchen, Morgenmuffel-Symptomen und Heißhungerattacken
- Insulinresistenz und Diabetes
- vorzeitiger Alterung der Blutgefäße und Zellen (inklusive Faltenbildung!)
- Arteriosklerose und Plaquebildung (Risiko für Herz-Kreislauf-Erkrankungen)
- überflüssigen Fettpölsterchen, die ganz besonders gefährlich sind, weil ihre dauerhafte Absonderung von Triglyceriden die Blutfettwerte in die Höhe treibt (Risiko für Herz-Kreislauf-Erkrankungen)
- einer Schwächung des Immunsystems

84

b) Fruktose

Fruktose ist neben Glukose das zweite Molekül des Haushaltszuckers und kommt natürlicherweise nicht nur im Zuckerrohr und in Zuckerrüben vor, sondern auch in Früchten, Fruchtsäften, Honig, Sirup und in kleinen Mengen auch in Gemüse. Weil Fruchtzucker doppelt so süß ist wie Traubenzucker, wird er gerne aus Früchten und anderen Pflanzen extrahiert und in konzentrierter Form als Süßungsmittel angeboten. Anders als Glukose dient Fruchtzucker nicht als Energietreibstoff für unsere Zellen, sondern wird insulinunabhängig verstoffwechselt. Daher wurde isolierter Fruchtzucker in der Vergangenheit oft als Alternative zu Haushaltszucker in Diätprodukten oder speziellen Nahrungsmitteln für Diabetiker verwendet. Fruchtzucker verursacht keinen so gravierenden Anstieg des Blutzuckers und infolgedessen wird auch kaum Insulin ausgeschüttet. Fruchtzucker wird stattdessen über die Leber verstoffwechselt. Doch auch das ist nicht besser, wie man heute weiß.

→ Fruktose schädigt die Leber und führt zu einer nicht-alkoholischen Fettleber

Ähnlich wie beim Abbau von Alkohol entstehen auch bei der Verdauung von isoliertem Fruchtzucker aggressive Teilchen in der Leber (sogenannte freie Radikale), die die Leberzellen angreifen und schädigen können. Anders als Glukose dient Fruchtzucker nicht direkt als Energietreibstoff für unsere Zellen. Nur in kleinen Mengen kann die Leber Fruchtzucker in Glykogen umwandeln. Der Großteil wird jedoch direkt zu Fettsäuren, sogenannten Triglyceriden, abgebaut. Diese Fettsäuren heften sich, wie bereits oben beschrieben, am liebsten an unsere Organe (Viszeralfette) – auch an unsere Leber, die dadurch immer mehr verfettet. Eine Fettleber kann also nicht nur durch Alkoholkonsum entstehen, sondern auch, durch zu viel isolierte Fruktose angefuttert werden. Wenn die Leber immer weiter verfettet, kann das zu einer Leberzirrhose führen, die sogar tödlich enden kann. Der in den USA sehr bekannte Arzt Robert H. Lustig weist sehr deutlich auf die schädigende Wirkung von Fruchtzucker auf die Leber hin. Seiner Meinung nach ist Fruchtzucker in isolierter Form sogar noch schädlicher für unseren Körper als reine Glukose.

> Gut zu wissen: Fruktose wird in der Leber zu Fett!

→ Fruktose als Risikofaktor für das tödliche Quartett

Wie wir ja bereits schon wissen, sind diese Viszeralfette besonders tückisch, zum einen, weil man sie von außen nicht sieht, und zum anderen, weil sie ständig Fettsäuren ins Blut abgeben und damit einen der Hauptrisikofaktoren bilden für die Krankheiten, die als metabolisches Syndrom zusammengefasst werden. Zum metabolischen Syndrom zählen z. B. Diabetes Typ 2, Arteriosklerose, Übergewicht, Bluthochdruck, Fettstoffwechselstörungen und Schlaganfall.

→ Fruktose und Insulinresistenz

Wenn die Leber immer weiter verfettet, wird sie unsensibler für die Signale des Insulins. Und wenn die Zellen nicht mehr wie gewohnt auf das Hormon reagieren, mündet das in einer Insulinresistenz mit all ihren negativen Langzeitfolgen. Obwohl Fruchtzucker an sich also ohne Insulin verstoffwechselt wird, kann er auf indirektem Wege ebenfalls zu einer Insulinresistenz führen, indem er zur Verfettung der Leberzellen beiträgt, wodurch diese sozusagen taub für Insulin werden.

→ Fruktose kann zu Gicht und Krebs führen

Als wären das noch nicht genug Hiobsbotschaften, kann zu viel Fruktose auch die Entwicklung von Gicht und Krebs begünstigen. Für die Verstoffwechslung von Fruktose wird ATP verbraucht, wobei IMP freigesetzt wird, das durch den Abbau von Purin zu einem Ansteigen des Harnsäurespiegels führt. Chronisch erhöhte Harnsäurewerte können zum Auslöser für Gicht werden. Weil Fruchtzucker die Entstehung von Nukleinsäuren fördert und diese das Wachstum von Krebszellen anregen, kann eine fruktoselastige Ernährung auch zum Risikofaktor für Krebserkrankungen werden. Die Food and Agriculture Organization of the United States empfiehlt daher, maximal zehn Prozent der Gesamtkalorienzufuhr in Form von isolierten Zuckerarten wie Fruktose aufzunehmen.

→ Fruktose macht müde

Die Leber ist nicht nur für die Verstoffwechslung von Fruktose, Alkohol und anderen für unser System giftigen Stoffen beteiligt, sondern auch sehr wichtig für die Energiegewinnung unseres Körpers. Da isolierte Fruktose die Leber stark belastet, hat sie dann nicht mehr genügend Kraft, ausreichend Energie zu produzieren und infolgedessen fühlen wir uns müde, abgespannt und weniger leistungsfähig. Eine fruktosearme Ernährung kann Dir also dabei helfen, wieder fitter und lebendiger zu werden.

→ Fruktose macht uns träge und gefräßig

Wie bereits angesprochen, regeln Hormone wie Leptin und Insulin unseren Appetit. Im Kreislauf von Hunger und Sättigung spielt auch ein weiteres Hormon namens Ghrelin eine Rolle. Bei Hunger produziert der Magen Ghrelin. Der Ghrelinspiegel steigt bei Hunger an und gibt so dem Gehirn folgende Information weiter: „Es ist an der Zeit, etwas zu essen!". Der Leptinspiegel ist jetzt niedrig. Sobald wir dann etwas essen, fällt der Ghrelinspiegel und gleichzeitig steigt der Leptinspiegel wieder an. Dieser Mechanismus dauert circa 20 Minuten. Dann ist das Hungergefühl gestoppt. Wenn wir jetzt etwas essen, was viel isolierten Fruchtzucker enthält, beeinflusst das die Ghrelinproduktion nur sehr wenig. Der Magen bleibt unbeeindruckt von Fruktose und produziert weiter das Hunger-Hormon. Eine Sättigung kann sich also nicht einstellen und wir haben weiterhin Appetit. Interessanterweise essen wir daher umso mehr, je mehr Fruchtzucker irgendwo enthalten ist.

→ Fruktose und Verdauungsbeschwerden

Nahezu jeder Dritte leidet unter einer sogenannten Fruktoseintoleranz. Das bedeutet, dass Fruchtzucker im Dünndarm Betroffener nicht richtig verdaut wird. Die Fruktose gelangt dann unverdaut in den Dickdarm, wo sie so nicht hin gehört. Dort wird sie von den dort ansässigen Bakterien vergärt und es bilden sich Fettsäuren und Gase, die zu Durchfall, einem aufgeblähten Bauch und Übelkeit führen können. Wer unter Fruktoseintoleranz leidet, sollte Fruchtzucker nicht nur in isolierter Form, sondern auch in gebundener Form aus Früchten meiden.

→ ADHS durch Fruktose?

Bei Kindern sollen Produkte, die mit Fruchtzucker gesüßt wurden, zu Symptomen führen, die allgemein mit dem Begriff ADHS in Verbindung gebracht werden. Das heißt, die Kleinen werden nicht nur vom gewöhnlichen Haushaltszucker, sondern auch vom isolierten Fruchtzucker, der immer öfter als Süßungsmittel in Produkten enthalten ist, unkonzentriert, leicht ablenkbar und hyperaktiv, das behauptet zumindest der Anti-Zucker-Aktivist Robert Lustig in seinem Vortrag „Sugar: The bitter truth" auf youtube: www.youtube.com/watch?v=dBnniua6-oM.

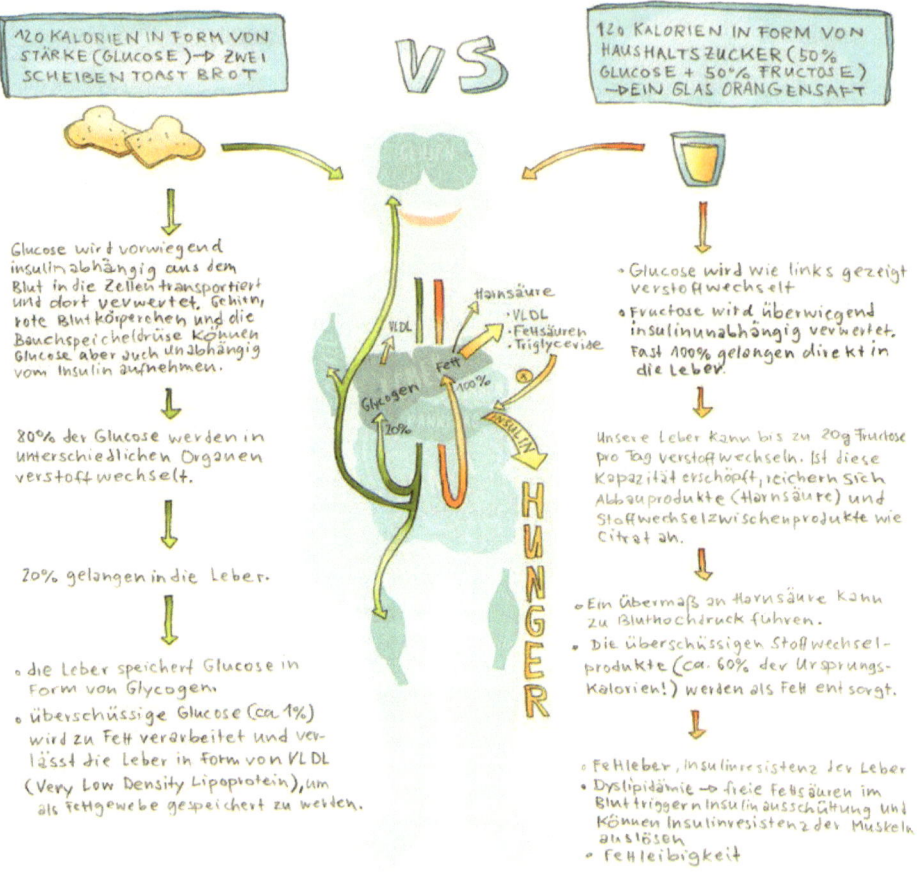

Helmholtz-Wissenschaftscomic No.25 | Bilder: Veronika Mischitz/Helmholtz-Gemeinschaft
www.blogs.helmholtz.de/augenspiegel/2016/02/klar-soweit-no-25/

Die Überflutung mit isolierter Fruktose:

- überlastet die Leber und stört unseren Energiestoffwechsel
- führt zu einer nicht-alkoholischen Fettleber
- mündet in einer Insulinresistenz
- kann Gicht und Krebs verursachen
- führt zur Entstehung von viszeralen Fettpölsterchen, die ganz besonders gefährlich sind, weil ihre dauerhafte Absonderung von Triglyceriden ins Blut die Blutfettwerte in die Höhe treibt (Risiko für Herz-Kreislauf-Erkrankungen)
- stört unseren Hunger-Sättigungs-Kreislauf und macht uns gefräßig
- wird in Verbindung gebracht mit den für ADHS typischen Symptomen

c) Zucker als Nährstoffräuber

Wie wir jetzt wissen, richten die beiden Moleküle Glukose und Fruktose, in die Zucker bei seiner Verstoffwechslung aufgespalten wird, die aber auch in isolierter Form unserer Nahrung zugefügt werden, erhebliches Chaos in unserem Körper an. Doch es kommt noch schlimmer. Alle Arten von isoliertem Zucker sind sogenannte „leere Kalorienträger", weil sie keinerlei Mineralien, Spurenelemente und Vitamine mehr enthalten. Aus diesem Grund rauben sie bei ihrer Verstoffwechslung diese wertvollen Vitalstoffe aus unserem Körper. Die Folge ist eine Störung unseres Säure-Basen-Haushalts und daraus resultierende sogenannte Entmineralisierungskrankheiten. Die Haare werden stumpf, die Nägel brüchig, die Knochen anfällig für Brüche und die Zähne für Karies.

Wie schwerwiegend die Folgen ausfallen können, wenn wir isolierte Zuckerarten essen, die aus ihrem Verbund an Ballast- und Vitalstoffen entrissen wurden, möchte ich Dir am Beispiel von Vitamin B_1 verdeutlichen. Denn Zucker gilt als einer der größten Vitamin B_1-Räuber überhaupt.

Zucker als Vitamin B₁-Räuber stört unser gesamtes System

Damit Zucker verdaut werden kann, wird Vitamin B_1, auch Thiamin genannt, benötigt. Da Industriezucker jedoch als sogenannter leerer Kalorienträger dieses Vitamin nicht mitliefert, wird es an anderer Stelle im Körper entzogen. Und das hat weitreichende Folgen. Denn Vitamin B_1 ist im Körper an so ziemlich allen Stoffwechselvorgängen beteiligt, wie die medizinisch-technische Laboratoriums-Analytikerin und universelle Forscherin Sabine Kramel in ihrem Vortrag „Zucker – tickende Zeitbombe für Ihre Gesundheit", kostenlos einsehbar unter www.youtube.com/watch?v=26CQOc8W40U, sehr anschaulich darstellt.

→ Müdigkeit durch Zucker

Vitamin B_1 gehört zu der wirksamen, sogenannten prosthetischen Gruppe eines Enzyms, das den Kohlenhydrat-Stoffwechsel beschleunigt und Energie einspart (sogenannter Katalysator). Wird es durch den Konsum von Zucker übermäßig verbraucht, kann der von ihm abhängige Katalysator mit dem chemischen Namen Cocarboxylase nicht in der erforderlichen Menge hergestellt werden. Infolgedessen wird die Verdauung von Kohlenhydraten erschwert und mehr Energie als nötig verbraucht. Wer sich also ständig schlapp und müde fühlt, sollte einmal seinen Zuckerkonsum überdenken.

→ Zucker übersäuert

Wenn nun zu wenig Cocarboxylase hergestellt wird, kommt es zu einem weiteren Problem. Denn dieses Enzym wird benötigt, um die sogenannte Brenztraubensäure, die beim Abbau von Kohlenhydraten freigesetzt wird, abzubauen. Infolgedessen steigt der Brenztraubensäuregehalt im Blut und mit ihm der Milchsäuregehalt, weil beide miteinander gekoppelt sind. Dadurch wird unser Blut zu sauer.

Um den pH-Wert im Blut schnell wieder zu normalisieren und damit unser Überleben zu sichern, wird aus den Gefäßen und Knochen basisch wirkendes Kalzium gelöst. Infolgedessen werden unsere Blutgefäße brüchig und die Hartsubstanz des Körpers weicher. Osteoporose (Knochenschwund), Zahnfäule und Herz-Kreislauf-Erkrankungen stehen daher in einem direkten Zusammenhang mit dem Konsum von Industriezucker. Auch die Muskeln können infolge der Übersäuerung zu schmerzen beginnen.

→ Zucker stört die Energiegewinnung

Wie geschildert, kann infolge des Vitamin B1–Mangels nicht ausreichend Cocarboxylase hergestellt werden. Das wiederum führt dazu, dass die Brenztraubensäure nicht weiter in das Acetyl-Coenzym A abgebaut werden kann. Und damit wären wir schon beim nächsten Problem. Acetyl-Coenzym A spielt eine zentrale Rolle beim sogenannten Citratzyklus, der wiederum für die Zellatmung und die Energiegewinnung der Zellen verantwortlich ist. Wenn dieses Coenzym fehlt, wird der Citratkreislauf gestört, wodurch die Zellen immer schlechter mit Sauerstoff und Energie versorgt werden und schließlich absterben. Kein Wunder also, wenn Süßmäuler sich ständig müde, schlapp und energielos fühlen.

→ Gehirn und Herz leiden am meisten durch den Zuckerkonsum

Gehirn und Herz brauchen besonders viel Zucker für ihre Aufgaben. Das bedeutet, dass in diesen beiden Organen besonders viel Zucker verstoffwechselt wird. Handelt es sich dabei vor allem um den an Vitalstoffen leeren Industriezucker, steigt in diesen Organen der Säuregehalt besonders stark an, da bei der Verstoffwechslung Brenztraubensäure anfällt, die wegen des fehlenden Vitamin B1 nicht weiter verstoffwechselt werden kann. Die umliegenden Zellen in der Nachbarschaft werden dadurch vergiftet und sterben vorzeitig ab.

Gleichzeitig sind Gehirn- und Herzzellen besonders anfällig für den Energiemangel, der durch den Konsum von Industriezucker ausgelöst wird. Wenn zu viele Zellen im Gehirn absterben, bemerken wir das erst einmal daran, dass wir uns immer schlechter konzentrieren können. Wenn wir unseren Zuckerkonsum dann nicht einschränken, können sich später Alzheimer, Demenz und Parkinson entwickeln. Auch ADHS wird immer häufiger mit dem Verzehr von industriell gefertigtem Zucker in Verbindung gebracht.

Da auch die benachbarten Zellen sterben, können die Reize nicht mehr richtig über die Nervenverbindungen weitergeleitet werden und Lähmungen können entstehen. Wird das Herz zunehmend durch Säure vergiftet und mit zu wenig

Energie versorgt, beeinträchtigt das die Kontraktions- und Auswurfkapazität des Herzmuskels, wodurch die Durchblutung schlechter wird und der untere Blutdruckwert sinkt.

→ Zucker stört die Reizweiterleitung und kann zu Lähmungen führen

Gleichzeitig wird durch den Konsum von Industriezucker die Cholinesterase erhöht. Das wiederum führt leider dazu, dass verstärkt Acetylcholin verbraucht wird. Dieser Neurotransmitter ist jedoch besonders wichtig für die Weiterleitung von Nervenimpulsen im vegetativen Nervensystem und in den Muskeln. Störungen in der Reizweiterleitung und Lähmungen sind die Folge.

Das vegetative Nervensystem steuert sämtliche Vorgänge, die uns nicht bewusst sind. Dazu zählt zum Beispiel auch die Bewegung der Darmmuskulatur. Auch hier kann es zu Lähmungen und damit zu gravierenden Verdauungsproblemen kommen.

→ Zucker schädigt unsere Erbanlagen

Als wäre all das noch nicht genug, vermindert der durch Zucker ausgelöste Vitamin-B1-Mangel die Wirksamkeit von Insulin. Das zumindest wurde in Versuchen an Hunden nachgewiesen und kann mit hoher Wahrscheinlichkeit auch auf den Menschen übertragen werden, da alle Arten von lebendigen Zellen sehr ähnlich funktionieren. Insulin reguliert, wie wir bereits erfahren haben, den Blutzuckerspiegel. Verliert es an Wirksamkeit, kann Glukose nicht richtig abgebaut werden, was wiederum die Gewinnung unserer wichtigsten Energiespeicherquelle das ATP (Adenosintriphosphat) erheblich stört. ATP zählt zu den sogenannten Nukleotiden und ist ein Grundbaustein der Nukleinsäure, also der DNS und damit unserer Erbanlagen. Wird zu wenig ATP gebildet, kann das also unsere Gene schädigen.

→ Zucker stört den Eiweiß- und Fettstoffwechsel

Damit Fettsäuren richtig abgebaut werden können, benötigt der Körper die Cocarboxylase mit ihrer wirksamen B1-Gruppe. Wenn diese fehlt, kommt es beim Fettstoffwechsel zu Störungen. Auch die Verwertung von Eiweiß wird durch einen Mangel an B1 gestört, weil viele Aminosäuren über den Brenztraubensäurezyklus abgebaut werden. Da die Brenztraubensäure nicht wie vorgesehen weiter in den Acetyl-Coenzym A-Komplex abgebaut werden kann, kommt es durch den Konsum von Zucker auch zu Problemen im Eiweißstoffwechsel.

Als Nährstoffräuber hat raffinierter Zucker folgende Konsequenzen:
→ Zucker stört die Energiegewinnung und macht uns müde und antriebslos,
→ übersäuert unseren Körper und
→ Karies, Haarausfall, Osteoporose u.v.a. sind die Folge.
→ Zucker bringt Herz und Gehirn in Bedrängnis und stört die Weiterleitung von Nervenimpulsen, wodurch es zu Lähmungen und schweren Verdauungsproblemen kommen kann.
→ Zucker kann unsere Erbanlagen (DNA) schädigen und
→ den Eiweiß- und Fettstoffwechsel negativ beeinflussen.

Interessant zu wissen: So viel B1 verbraucht Zucker

Pro Gramm Zucker, das wir essen, werden 4,1 Mikrogramm (also 4,1 Millionstel Gramm) Vitamin B1 verbraucht. Wenn wir davon ausgehen, dass der deutsche Bundesbürger im Schnitt etwa 176 g Zucker am Tag isst, was Sabine Kramel annimmt, bräuchten wir zusätzlich zum normalen Bedarf 0,72 mg B1 pro Tag.

Die Deutsche Gesellschaft für Ernährung empfiehlt Männern 1,2 mg B1 und Frauen 1 mg B1 pro Tag. Der durchschnittliche Zuckerkonsument müsste daher täglich fast 2 mg B1 zu sich nehmen, um einem Mangel, und damit den oben genannten Folgeproblematiken, aus dem Weg zu gehen.

In welchen Lebensmitteln besonders viel Vitamin B1 steckt, erfährst Du im Kapitel „Die richtige Ernährung für Zuckersüchtige".

Keine Panik, bitte!

Mit diesen Ausführungen über die schädlichen Nebenwirkungen des Zuckerkonsums möchte ich Dich nicht verunsichern. In kleinen Mengen kann unser Körper so gut wie mit allem fertig werden. Allerdings möchte ich Dich zum

Nachdenken anregen. Was muten wir unserem Körper durch den Verzehr von Zucker eigentlich zu? Haushaltszucker und andere isolierte Zuckerarten sind naturfremde Erzeugnisse, die der Körper so nicht kennt. Zucker kommt zwar natürlicherweise in vielen Lebensmitteln vor, ist dort aber immer auch an Vital- und Ballaststoffe gebunden, die die schädlichen Auswirkungen auffangen. Ein Leben ohne Haushaltszucker und andere isolierte Zuckerarten ist in unserer Gesellschaft kaum vorstellbar. Aber nur, weil Zucker fast überall enthalten ist und der Zuckerkonsum so weit verbreitet und damit normal ist, ist er noch lange nicht natürlich!

Damit Du Dir jetzt, wo Du um all die negativen Folgen des Zuckerkonsums Bescheid weißt, nicht noch mehr Schuldvorwürfe machst, solange Du es noch nicht schaffst Deine Ernährung entsprechend umzustellen, möchte ich Dir einen Satz an die Hand geben, der auch mir in dieser Phase geholfen hat:

> *„Auch, wenn Zucker sicher nicht gerade zuträglich für mich ist, so vertraue ich fest darauf, dass ich rechtzeitig (also bevor ich wirklich krank davon werde) von ihm loskomme (bzw. den Konsum auf ein erträgliches Maß reduziere)."*

Außerdem beschäftigen wir uns im übernächsten Kapitel ja auch damit, wie eine gesunde Ernährung für Zuckersüchtige aussehen könnte. Wir sind also auf dem Weg und bis dahin können wir uns schon einmal klar machen, wieso die Zuckerentwöhnung sich lohnen wird.

Wenn Du weniger Zucker isst,

- wirst Du wieder fitter und energiegeladener.
- wirst Du Dich wieder besser konzentrieren können und leistungsfähiger werden.
- bleibt Deine Stimmung ausgeglichener und stabiler.
- wird Deine Haut reiner und bleibt länger straff und jugendlich.
- kann sich Dein Schlaf verbessern.
- beugst Du Karies und Candida vor.
- bringst Du Deine Körperchemie wieder in Harmonie und damit ungesunde Gelüste zum Verschwinden.

- senkst Du das Risiko, eines Tages an Diabetes, Arteriosklerose, Osteoporose, Beschwerden des Herz-Kreislauf-Systems oder Alzheimer zu erkranken.

Und auch, wenn es bei der Zuckerentwöhnung in erster Linie nicht ums Abnehmen geht, wirst Du vermutlich ganz nebenher das ein oder andere überflüssige Kilogramm verlieren. Die Zuckerentwöhnung lohnt sich also auf allen Ebenen!

Kapitel 4: Das süchtige Gehirn – Die verborgene Kraft hinter unserer Lust auf Süßes

Wie Du jetzt weißt, lohnt es sich, Figur und Gesundheit zuliebe, der Zuckerfalle zu entkommen. Isolierte Zuckerarten machen uns krank, träge und dick und richten erhebliches Chaos in unserem Körper an. Doch wieso fällt es so schwer, die Finger von Süßigkeiten zu lassen? Und das, obwohl wir nun wissen, wie schädlich sie sind?

Wer selbst nicht unter einer Sucht leidet, kann das Verhalten Süchtiger nur schwer nachvollziehen. Der „Fehler" wird dabei oft im Charakter der Betroffenen gesucht. Mangelnde Impulskontrolle, zu wenig Willenskraft und Disziplin – so oder ähnlich lauten die Anschuldigungen, wenn jemand in der Suchtfalle gefangen ist. Als Zuckersüchtige suchen wir die „Schuld" für unser Verhalten fast immer bei uns selbst. Wir machen uns Vorwürfe und bekommen ein schlechtes Gewissen, wenn wir unseren Vorsatz, für eine bestimmte Zeit lang keinen oder weniger Zucker zu essen, wieder nicht durchhalten. Darunter leidet unser Selbstwert und das muss nicht sein.

Als Zuckersüchtige reagieren wir so stark auf Zucker und andere schnell verdauliche Kohlenhydrate, weil isolierte Zuckerarten die Biochemie in unserem Körper auf den Kopf stellen. Sie manipulieren unser Belohnungssystem und unseren Hunger-Sättigungs-Mechanismus. Diesen Teufelskreis können wir allein mit unserem Verstand nicht durchbrechen. Wenn wir diese Zusammenhänge wirklich verstehen und erkennen, dass das Geheimnis für unsere Machtlosigkeit in unserem Gehirn verankert ist, fällt es viel leichter, unser bisheriges Essverhalten unter einem neuen Blickwinkel zu betrachten. Es gelingt uns dann vielleicht zum ersten Mal, nicht länger an uns selbst zu zweifeln, sondern unser Verhalten anzunehmen. Ein erster Schritt in Richtung Heilung!

Spätestens nach diesem Kapitel wirst Du verstehen, dass Schuldvorwürfe und ein schlechtes Gewissen überflüssig sind und Du nicht länger an Deinem Charakter zu zweifeln brauchst – versprochen!

1. Das Belohnungssystem als stärkste Macht im Universum

Weshalb fällt es uns also so schwer, der Lust auf Süßes Stand zu halten? Und wie kann es sein, dass wir immer wieder die Erfahrung machen, dass Essen tatsächlich glücklich macht? Auch, wenn es sich seltsam anhören mag, der Grund dafür, wieso es so schwer fällt, der Zuckerfalle zu entkommen, liegt in unserem Gehirn. Um genau zu sein, direkt in der Mitte des Gehirns. Hier befindet sich eine nur erbsengroße Ansammlung von Nervenzellen, das sogenannte Lust- oder Belohnungszentrum. Die Wissenschaft spricht auch vom sogenannten mesocortikolimbischen Belohnungssystem oder dem Nucleus accumbens. Dieser Bereich ist nicht nur dafür verantwortlich, dass Essen so gut schmeckt und uns Freude bereitet, sondern dass auch alle anderen Dinge, die für unser Überleben oder unsere Entwicklung wichtig sind, Spaß machen und Befriedigung vermitteln.

Sobald ein Objekt der Begierde auftritt (zum Beispiel das Stück Kuchen beim Anblick der Bäckertheke), wird dies von unserer Großhirnrinde registriert. Es kommt über die Zellen im ventralen Tegmentum, einer Struktur im Mittelhirn, zur Ausschüttung von Dopamin und anderen Botenstoffen. Ein Verlangen entsteht. Wir wollen das Objekt der Begierde nun unbedingt haben. Geben wir dem Verlangen nach (essen also das Stück Kuchen), wird das ebenfalls von unserem Gehirn wahrgenommen. Das Dopamin dockt dann an entsprechenden Stellen, sogenannten Rezeptoren, an, und erregt dadurch andere Gehirnareale, die dafür sorgen, dass weitere Botenstoffe ausgeschüttet werden, die uns zufrieden und glücklich fühlen lassen.

Unser Belohnungssystem ist sozusagen eine Einrichtung der Natur, die sicherstellen soll, dass wir den Antrieb finden, uns um unser Überleben und die Erhaltung unserer Art zu kümmern. Sobald wir einer Tätigkeit nachgehen, die unser Überleben sichert oder unserer Weiterentwicklung dient (denn auch das ist vorteilhaft für unsere Arterhaltung), werden Botenstoffe wie Dopamin,

GABA, Oxytocin, Glutamat oder Endorphine ausgeschüttet, die uns in eine Art „Hurra-Stimmung" versetzen. Zu diesen von der Natur aus vorgesehenen „belohnungswürdigen" Tätigkeiten zählen Dinge wie Essen, das Pflegen sozialer Kontakte, Sex, berufliche Erfolge (wozu früher das Töten eines Wildtieres gehörte), Bewegung und auch kreative Beschäftigungen wie Singen, Tanzen oder Malen.

Das ist also der Grund, wieso leckeres Essen oder auch guter Sex glücklich machen.

Halten wir fest:

Das Belohnungssystem ist eine kleine Ansammlung von Nervenzellen mitten in unserem Gehirn. Es hat die Aufgabe, uns für überlebenswichtige Dinge zu motivieren und zu belohnen. Alles, was dem Überleben unserer Art oder unseres eigenen Lebens dient, wird mit Wohlbefinden und guten Gefühlen belohnt, so dass wir immer wieder die Motivation aufbringen, diese Tätigkeiten auszuüben. Nicht nur der Mensch, auch andere Lebewesen sind mit einem solchen Belohnungssystem ausgestattet. Es gilt als die Quelle von Lust und Befriedigung.

Interessant ist, dass wir anscheinend alles dafür tun, um unser Belohnungssystem zu erregen, wodurch wir in einen Zustand von Freude, Glück und Zufriedenheit versetzt werden. Das zumindest haben die Versuche von Olds und Milner aus dem Jahr 1954 ergeben. Den beiden amerikanischen Forschern gelang es 1954 erstmals, das Belohnungssystem von Ratten direkt zu stimulieren. Dazu implantierten sie den Tieren eine Elektrode ins Belohnungssystem. Immer dann, wenn die Elektrode unter Strom gesetzt wurde, wurden die Nervenzellen in diesem kleinen Hirnbereich der Versuchstiere erregt. Als die Ratten die Möglichkeit erhielten, die Elektrode selbst über einen Tastendruck unter Strom zu setzen, machten sie den ganzen Tag nichts anderes mehr, als den entsprechenden Knopf zu drücken, um das System zu stimulieren. Alles andere wurde unwichtig. Tätigkeiten wie Nahrungsaufnahme, Körperpflege oder soziale Kontakte wurden vernachlässigt. Selbst an Sex hatten die Tiere kein Interesse mehr. Der dadurch erzeugte Reiz vermittelte den Ratten einen anscheinend so starken „Genuss", dass sie nur noch darauf aus waren, die Belohnungsstrukturen in ihrem Gehirn auf einfachste Weise zu stimulieren. Mehr als tausendmal pro Stunde betätigten sie den Schalter, bis hin zur völligen Erschöpfung und sogar bis zum Tod.*

a) Zucker und andere Suchtstoffe manipulieren unser Belohnungssystem

Auch wir Menschen streben nach der Stimulation unseres Belohnungssystems, das uns Lust, Genuss, Sinnerfüllung, Selbstbewusstsein und Befriedigung vermittelt. Allerdings verfügen wir in aller Regel nicht über eine Elektrode, die wir einfach nur unter Strom setzen müssen, um unser Lustzentrum zu stimulieren. Doch wir haben andere Wege gefunden, dieses System, das die Natur so perfekt und unfehlbar geschaffen hat, zu täuschen und die damit zusammenhängenden Regelkreisläufe durcheinander zu bringen – und zwar durch die Entdeckung bzw. Erfindung von Suchtstoffen wie Alkohol, Koffein oder „harten" Drogen. Diese Substanzen erregen die Nervenzellen in unserem Lustzentrum ebenfalls und veranlassen dadurch eine Ausschüttung von Dopamin und anderer Glücksbotstoffe, ohne dass wir etwas dafür tun müssten. Allein ihr Konsum lässt also die Stimmung steigen.

Das Problem dabei ist, dass unser Gehirn für diese Substanzen nicht geschaffen ist und sie das Belohnungssystem stärker reizen, als die Tätigkeiten, die natürlicherweise dafür vorgesehen sind. Drogen stimulieren das Belohnungssystem unnatürlich stark und erzeugen dadurch viel größere Glücksgefühle, als andere Dinge – und das auch noch, ohne, dass wir uns dafür großartig anstrengen müssten. Das ist der Grund, weshalb Drogen so eine starke Suchtwirkung entfalten.

---

*www.ncbi.nlm.nih.gov/pubmed/13233369,
www.dasgehirn.info/denken/motivation/schaltkreise-der-motivation-986

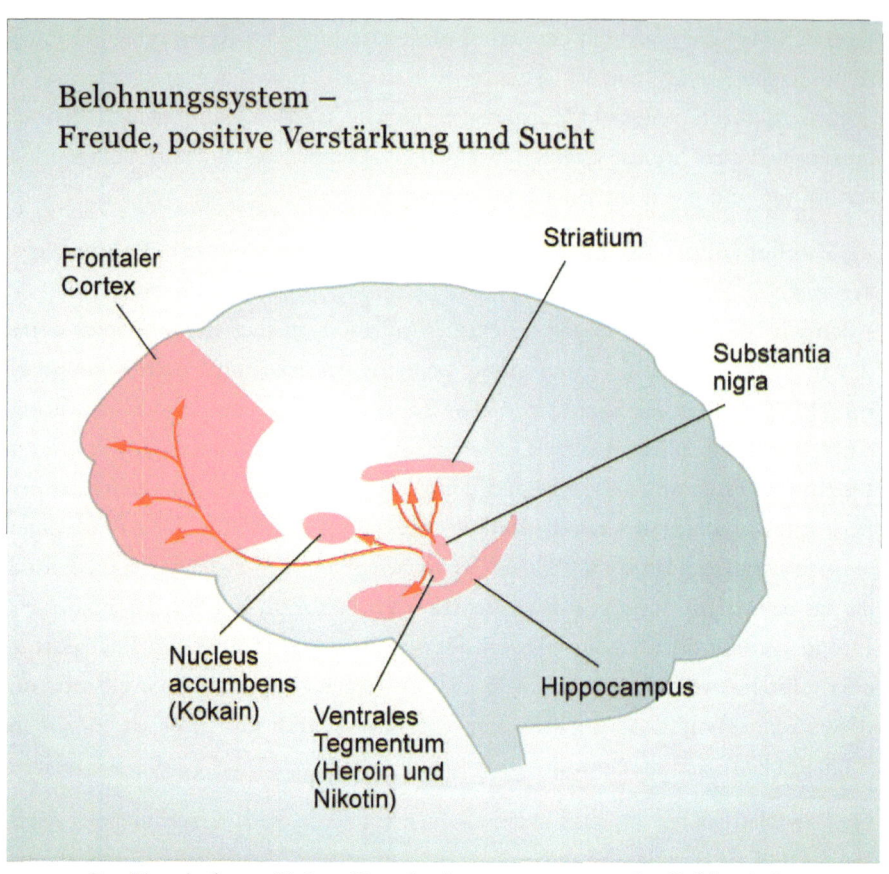

**Belohnungssystem –
Freude, positive Verstärkung und Sucht**

Striatium

Frontaler
Cortex

Substantia
nigra

Nucleus
accumbens
(Kokain)

Ventrales
Tegmentum
(Heroin und
Nikotin)

Hippocampus

Grafik mit freundlicher Genehmigung von www.dasGehirn.info

Weil Zucker und andere schnell verdauliche Kohlenhydrate, vor allem in der
Verbindung mit Fett, viele Kalorien und damit viel Energie liefern, werden sie
von unserem Gehirn als positiv für unser Überleben gewertet werden. Deshalb
stimulieren auch sie unser Belohnungssystem intensiver, als es naturbelassene
Nahrung je könnte. Kein Wunder also, dass wir nicht nur nach Drogen, Alkohol und Nikotin, sondern auch nach leeren Kalorienträgern regelrecht süchtig
werden können. Nach Erkenntnissen der Wissenschaft können auch konzentrierte Fette und raffiniertes Salz unser Belohnungssystem übermäßig stark reizen.

So manipuliert Süßes unser Geschmacksempfinden:

Stell Dir vor, Du stehst auf, das Wetter ist wunderbar und Du nutzt die Gelegenheit, ein paar Gartenarbeiten zu erledigen. Du bist voll in Deinem Element und vergisst darüber das Frühstück. Irgendwann kommst Du erschöpft und zufrieden in die Küche. Dort steht eine Schale mit frischen, saftigen Erdbeeren. Du nimmst Dir eine und beißt hinein. Was glaubst Du, wie sie Dir schmecken wird? Genau, bombastisch.

Nun stell Dir vor, Du hast gerade zwei Schokoriegel oder andere Süßigkeiten gegessen, jetzt beißt Du in genau die gleiche Erdbeere. Wird sie genauso gut schmecken? Vermutlich nicht. Der Grund dafür liegt darin, dass die kurz zuvor gegessenen Süßigkeiten, die das Belohnungssystem übermäßig stimuliert haben, so dass die normalen Reize, ausgelöst durch den Verzehr natürlicher Nahrungsmittel, als nicht mehr ausreichend empfunden werden. Unser Geschmack stumpft aufgrund der Überreizung künstlicher Nahrungsmittel sozusagen ab und der Genuss natürlicher Lebensmittel befriedigt uns dann nicht mehr.

Zum Glück hält diese Manipulation durch künstliche Nahrungsmittel nur einige Stunden an. Das heißt also, dass Dir die Erdbeere ein paar Stunden, nachdem Du die Süßigkeiten gegessen hast, auch wieder schmecken wird. Es dauert also nicht lange, bis sich Dein Geschmacksempfinden wieder normalisiert hat. Bei „harten" Drogen dauert diese Beeinflussung deutlich länger an.

b) Ständige Überstimulation des Belohnungssystems führt in die Sucht

Sobald wir beginnen, große Mengen isolierten Zucker zu essen, Alkohol zu trinken, zu rauchen oder andere Drogen einzunehmen, reagiert unser Belohnungssystem jedes Mal mit einer Überdosis an Glücksbotenstoffen. Behalten wir dieses Verhalten bei, konsumieren also regelmäßig Süßigkeiten und Weißmehl, Alkohol, Tabak oder andere Drogen, versucht sich unser Gehirn zu schützen. Es beginnt, die Rezeptoren abzubauen, an denen die Glücksbotenstoffe andocken müssen, um die guten Gefühle und das Wohlbefinden zu erzeugen. Das führt mit der Zeit dazu, dass wir immer größere Mengen brauchen, um uns wohl und zufrieden zu fühlen.

Gleichzeitig verlieren die Dinge, die uns von Natur aus eigentlich Spaß und Freude machen sollten, immer mehr ihren Reiz. Schließlich werden dadurch nur normal große Mengen an Glücksbotenstoffen freigesetzt und diese reichen nun nicht mehr aus, um starke Glücksgefühle auszulösen. Ein Teufelskreis beginnt. Je mehr wir konsumieren, desto bedürftiger werden wir. Ohne unser Suchtmittel scheint das Leben immer trister und leerer zu werden.

Dr. med. Ingo Schymanski geht sogar noch weiter und betrachtet in seinem wirklich sehr empfehlenswerten Buch „Im Teufelskreis der Lust: Raus aus der Belohnungsfalle!" alle (!) Zivilisationserkrankungen unserer Zeit als Warnsignal für die ständige Überstimulation des Lustzentrums. ADHS, Schlaf- und Angststörungen, Burnout, Depressionen, Süchte, aber auch der generelle Eindruck nie wirklich glücklich und zufrieden zu sein, betrachtet er als Phänomen eines überforderten Belohnungssystems, das durch die permanente (Über-)Stimulation seine Erregbarkeit und Sensibilität verloren hat und an sich nichts dringender bräuchte als Ruhe und Erholung.

Er schreibt:

„Alle Substanzen, die künstlich für gute Laune und Entspannung sorgen, für Gelassenheit und Konzentrationsvermögen, verlieren mit der Zeit ihre Wirkung. Derartige Substanzen existieren. Aber sie bergen ein erhebliches Suchtpotenzial: Durch den unumgänglichen Mechanismus der Habituation [Gewöhnung] erzwingen sie mit der Zeit zum Erhalt des Effekts immer eine Dosissteigerung, bis letztlich die toxischen Wirkungen den beabsichtigten Wohlfühleffekt übersteigen. Selbst wenn sich die Gewöhnung aufhalten ließe (was derzeit nicht absehbar erscheint): Ein Wohlbefinden, das unabhängig von den tatsächlichen äußeren Bedingungen durch Substanzen erzeugt werden kann, führt individuell und wohl auch für ganze Gesellschaften mit größter Wahrscheinlichkeit zu jener Entwicklung, die wir bei Süchtigen beobachten: Zur Vernachlässigung überlebensnotwendiger Erfordernisse bis hin zu völliger Verwahrlosung, letztlich zu

Wenn wir dann eines Tages aus Gründen der Vernunft beschließen, unseren Konsum zu reduzieren, müssen wir leider nur allzu oft die Erfahrung machen, dass wir nicht diszipliniert genug sind, um das auch durchzuziehen. Wir beginnen dann, an uns selbst zu zweifeln, halten uns für willensschwach und fragen uns, wie es sein kann, dass Schokolade und andere Süßigkeiten anscheinend stärker als unser Wille sind. Wieso sind wir so schwach? Und weshalb sind unsere Gelüste so mächtig?

Eigentlich sind solche Fragen gar nicht angebracht, da die Natur es so eingerichtet hat, dass das Belohnungssystem stärker ist als der rationale Verstand. Die Natur hat das Belohnungssystem „entworfen", um unser Überleben zu sichern, und hat uns dabei keinen Spielraum eingeräumt, diesen Überlebensmechanismus durch unseren Verstand aufzuheben oder zu umgehen. Wir können deshalb nicht einfach den Entschluss treffen, ab jetzt nicht mehr zu atmen oder dauerhaft aufs Essen zu verzichten. Das duldet dieses Programm einfach nicht, weil es ja die Aufgabe hat, unser Überleben zu sichern.

Kurz ausgedrückt: Das Belohnungssystem soll unser Überleben sichern. Damit wir diesen Mechanismus nicht einfach aushebeln können, hat die Natur es so eingerichtet, dass unser Belohnungssystem stärker ist als unser Verstand und unsere Willenskraft.

c) Wenn Zucker als überlebenswichtig interpretiert wird

Das Problem bei uns Zuckersüchtigen ist, dass sich unser Belohnungssystem an die regelmäßige Zufuhr von isolierten Kohlenhydraten gewöhnt und angepasst hat. Inzwischen stuft unser Körper diese Substanzen als überlebenswichtig ein. Sobald wir dann aus Gründen der Vernunft beschließen, auf isolierten Zucker zu verzichten, interpretiert das unser Gehirn als eine Gefahr für unser Überleben. Aufgrund der suchtähnlichen Gewöhnung an Zucker und die daran gekoppelten Glücksgefühle vermittelt uns das Belohnungssystem, dass wir ohne Zucker nicht überleben können. Dadurch fällt es uns so schwer, allein mit Willenskraft, auf all die Leckereien zu verzichten – und nicht, weil es uns an Disziplin mangelt. Wir sind unserem durch die Suchtstoffe manipulierten Belohnungssystem dann sozusagen ausgeliefert.

Gut zu wissen: Ein manipuliertes Belohnungssystem führt nicht nur in die Sucht, sondern verhindert auch ein erfülltes und glückliches Leben

Die Heilung des Belohnungssystems lohnt sich aber nicht nur, damit wir der Sucht entkommen, sondern auch, weil es schwer ist, mit einem manipulierten Belohnungssystem glücklich zu werden. Wie wir bereits wissen, ist das Belohnungssystem keinesfalls böse, sondern dazu gedacht, unser Überleben zu sichern. Im natürlichen – nicht manipulierten – Zustand ist unser Lustzentrum ein Geschenk des Himmels. Denn im Zusammenspiel mit unseren anderen neuroemotionalen Systemen, wie dem Vermeidungs- oder Bestrafungssystem, hat das Belohnungssystem die Aufgabe, uns mit Glücksgefühlen für Dinge zu belohnen, die uns gut tun und unser Überleben sichern, und uns durch das Aufkommen von schlechten Gefühlen daran zu erinnern, dass wir auf dem Holzweg sind. Diese Systeme dienen uns sozusagen als Wegweiser in ein glückliches und zufriedenes Leben.

Wenn wir uns schlechte Gefühle allerdings einfach „wegessen", sie also durch eine Überstimulation mithilfe von isolierten Kohlenhydraten oder anderen Suchtstoffen überlagern, funktioniert dieser von der Natur aus so geniale Kompass nicht mehr. Es kann dann leicht passieren, dass uns der natürliche Antrieb und die Motivation fehlen, Dinge in unserem Leben zu verändern, die uns eigentlich nicht froh und glücklich machen. Wenn wir Entscheidungen treffen, die schlechte Gefühle erzeugen, dann dienen diese als Zeichen dafür, dass wir etwas in unserem Leben verändern sollten. Wenn wir diese Gefühle einfach „wegessen", weil wir sie nicht spüren wollen, kann das zwar kurzfristig unsere Stimmung anheben, löst aber das eigentliche Problem nicht. Ein manipuliertes Belohnungssystem ist also ein Risikofaktor dafür, dass wir jahrelang im falschen Job verharren oder unser Leben mit ei-

---

nem Partner verbringen, der uns nicht gut tut.

Gleichzeitig verlieren wir immer mehr die Lust am „normalen" Leben. Dinge, die uns von Natur aus eigentlich Freude und Befriedigung verschaffen sollten, wie der Verzehr von gesunden Nahrungsmitteln, natürliche Bewegung oder gemeinsame Zeit mit Freunden und der Familie, erfüllen uns nicht mehr. Unser System braucht dann stärkere Reize, damit wir uns glücklich und zufrieden fühlen.

Die Heilung unseres Belohnungssystems ermöglicht uns also nicht nur den Ausstieg aus der Zuckersucht (und anderen Süchten!), sondern auch den Einstieg in ein glückliches und erfülltes Leben!

Der Zuckerfalle können wir also nur dann entkommen, wenn wir einen Weg finden, die Manipulation unseres Belohnungssystems zu durchbrechen.

d) Das Belohnungssystem austricksen

Bevor wir uns im nächsten Kapitel damit beschäftigen, wie wir unser Belohnungssystem durch eine gezielte Auswahl unserer Nahrungsmittel vor einer Überstimulation schützen und ihm dadurch die Chance geben, sich wieder in Harmonie zu bringen und zu heilen, möchte ich Dir noch gerne zeigen, wie Du Dein Belohnungssystem mithilfe Deines Verstandes austricksen kannst, falls Gelüste auftreten und Du ihnen nicht machtlos ausgeliefert sein möchtest. Dazu muss ich allerdings ein wenig ausholen und Dir den Aufbau unseres Gehirns etwas näher erklären.

NEBEN DEM FALSCHEN HUNGERSIGNAL KANN ZUCKER AUCH DAS BELOHNUNGSSYSTEM IM GEHIRN DIREKT AKTIVIEREN UND BEI ENTSPRECHENDER VERANLAGUNG SUCHT-ÄHNLICHES VERHALTEN AUSLÖSEN.

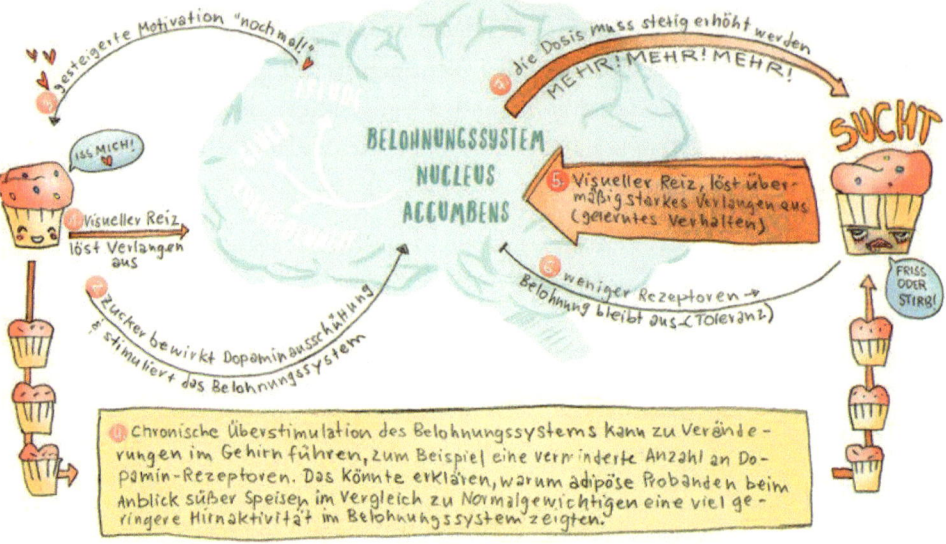

MEHR ALS DIE HÄLFTE DER DEUTSCHEN IST ÜBERGEWICHTIG, FAST EIN VIERTEL ADIPÖS. JEDES 5. KIND IN DEUTSCHLAND IST MITTLERWEILE ZU DICK. DABEI HAT AUCH DER SOZIALE STATUS EINFLUSS AUF DAS GEWICHT.

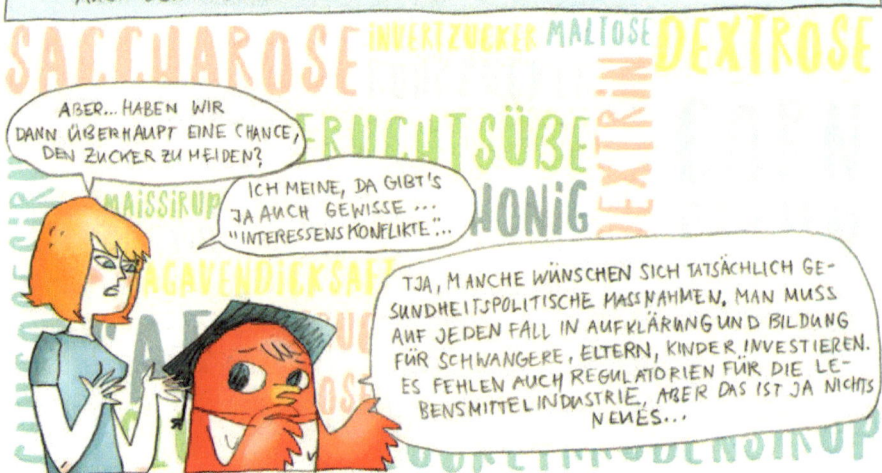

Helmholtz-Wissenschaftscomic No.25 | Bilder: Veronika Mischitz/Helmholtz-Gemeinschaft
www.blogs.helmholtz.de/augenspiegel/2016/02/klar-soweit-no-25/

Ich beziehe mich dabei auf das Erklärungsmodell des Glückstrainers Bodo Deletz (Autor der erfolgreichen Ella Kensington Bücher wie „Mary" oder „Die sieben Botschaften unserer Seele"), wie er es in seinem neusten Buch „50 Halbwahrheiten, die Dir das Leben schwer machen können" ausführlich darstellt. Beachte bitte, dass es sich dabei lediglich um eine stark vereinfachte Darstellung handelt, die keinen Anspruch darauf auf absolute Korrektheit oder Vollständigkeit erhebt. Das kann sie auch gar nicht, weil unser Gehirn erst zu etwa 30 Prozent erforscht ist. Trotz dieser Lücken wird diese vereinfachte Darstellung uns dabei helfen, unser Verständnis für die Zusammenhänge zwischen unserem Willen und unserem Belohnungssystem zu vertiefen.

Unser Gehirn besteht aus verschiedenen Bereichen, die sich im Laufe der Evolution in drei Entwicklungsstufen entwickelt haben. Nicht jeder Teil unseres Gehirns ist gleich alt. Als erstes entstand das sogenannte Reptiliengehirn, in dem unsere Grundinstinkte und einige wenige Emotionen wie Angst und Verlangen verankert sind. Unser Stammhirn und unser Kleinhirn haben sich aus diesem Reptiliengehirn entwickelt. Das limbische System, in dem auch unser Belohnungssystem sowie drei weitere neuroemotionale Systeme angesiedelt sind, hat sich erst Millionen Jahre später ausgebildet. Im limbischen System finden komplexere Emotionen wie Liebe, Mitgefühl und Zuneigung ihren Ursprung. Dieser Teil des Gehirns wird auch als Emotionalgehirn bezeichnet und produziert Belohnungsgefühle, wenn eine Situation als überlebensfördernd eingestuft wird, und Vermeidungsgefühle wie Angst und Aggression, wenn eine Situation als überlebensgefährdend wahrgenommen wird.

Unser intellektueller Verstand befindet sich in unserem Großhirn und hat die Aufgabe, unser Überleben auch unter schwierigeren Lebensumständen zu sichern, in denen es um logische Verknüpfungen, Schlussfolgerungen und strategisches Planen geht. Unser Verstand ist ein relativ neuer Bestandteil unseres Gehirns, der sich erst vor rund 100.000 Jahren bildete. Weil weder Reptilienhirn noch Emotionalgehirn in der Lage sind, komplexe Lebensumstände zu erfassen und danach zu beurteilen, ob sie eine Gefahr für unser Leben darstellen oder nicht, brauchen wir unseren Verstand, damit unser Überleben auch unter herausfordernden Umweltbedingungen z. B. in einer Wüste, während einer Eiszeit oder der modernen Zeit von heute, gesichert ist. Ein Hund oder ein Affe, deren Großhirn noch nicht so weit entwickelt ist, wie das des Menschen, hätte hingegen große Probleme den Alltag in einer Großstadt zu bewältigen.

Unser Großhirn ist also entwicklungsgeschichtlich betrachtet deutlich jünger als das Emotionalgehirn und hat damit auch keinen direkten Zugriff auf die dort abgespeicherten Programme. Das Großhirn kann lediglich einen indirekten Einfluss auf das Emotionalgehirn ausüben. Da unser Verstand die Aufgabe hat, komplexere Situationen, welche die anderen beiden Gehirne nicht beurteilen können, entsprechend ihrer Gefahr für unser Überleben einzuschätzen, reagiert das Emotionalgehirn augenblicklich auf die Einschätzung des Großhirns. Obwohl also die im Emotionalgehirn abgespeicherten Programme viel älter und prinzipiell mächtiger sind als unser Verstand, besteht die Möglichkeit, dass er eine Art „Veto" einlegt und dadurch indirekt die Steuerung von Stammhirn und Emotionalgehirn beeinflusst.

Ein Beispiel:
Stell Dir vor, Du bist in einer tropischen Gegend im Urlaub und spazierst durch den Park Deines Hotels. Auf einmal spürst Du etwas Glitschiges zwischen Deinen Füßen. Voller Panik springst Du weg und siehst dann, dass es sich dabei lediglich um einen Bewässerungsschlauch und keine Schlange handelt. Du beruhigst Dich wieder, nachdem Du erkannt hast, dass Du Dich nicht in einer gefährlichen Lage befindest. Die Fähigkeit, sich so augenblicklich wieder zu beruhigen, entspringt dem Einschätzungsvermögen Deines Großhirns, das seine Erkenntnisse der vorliegenden Situation an die anderen beiden Gehirne weiterleitet. Diese vertrauen dem Großhirn sozusagen und richten sich nach dessen Einschätzung. So erklärt es jedenfalls Bodo Deletz in seiner sehr empfehlenswerten Selfcoaching-Online-Akademie.[*]

Das heißt, wenn unser Verstand eine Situation als lebensfördernd und sicher einstuft, reagiert das Emotionalgehirn mit der Ausschüttung von Botenstoffen, die angenehme Gefühle erzeugen. Wird eine Situation hingegen als lebensge-

---

[*]Mehr Infos zur Selfcoaching-Online-Akademie von Bodo Deletz findest Du unter www.bododeletz-akademie.de.

fährlich eingeschätzt, entstehen unangenehme Gefühle wie Angst und Panik. Unser Verstand kann die Produktion von Belohnungs-, Lock- oder Vermeidungsgefühlen zwar nicht direkt steuern, kann unserem Emotionalgehirn jedoch durch seine Einschätzung der Sachlage vermitteln, welche Botenstoffen produziert und damit welche Art von Gefühlen hergestellt werden sollen.

Ein Beispiel dazu:

> Zwei Geschwister kommen von der Schule nach Hause. Das Mittagessen steht bereits auf dem Tisch. Es gibt Klöße mit Rotkraut. Während eines der Geschwister diese Speise liebt und ihm das Wasser bereits beim Anblick des Essens im Wasser zusammenläuft (Lust durch Dopaminproduktion), kann das andere Geschwisterkind Klöße und Rotkraut nicht ausstehen. Sein Magen zieht sich zusammen und es reagiert mit Ablehnung auf das Essen.

Ein noch eindringlicheres Beispiel für den Einfluss unseres Verstandes auf das Belohnungssystem:

> Stell Dir vor, Du bist zu einem Abendessen in einem Restaurant eingeladen. Das servierte Essen schmeckt Dir vorzüglich – oder anders ausgedrückt: Dein Belohnungssystem schenkt Dir Genuss pur. Als Dein Blick beim Gang zur Toilette zufällig in die Küche fällt, siehst Du, wie dem Koch die Schweißperlen von der Stirn tropfen und ein paar davon in den Topf unter ihm fallen. Dein Appetit vergeht Dir schlagartig, und Du hast keine große Lust mehr, weiter zu essen.

So schnell kann unsere Genussfreude also in ein Ekelgefühl umschlagen und zwar allein dadurch, dass unser Verstand, unsere rationale Logik, unappetitliche Details über die Zubereitung der Speise erfährt.

Im Klartext heißt das:
Unser Verstand kann die Programme unseres Emotionalgehirns nicht verändern. Es kann ihm aber sagen, wann welches Programm abgespielt werden soll. Das Emotionalgehirn richtet sich also nach der Einschätzung des Ver-

standes, es vertraut ihm sozusagen.

Wenn unser Verstand also erkennt, dass der Verzicht auf Zucker und isolierte Kohlenhydrate keine Gefahr für unser Überleben darstellt und der Verzehr von Süßigkeiten und hellen Mehlspeisen zudem keinerlei Vorteile für unser Überleben mit sich bringt, sondern im Gegenteil sogar schädlich für unsere Gesundheit ist, wird diese Einschätzung von unserem Emotionalgehirn registriert. Erst dann kann es die Produktion der starken Lock- und Belohnungsgefühle einstellen, die es uns bisher so schwer machten, unseren Gelüsten zu widerstehen.

Das heißt also, allein dadurch, dass wir nun verstehen, wie unser Gehirn funktioniert, wird es uns künftig leichter fallen, unsere Ernährung umzustellen. Da wir nun den Trick kennen, unseren Gelüsten den Wind aus den Segeln zu nehmen, können wir durch unser rationales Denken eine indirekte Veränderung im Belohnungssystem erzeugen. Es kann zwar sein, dass die Lust zu naschen dadurch nicht ganz erlischt, weil dabei auch bestimmte Kopplungen mit hinein wirken, auf die unser Verstand keinen Zugriff hat, aber die Wahrscheinlichkeit ist groß, dass unsere Naschlust durch das Verständnis dieser Zusammenhänge zumindest nachlassen wird. Glaubst Du nicht? Na, dann probiere es bei der nächsten Gelegenheit selbst aus.

Statt der Lust auf Süßes weiter Deine Aufmerksamkeit zu schenken, ruf Dir die vielen negativen Wirkungen ins Gedächtnis, die der Konsum von Zucker auf Deinen Körper hat. Mach Dir klar, dass Dein Überleben nicht von der Zufuhr künstlich aufbereiteter Nahrungsmittel abhängt und Du nur dann wirklich frei und glücklich werden kannst, wenn Du die Manipulation Deines Lustzentrums durch Industrienahrung und andere künstliche Reize stoppst.

Zugegeben, die erste Zeit des Entzugs ist wirklich nicht einfach. Denn noch schmeckt uns anderes Essen nicht, weil es nicht so stimulierend auf unser Lustzentrum wirkt, wie isolierte Kohlenhydrate. Die gute Nachricht ist: Unser Belohnungssystem arbeitet nicht nach objektiven Maßstäben, sondern ist ein sich selbst regulierender Mechanismus, der sich den neuen Bedingungen anpasst. Sobald wir durch natürliche Lebensmittel neue, und im Vergleich zu Zucker, schwächere Reize setzen, dauert es nur wenige Tage, bis sich unser Belohnungssystem daran angepasst hat und die neuen Reize als neuen Maßstab akzeptiert. Das bedeutet: Sobald wir geschmacklich einen neuen Maßstab setzen, belohnt uns das Belohnungssystem schon bald wieder für den Verzehr natürlicher und weniger süßer Lebensmittel. Der Verzicht auf schnelle Genüsse in Form stark verarbeiteter Industrienahrung wird also durch die Re-Sensibilisierung unserer Geschmacksnerven sehr schnell wieder ausgeglichen. Nach ein paar Tagen des Zuckerverzichts läuft uns dann auch beim Anblick einer Schale mit reifen Erdbeeren oder einem großen bunten Salat mit frischen Zutaten wieder das Wasser im Munde zusammen und wir vermissen nichts. Versprochen!

Gut zu wissen:
Genuss beim Essen ist weniger eine Frage dessen, was wir essen, sondern hängt viel mehr davon ab, was wir zu essen gewohnt sind!

Dieses Wissen um die Zusammenhänge, wie unser Gehirn funktioniert und wie wir seine Arbeitsweise für unsere Zwecke nutzen können, kann uns als eine Art Schlüssel dienen, um das Tor in die Zuckerfreiheit zumindest aufzusperren und es dann mithilfe der folgenden Informationen immer weiter zu öffnen. Nur die Entscheidung durchzugehen, bleibt uns am Ende selbst überlassen.

Meditation und Langeweile als Heilungsbeschleuniger für unser Belohnungssystem
Wie Du jetzt weißt, sorgt die ständige Überreizung unseres Belohnungssystems und dessen Rezeptoren dafür, dass natürliche Nahrung langweilig schmeckt. Auch Tätigkeiten, die uns normalerweise zufrieden und glücklich machen, wirken bei einem manipulierten Belohnungssystem nicht mehr so stark wie vorgesehen. Unsere Botenstoffspeicher und Rezeptoren brauchen dann dringend Erholung, um sich aufzufüllen bzw. zu regenerieren. Das

geht am besten, indem wir die unnatürlich starken Reize meiden oder uns zum Ausgleich „reizarme" Auszeiten gönnen.

Neben dem Verzicht auf isolierte Kohlenhydrate und künstliche Geschmacksverstärker können auch regelmäßiges Meditieren und das „Aushalten" von Langeweile die Heilung unseres Lustzentrums beschleunigen. Denn sowohl beim Meditieren als auch bei Langeweile verringert sich die Anzahl von Umweltreizen, die auf uns einprasseln, drastisch, wodurch sich unser Belohnungssystem am schnellsten erholen und regenerieren kann. Zugleich verstärkt Meditieren auch die Verbindung zwischen Großhirn und Emotionalgehirn, was zur Folge hat, dass die Einschätzungen des Großhirns besser zum Emotionalgehirn weitergeleitet und integriert werden. Fernsehen hingegen schwächt diese Verbindung, und führt daher zu einer verschlechterten Selbstkontrolle – zumindest dann, wenn wir etwas anschauen, das darauf abzielt, Emotionen zu wecken! Das nur als kleiner Tipp am Rande.

e) Weitere Auffälligkeiten in der Biochemie Süchtiger

Doch nicht nur unser Belohnungssystem wird durch den übermäßigen Konsum von isolierten Kohlenhydraten irritiert, auch andere biochemische Regelkreisläufe in unserem Körper werden dadurch gestört und aus ihrer natürlichen Balance gebracht – allen voran unser Hunger-Sättigungs-Mechanismus. Durch die starken Blutzuckerschwankungen, die kurzkettige Kohlenhydrate verursachen, gerät auch dieser außer Kontrolle. Die Hormone und Botenstoffe, die unserem Gehirn normalerweise signalisieren, dass wir hungrig bzw. satt sind, funktionieren nach der Aufnahme von isolierten Kohlenhydraten nicht mehr richtig. Zucker und andere leicht verdauliche Kohlenhydrate verursachen in unserem Stoffwechsel sogar eine völlig entgegengesetzte Reaktion, wie es normalerweise der Fall wäre: Je mehr wir davon essen, umso größer wird unser Verlangen danach! Unser Hunger-Sättigungs-Mechanismus wird außer Kraft gesetzt und wir erhalten selbst dann den Befehl zur Nahrungsaufnahme, wenn wir bereits ausreichend gegessen haben und eigentlich keinen Hunger mehr haben dürften. Diesem Impuls allein durch Willenskraft und Disziplin Stand zu halten, schlägt meist fehl. Denn auch hier sind Kräfte am Werk, die unser

112

Überleben sichern wollen, weil ein zu niedriger (bzw. zu schnell fallender) Blutzuckerspiegel von unserem Organismus als Lebensgefahr gedeutet wird.

Im Klartext heißt das, dass wir unser Belohnungssystem und den Rest unserer biochemischen Regelkreisläufe wieder ins Gleichgewicht bringen müssen, um uns vor Gelüsten zu schützen, gegen die unser Verstand machtlos ist. Denn auch, wenn wir es kaum glauben können, hat die Biochemie unseres Körpers einen wesentlichen Einfluss auf unser Verhalten. Je nachdem, welche Stoffe unser Körper bildet, fühlen wir uns zufrieden, selbstbewusst und hoffnungsvoll oder aber sind aufgewühlt, ruhelos, ängstlich, deprimiert und niedergeschlagen. Auch unsere Konzentrationsfähigkeit, die Klarheit unseres Geistes sowie unsere Selbstkontrolle werden durch biochemische Prozesse gesteuert.

Interessant dabei ist, dass das, was wir essen, einen wesentlichen Einfluss darauf hat, ob und welche chemischen Botenstoffe gebildet werden können und umgekehrt. Denn einerseits werden für den Aufbau von Botenstoffen bestimmte Ausgangsmaterialien benötigt, die wir über die Ernährung zuführen müssen, und zum anderen haben die gebildeten Botenstoffe wiederum einen Einfluss darauf, welche Lebensmittel wir für erstrebenswert halten. Indem wir unsere Nahrung also bewusst zusammenstellen, können wir für eine ausgeglichene Biochemie unseres Körpers sorgen und damit dem Entstehen von Heißhungerattacken effizient entgegenwirken.

2. Ein Ausflug in die Welt unserer Botenstoffe

Bevor wir dazu kommen, welche Lebensmittel unsere Biochemie und damit unser Belohnungssystem positiv beeinflussen und welche negativ, möchte ich Dich zu einem kleinen Ausflug in die Welt der Botenstoffe einladen, die für uns Zuckersüchtige besonders wichtig sind. Einerseits deshalb, weil Du dadurch noch besser verstehen wirst, wieso es uns Zuckersüchtigen so schwer fällt, der Zuckerfalle zu entkommen, und andererseits, weil Du nur mit diesem Grundverständnis für die biochemischen Zusammenhänge hinter Deinem Essverhalten zu Deinem eigenen Ernährungsexperten werden kannst. Lass uns also mit der Reise in die Welt unserer Botenstoffe beginnen:

Botenstoffe sind chemische Verbindungen, die Informationen von einer Zelle zur nächsten weitergeben. Lange ging man davon aus, dass unsere Körperzellen ausschließlich mittels elektrischer Impulse kommunizieren. Sie stehen jedoch, wie man erst später herausfand, nicht in direktem Kontakt miteinander. Zwischen einer Zelle und der nächsten gibt es einen kleinen Minispalt, den sogenannten synaptischen Spalt. Der Stromkreislauf wird also an dieser Stelle unterbrochen. Damit die Informationen dennoch von einer Zelle zur nächsten übertragen werden können, kann jede Zelle biochemische Substanzen als Informationsträger herstellen und an die Nachbarzellen weiterleiten. Diesen Job erledigen die Botenstoffe. Sie sind also zuständig für die Kommunikation zwischen unseren circa 70 – 90 Billionen Körperzellen und koordinieren damit sämtliche Zellvorgänge in unseren Geweben, Organen und Drüsen. Zu den Botenstoffen zählen Hormone, Neurotransmitter, Neuropeptide und Neurohormone.

Zuckersüchtige fallen durch ihren niedrigen Serotonin- und Endorphin-Spiegel auf. Auch bei der Ausschüttung und Wirkung von Dopamin gibt es Besonderheiten im Vergleich zu Nicht-Süchtigen. Hinzu kommen ein erhöhter Pegel an Stresshormonen und starke Blutzuckerschwankungen, die den Hunger-Sättigungs-Mechanismus stören, der Zuckersensiblen das Leben schwer macht. Die Gründe für diese Besonderheiten sind multikausal und können sowohl durch genetische Faktoren, Umwelteinflüsse, die Ernährung oder emotionale Konditionierungen hervorgerufen werden.

Zum besseren Verständnis der Zuckersucht interessieren uns besonders folgende Botenstoffe:

- Serotonin
- Dopamin
- Beta-Endorphine
- Insulin und Glukagon
- Leptin und Ghrelin
- Stresshormone

a) Serotonin – Ein Wohlfühlhormon als Dirigent der Neurotransmitter

Als Dirigent der Neurotransmitter, also der Botenstoffe, die für die Kommunikation der Nervenzellen zuständig sind, übernimmt Serotonin eine überaus wichtige Rolle. Dieser Neurotransmitter kontrolliert sozusagen die Aktivität sämtlicher im Gehirn aktiver Neurotransmitter und damit auch unsere Körperfunktionen.

Ein hoher Serotoninspiegel trägt dazu bei, dass wir uns wohl, entspannt und gelassen fühlen. Durch die Ausschüttung von Serotonin erleben wir uns im Einklang mit der Welt und unser Leben als sinnhaft. Außerdem ist dieser Botenstoff wichtig für die Impulskontrolle und zielgerichtetes Handeln. Das heißt, wenn viel Serotonin gebildet wird, können wir leichter unsere Ziele verfolgen. Herrscht dagegen ein Mangel an Serotonin, fällt es schwer, Gelüste unter Kontrolle zu halten, die Stimmung fällt und wir fühlen uns niedergeschlagen, depressiv und sinnlos. Wir handeln dann impulsiv und können nicht mehr „Nein" zu Dingen sagen, die uns eigentlich nicht gut tun. Unsere Impulskontrolle funktioniert nicht mehr richtig und unser freier Wille ist blockiert. Gleichzeitig steigt die Lust auf Süßigkeiten, Weißmehlprodukte und Alkohol, weil diese Dinge in der Lage sind, die Serotoninproduktion anzuregen und damit unsere Stimmung anzuheben.

Ein kleines Beispiel:
Stell Dir vor, Du hast heute einen außerordentlich wichtigen Termin. Vielleicht möchtest Du Deinen Chef um eine Gehaltserhöhung bitten, sollst auf der Arbeit eine Präsentation halten oder was auch immer wichtig für Dich sein könnte und wovor Du aufgeregt und nervös sein würdest. Vor diesem Termin kommst Du an einer Bäckerei vorbei und hast noch ausreichend Zeit hineinzugehen. Jetzt stell Dir folgende Varianten vor:

In Variante 1 fühlst Du Dich motiviert und bist optimistisch gestimmt. Du bist zwar ein wenig aufgeregt, wegen des gleich anstehenden Termins, zugleich fühlst Du Dich aber auch zuversichtlich und hoffnungsvoll, was Dir eine gewisse Gelassenheit verleiht. Du glaubst an Dich und Deine Fähigkeiten, kurz gesagt, Dein Serotoninspiegel ist hoch. In Variante 2 hingegen bist Du alles andere als freudig und optimistisch gestimmt. Du hast schlecht geschlafen und bist mies drauf. Du glaubst nicht an Dich und zweifelst daran, dass der Termin positiv ausgeht. Dein Serotoninspiegel ist im Keller und genauso fühlst Du Dich auch.

In welcher Variante ist die Wahrscheinlichkeit größer, dass Du Dir vor dem Termin noch schnell ein Teilchen vom Bäcker kaufst, um Deine Nerven zu beruhigen? Wenn Du nicht gerade zu den Menschen gehörst, die bei Stress allgemein nichts essen können, ist die Antwort wohl klar ...

b) Dopamin – Der „Ich-will-haben-Stoff"
Auch der Neurotransmitter Dopamin spielt bei der Zuckersucht eine Rolle. Dieser Botenstoff verleiht uns Antrieb und vermittelt uns das Gefühl des Haben-Wollens. Dopamin macht sozusagen Dinge für uns erstrebens- und begehrenswert und schenkt uns gleichzeitig die Motivation alles daran zu setzen, diese Dinge zu bekommen und zwar egal, ob es sich dabei um einen schönen Mann, ein schickes Kleid, einen Job, eine Droge, eine Dose Cola oder eine Packung Kekse handelt. Alles, was wir mögen und unbedingt haben wollen, verleiht uns einen Dopaminschub.

Dopamin ist derart mächtig, dass es sogar süchtig machen kann. Dopamin ist der Stoff, der Menschen dazu antreibt, die berufliche Karriereleiter immer weiter nach oben zu klettern, einen Profisportler zu immer neuen Höchstleistungen motiviert oder uns von einer Affäre in die nächste stürzen lässt. Es ist die Triebfeder des Lebens, kann uns aber gleichzeitig ins Verderben führen, weil wir in unserem Begehren nur davon gesteuert werden, das Ersehnte *jetzt* haben zu wollen und dabei die langfristigen Auswirkungen gerne verdrängen. Viel Dopamin bedeutet also „Ich will haben und zwar jetzt!". Kein Weg ist dann zu weit und der Verstand wird oftmals ausgeschaltet, nur, um an das Objekt der Begierde zu kommen. Im positiven Sinne macht uns Dopamin motiviert etwas zu tun, um Erstrebenswertes zu erreichen. Im negativen Sinne macht es uns gierig, rücksichtslos und blind für die Langzeitfolgen unseres Verhaltens.

Ein hoher Dopaminspiegel ist zum Beispiel dann aktiv, wenn unser Blick im Supermarkt auf das Regal mit Süßigkeiten fällt und wir dann unbedingt etwas davon haben müssen. Oder dann, wenn wir gezielt einkaufen gehen, um uns eine ganz bestimmte Marke an Eiscreme, Keksen oder Schokoriegeln zu besorgen. Das kann sogar so weit führen, dass wir noch ein zweites oder drittes Geschäft aufsuchen, wenn das Objekt der Begierde im ersten Supermarkt nicht erhältlich ist. In solchen Momenten sind wir auch bereit, überteuerte Preise zu zahlen oder nachts noch mal an die Tankstelle zu fahren, um das zu bekommen, wonach es uns gelüstet.

Doch auch ein niedriger Dopaminspiegel kann tückisch werden. Unsere Stimmung fällt, wir haben weniger Energie und unser Denken wird unklar. Die Versuchung, den Dopaminspiegel durch stimulierende „Ich-will-haben"-Situationen anzukurbeln, steigt.

Gut zu wissen: Im Laufe des Tages sinkt der Gehalt an Dopamin natürlicherweise. Das ist einer der Gründe, weshalb Essattacken oft erst am Nachmittag oder am Abend stattfinden.

Erschwerend kommt hinzu, dass Suchtkranke, egal, ob alkohol-, spiel- oder nikotinsüchtig, weniger Dopaminrezeptoren haben als Nicht-Süchtige. Das bedeutet, dass weniger Stellen zur Verfügung stehen, an die sich der Botenstoff anbinden und seine Information weiterleiten kann. Vermutlich trifft das auch auf zuckersüchtige Menschen zu. Zumindest bei fettleibigen Diabetikern konnte der Arzt Dr. Neal Barnard durch bildgebende Verfahren zur Sichtbarmachung der Abläufe im Gehirn belegen, dass ein Großteil der untersuchten Patienten tatsächlich weniger Dopaminrezeptoren hatte. Strittig ist allerdings, ob Süchtige bereits mit weniger Rezeptoren auf die Welt kommen oder sich die Anzahl der Rezeptoren durch eine übermäßige Stimulation reduziert und herunterreguliert hat. Dieser Streit spielt meines Erachtens jedoch keine große Rolle. Denn, wer weniger solcher Rezeptoren hat (aus welchem Grund auch immer), braucht logischerweise mehr Botenstoffe, um das gleiche Maß an Freude, Glück und Zufriedenheit zu empfinden, als derjenige mit ausreichend Rezeptoren. Man benötigt dann größere Mengen Stimuli, um die Belohnungssysteme im Gehirn zu aktivieren.

Du kannst Dir das in etwa so vorstellen: Wenn Du mit einer Angel (Rezeptor) fischen gehst, wirst Du weniger Fische angeln, als wenn Du im gleichen See mit 10 solcher Angeln unterwegs bist. Je mehr Rezeptoren (Angeln), desto mehr der Botenstoffe (in diesem Fall die Fische) bekommst Du ab.

Als Zuckersüchtige haben wir also weniger Dopaminrezeptoren (ob angeboren oder durch die ständige Überstimulation des Belohnungssystems mit Zuckrigem) als diejenigen, die kein Problem mit Süßem haben. Das heißt, wir brauchen dann mehr Schokolade, Kuchen oder Kekse bis wir uns satt und zufrieden fühlen. Ein Stück reicht uns einfach nicht!

c) Endorphine – Körpereigene Schmerzstiller und Aufputschmittel für unser Selbstbewusstsein

Endorphine sind die natürlichen Opiate unseres Körpers und wirken in erster Linie schmerzlindernd und zwar sowohl auf physischer als auch psychischer Ebene. Darüber hinaus sorgen sie für ein positives Selbstbewusstsein und geben uns das Gefühl mit unseren Mitmenschen verbunden zu sein. Wenn ausreichend Endorphine in unserem Körper aktiv sind, fühlen wir uns fähig, die Verantwortung für unser Leben zu übernehmen, sind hoffnungsvoll und optimistisch gestimmt. Bei großem Stress, Verletzungen und starken Schmerzen werden diese körpereigenen Endorphine ausgeschüttet und sorgen dann dafür, dass wir trotz der starken Belastungen handlungsfähig bleiben.

Sie sind sozusagen die natürlichen Schmerzmittel unseres Körpers und spielen auch bei der Geburt eine wichtige Rolle. Diese endogenen Morphine sind auch verantwortlich für das sogenannte „Runners High", das nach langen körperlichen Belastungen dafür sorgt, dass der Läufer keine Schmerzen verspürt, sondern euphorisch wird. Daher sind fordernde Ausdauersportarten und Marathons so beliebt.

Doch auch der Konsum von Zucker, Weißmehl und Alkohol regt die Produktion von Endorphinen an. Wenn wir also mies drauf sind, liegt der Griff zum Schokoriegel nah. Denn auch, wenn wir uns dieser biochemischen Zusammenhänge nicht bewusst sind, unser Gehirn weiß sehr wohl, was hilft, um unsere Stimmung anzuheben. Im Gegensatz zu Heroin, Kokain und Morphium beeinflussen Alkohol, Zucker und andere schnell verdaulichen Kohlenhydrate die Rezeptoren zwar nicht direkt, sorgen aber dafür, dass mehr körpereigene Endorphine gebildet werden.

Problematisch ist, dass Menschen, die übermäßig stark auf Zucker reagieren, ähnlich wie andere Süchtige, im Vergleich zu Gesunden einen niedrigen Endorphin-Spiegel haben. Damit Betroffene nicht durchgehend mit einem mangelnden Selbstbewusstsein und einer geringen Schmerztoleranz herumlaufen müssen, bedient sich der Körper eines Tricks: Er versucht den Mangel an Endorphinen auszugleichen, indem er die Anzahl der Rezeptoren erhöht, an denen das Endorphinmolekül andockt, um die transportierte Information weiterzugeben. Dadurch wird eine höhere Ausbeute erzielt und die wenigen Endorphine werden maximal gut verwertet. Dieser an sich geniale Regelmechanismus des Körpers wird uns jedoch zum Verhängnis. Denn eine höhere Anzahl an Endorphin-Rezeptoren bedeutet gleichzeitig, dass wir auf alle endorphinausschüttenden Tätigkeiten und Substanzen stärker reagieren als Menschen mit einer normal hohen Anzahl an Rezeptoren.

Ein Beispiel:
Der 15-jährige Lukas hat alkoholkranke Eltern und kam daher mit einem niedrigen Endorphin-Spiegel zur Welt. Im Laufe der Zeit hat sich sein Körper an den Mangel angepasst und die Endorphin-Rezeptoren erhöht. Von all dem weiß Lukas natürlich nichts. Augenscheinlich betrachtet ist er ein ganz normaler Fünfzehnjähriger. Wie jeden Mittwoch trifft Lukas sich auch diese Woche mit seinen Freunden, die allesamt mit normalen Endorphin-Pegeln ausgestattet sind. Die Jungs beschließen heute zum ersten Mal Alkohol zu trinken und besorgen sich ein Sixpack Bier. Während die Freunde von Lukas leicht high werden und sich erheitert fühlen, kommt es bei Lukas zu einem regelrechten Euphorierausch. Noch nie hat er sich so gut gefühlt wie heute.

Was glaubst Du, wer von den Jugendlichen am ehesten gefährdet ist alkoholabhängig zu werden? Genau, Lukas natürlich.

Ähnlich könnte die Geschichte mit Zucker ausfallen. Kleinkinder, die ihren Eltern die Zuckerdose regelrecht aus der Hand reißen, nach dem Verzehr von

Butterkeksen zu sanftmütigen und engelhaften Wesen werden, aber gleichzeitig von einem Moment auf den anderen unerklärliche Tobsuchtsanfälle bekommen, reagieren offensichtlich überaus stark auf Zucker.

d) Leptin, Ghrelin, Glukagon und Insulin: Wenn unsere Hunger-Sättigungs-Botenstoffe verrückt spielen

Unser Körper verfügt über ausgeklügelte Mechanismen, die normalerweise dafür sorgen, dass wir genau die Nahrungsmenge zu uns nehmen, die wir benötigen. Auch daran sind verschiedene Botenstoffe beteiligt. Zu den wichtigsten Botenstoffen unseres Hunger-Sättigungs-Mechanismus zählen Leptin, Ghrelin, Glukagon und Insulin. Benötigt unser Körper Energie, ruft er die Hormone Ghrelin und Glukagon zum Einsatz, die uns durch ein Hungergefühl vermitteln, dass es nun wieder mal an der Zeit ist, etwas zu essen. Wenn wir dann Nahrung zu uns nehmen, wird das von unserem Körper registriert und er schüttet die appetitzügelnden Hormone Insulin und Leptin aus, die uns signalisieren, dass wir genug gegessen haben und die Sättigung tritt ein. So sollte es jedenfalls sein.

Wenn wir ständig hochkalorische Dinge essen, die in der Natur nicht vorkommen, werden permanent Insulin und Leptin ausgeschüttet. Auf Dauer büßen diese Signalstoffe dabei immer mehr ihrer Wirkung ein und blockieren sich zudem auch noch gegenseitig. Unsere Zellen reagieren dann einfach nicht mehr wie vorgesehen auf diese Botenstoffe. Dann registriert auch unser Gehirn nicht mehr, dass bereits genügend Nahrung in unserem System angekommen ist. Es wird regelrecht blind und taub für diese Signale. Egal, wie viel wir dann essen, wir fühlen uns trotzdem nie richtig satt. Unser Sättigungsmechanismus funktioniert nicht mehr richtig und unser Gehirn sendet ständig das Signal „Hunger!" an den Körper. Gleichzeitig leitet es ihn an, so viel Fett wie möglich in den Fettzellen des Fettgewebes zu speichern, da es fälschlicherweise davon ausgeht, dass wir uns in einer Mangelsituation befinden und um unser Überleben kämpfen. Es wird dann so viel Energie gespart und eingelagert wie möglich. Das hat zur Folge, dass unser Körperfettanteil immer weiter ansteigt, während wir gleichzeitig immer träger werden. Der Drang uns zu bewegen und aktiv zu sein geht Richtung Null. Wir fühlen uns ständig müde und antriebslos.

Schließlich soll verhindert werden, dass wir unsere angeblich knappen Energiereserven vergeuden und alle Aktivitäten, die nicht überlebenswichtig sind, werden eingestellt. Im schlimmsten Fall enden wir als adipöse Couch-Potatos vor dem Fernseher.

Wenn wir die für diesen Hunger-Satt-Kreislauf verantwortlichen Hormone über einen längeren Zeitraum durch unsere moderne Industrienahrung aus dem Gleichgewicht bringen, kann unser Sättigungsempfinden sogar nachhaltig gestört werden. Wir werden also nicht dick, weil wir faul und verfressen sind, sondern, weil wir die Regelkreisläufe in unserem Körper durcheinander bringen und uns laut Einschätzung unseres Gehirns in einer Notsituation befinden. Dieses Hormonchaos ist mit reiner Willenskraft nur schwer zu durchbrechen.

e) Wie Stresshormone uns in die Zuckersucht treiben

Stress am Arbeitsplatz, in der Beziehung, mit den eigenen Gewohnheiten – wer kennt das nicht?! Gerade dann, wenn wir drei Dinge auf einmal machen wollen, von einem Termin zum nächsten hetzen, es allen anderen um uns herum recht machen möchten und dabei uns selbst und unsere eigenen Bedürfnisse vergessen, leiden wir unter einem erhöhten Stresspegel. Wer dauerhaft unter Stress steht, riskiert seine Gesundheit und provoziert Heißhungerattacken.

Wenn wir unter Stress leiden, egal, ob psychischer oder physischer Natur, werden unsere Nebennieren aktiv. Die nur vier Zentimeter langen, zehn Gramm schweren und pyramidenförmigen Organe sitzen ganz oben auf unseren Nieren und schütten in stressigen Situationen Stresshormone wie Adrenalin, Noradrenalin und Cortisol aus. Infolgedessen verengen sich unsere Blutgefäße, die Herzfrequenz wird schneller, der Blutdruck steigt, so dass unser Gehirn und unsere Muskeln besser durchblutet werden. Zugleich wird verstärkt Energie mobilisiert, damit wir entweder schnell flüchten oder kämpfen können und damit bessere Chancen haben, die Gefahrensituation heil zu überstehen.

Anders als heute diente Stress unseren Vorfahren aus der Steinzeit als Signal für eine bedrohliche und meist lebensgefährliche Situation, der sie entweder entkommen konnten oder nicht. Stress hielt also nur kurz an. Entweder man überlebte oder überlebte nicht. Heute hingegen sind wir nur selten einer tatsächlichen Lebensgefahr ausgesetzt, dafür aber dauerhaft in einem Stresszustand. Wir müssen uns sputen, um pünktlich beim Meeting zu erscheinen; investieren viel Zeit und Energie, um gut und gepflegt auszusehen; sollen am besten ständig erreichbar sein und wollen parallel dazu auch noch die Rolle der Kollegin, Tochter, Ehefrau und Mutter vorbildlich erfüllen. In der heutigen Zeit kommen wir so gut wie nie zur Ruhe. Wir schütten selbst dann Stresshormone aus, wenn wir uns über den Chef ärgern, in einen Stau geraten oder der Nachbar die Musik zu laut aufdreht.

Das Problem dabei ist, dass unser Organismus nicht unterscheiden kann, ob wir einer lebensbedrohlichen Situation (z. B. Angriff eines Säbelzahntigers) oder einer Stresssituation des modernen Lebens ausgesetzt sind. In beiden Fällen reagiert unser Körper gleich: Stresshormone werden gebildet und in den Blutkreislauf ausgeschüttet. Unsere Nebennieren sind allerdings nicht dafür gemacht, durchgehend Stresshormone, sogenannte Kortikoide, zu produzieren, wie dies in der heutigen, hektischen Gesellschaft ständig der Fall ist. Stressige Situationen traten in früheren Zeiten nur gelegentlich auf und waren dann meistens nur von kurzer Dauer. Entweder gelang es, der gefährlichen Situation zu entkommen oder eben nicht. Durch den Dauerstress von heute, an den unser Organismus nicht angepasst ist, überfordern wir unsere Nebennieren und das kann uns in die Zuckersucht treiben.

Warum? Weil wir in stressigen Situationen mehr Energie in Form von Glukose benötigen. Grundsätzlich ist das kein Problem. Denn die Hormone, die bei Stress sofort ausgeschüttet werden, sorgen dafür, dass mehr Glukose aus der Leber abgebaut und ins Blut befördert wird. An sich eine wunderbare Einrichtung, um uns in stressigen Situationen handlungsbereit zu machen. Doch der Dauerstress von heute führt dazu, dass unsere Nebennieren irgendwann erschöpft sind und nicht mehr ausreichend Stresshormone wie Cortisol bilden können. Das bedeutet dann: Wir sind im Stress, brauchen also mehr Energie, aber die Energiefreisetzung durch die Stresshormone funktioniert nicht mehr richtig, weil die Nebennieren aufgrund der ständigen Überlastung nicht mehr mit der Produktion hinterherkommen und auf Dauer sogar kaputt gehen können. Mediziner sprechen dann von Hypocortisolismus, der dazu führt, dass wir uns bei Stress schnell überfordert fühlen und leicht unterzuckern.

Und was ist die Folge? Genau, der geringe Zuckergehalt im Blut dient als Signal, dass wir etwas essen sollen und wir bekommen Heißhunger auf Süßes oder andere Dinge mit vielen schnell verfügbaren Kohlenhydraten, aus denen unser Körper den benötigten Treibstoff, die Glukose, besonders schnell gewinnen kann und nach dem unser gestresstes System förmlich lechzt!

Das ist kein böser Streich unseres Körpers, sondern eine knallharte Überlebensstrategie. Gegen solche Heißhungerattacken helfen weder Disziplin noch Willenskraft – hier hilft allein solche Situationen überhaupt erst nicht entstehen zu lassen.

Interessant zu wissen: Sobald Cortisol ausgeschüttet wird, werden verstärkt die Aminosäuren Tryptophan und Tyrosin verbraucht. Diese beiden Eiweißbausteine sind jedoch auch für die Bildung von Serotonin und Dopamin wichtig. Stress provoziert also auch deshalb Heißhunger auf Süßes, weil er die Baustoffe für die Herstellung unserer Glücksbotenstoffe verbraucht.

Stress treibt uns nicht nur in die Zuckersucht, sondern macht uns auch noch krank und dick.

Wie wir gesehen haben, sorgen die Nebennieren dafür, dass in stressigen Situationen mehr Glukose aus der Leber freigesetzt wird. Das lässt natürlich auch den Blutzuckerspiegel ansteigen und Insulin wird ausgeschüttet. Wie wir ja bereits wissen, befindet sich unser Körper im Fettspeichermodus solange Insulin aktiv ist. Das ist der Grund, wieso Stress dick macht – auch, wenn wir wenig essen! Durch den ständig erhöhten Insulinspiegel wird die Gewichtsabnahme verhindert und gleichzeitig werden aller zur Verfügung stehenden Nährstoffe im Blut effektiver verwertet und in die Zellen eingelagert.

Parallel dazu sorgt Dauerstress für dauerhaft erhöhte Blutzuckerwerte. Die Fachwelt spricht dann von einem prädiabetischen Zustand. Der hohe Zuckergehalt im Blut verursacht mit der Zeit Schäden an den Innenwänden der Gefäße und erhöht damit das Risiko irgendwann an Arteriosklerose zu erkranken. Unter Dauerstress leidet auch der Nachtschlaf, wir erholen uns immer schlechter und brennen auf Dauer förmlich aus. Eine Überlastung der Nebennieren äußert sich zunächst durch ein sinkendes Energieniveau, durchläuft später eine Phase der ständigen Müdigkeit und endet im Burnout!

Interessant zu wissen: Was ist Cortisol und was sind seine Aufgaben?

Cortisol zählt zur Gruppe der Glukokortikoid-Hormone und sorgt nicht nur bei Stress dafür, dass vermehrt Glukose ins Blut gelangt und wir dadurch handlungsfähiger werden. Der natürlich hohe Cortisolspiegl am Morgen sorgt auch dafür, dass wir wach werden. Außerdem verdanken wir dem Cortisol, dass wir tagsüber fit und leistungsfähig bleiben und nicht direkt nach einer Mahlzeit wieder erneut Hunger bekommen. Ohne Cortisol hätten wir keine Energie und wären antriebslos.

An sich ist Cortisol also sehr wichtig für unseren Antrieb und unsere Energie. Problematisch wird es erst, wenn wir dauerhaft unter Stress stehen und permanent Cortisol ausgeschüttet wird. Das führt zunächst einmal zu einem dauerhaft erhöhten Blutzuckerspiegel, was schlecht für Gesundheit und Figur ist, und irgendwann auch zu einer Erschöpfung der Nebennieren, die dann nur noch zu wenig oder gar kein Cortisol mehr bilden können.

---

3. Fazit: Machtlos gegen Heißhungeranfälle? – Es ist nicht Deine Schuld

Nun weißt Du also, dass Drogen inklusive Alkohol und Nikotin, aber auch industriell stark verarbeitete und damit naturfremde Lebensmittel aus raffiniertem Zucker, isolierten Fetten oder Kochsalz, wie sie in Fast Food, Fertiggerichten, Softgetränken, Chips, Süßigkeiten usw. stecken, unser Belohnungssystem im Gehirn manipulieren. Das führt dazu, dass Botenstoffe wie Serotonin, Dopamin oder Endorphine aus ihrer Balance geraten und dann eine unglaubliche Macht über unser Konsum- und Essverhalten bekommen. Wir werden süchtig nach der stimulierenden Wirkung dieser Botenstoffe und sind bei einem Mangel bereit alles zu tun, um ihre Produktion wieder anzukurbeln.

Wenn wir uns diese Zusammenhänge bewusst machen, ändert das zwar im Moment noch nichts an unserer Lage, erhöht aber zumindest die Wahrscheinlichkeit, dass wir einsehen, dass Schuldgefühle und ein schlechtes Gewissen nach einem Ausrutscher nicht angebracht sind. Unsere Biochemie hat uns einen Strich durch die Rechnung gemacht und unseren freien Willen ausgehebelt – auch, wenn wir ihr nur ungern so viel Macht über uns zuschreiben.

Als Zuckersüchtiger kennst Du sicher Momente, in denen Du bereit bist, auch noch mal um 23 Uhr an die Tankstelle zu fahren oder Dir nachts um halb zwei ein Dutzend Pfannkuchen zu backen oder eine Pizza in den Ofen zu schieben. Und vielleicht hast Du auch schon mal im Mülleimer nach der nur halbleeren Packung Kekse gefischt, die von Deinem letzten Zuckerexzess am Tag zuvor übrig geblieben ist und die Du in Wut und Verzweiflung über Dein Verhalten mit größter Entschlossenheit, dass ab morgen alles anders wird, in den Müll geworfen hast. Doch nur, damit Du sie spätestens am nächsten Nachmittag, wenn der Entzug Dir zu schaffen macht, wieder aus dem Müll hervorholst und die Kekse dann doch in Deinem Magen landen.

Ich kenne solche Geschichten, wie die mit den Kekspackungen im Müll, jedenfalls nur zu gut. Einmal ist mir sogar Folgendes passiert: Ich war tanken und entgegen meiner Vorsätze nichts Süßes mehr zu essen, habe ich mich doch hinreißen lassen, Süßigkeiten zu kaufen. Auf dem Weg nach Hause habe ich es mir noch einmal anders überlegt und die gerade erst gekauften Süßigkeiten einfach aus dem geöffneten Autofenster in einen Waldweg geworfen. Kurz darauf kam es zu Hause zu einem Streit zwischen meinem Freund und mir und ich bin gegen Mitternacht noch einmal an die besagte Stelle gefahren und habe die Süßigkeiten dann doch wieder eingesammelt, ich brauchte einfach etwas Nervennahrung. Ich hoffe, dass mich niemand beim Einsammeln der Süßigkeiten gesehen hat! Heute kann ich über solche Vorfälle aus der Vergangenheit lachen, weiß aber auch, wie unfrei es sich anfühlt, in der Zuckerfalle gefangen zu sein. Kein schönes Gefühl …

Wenn Du jetzt also – vielleicht zum ersten Mal – wirklich nachvollziehen kannst, dass Du nicht an einer Willens- oder Charakterschwäche leidest, nur, weil Du, genauso wie ich damals, in der Zuckerfalle gefangen bist, brauchst Du

Dich nicht länger mit Schuldgefühlen und einem schlechten Gewissen zu plagen. Sobald wir als Zuckersüchtige wissen und begreifen, dass wir an einer Störung unseres Belohnungssystems und einer aus dem Ruder geratenen Biochemie unseres Körpers leiden, können wir aufhören, unser Verhalten als Charakterschwäche zu sehen. Wir wissen dann, dass die süchtig machenden Substanzen unser Gehirn sozusagen kidnappen und es zwingen, Dinge zu tun, die man bei gesundem Menschenverstand eigentlich nicht tun würde. Wir verstecken Vorräte, essen heimlich, fangen mitten in der Nacht noch an zu kochen, kramen im Müll nach weggeworfenen Süßigkeiten oder was auch immer. Wenn man erst einmal in eine Abhängigkeit geraten ist, glaubt das Gehirn ernsthaft zugrunde gehen zu müssen, wenn die Droge vorenthalten wird. Es handelt sich also um wirklich starke Kräfte, die hier am Werk sind und den freien Willen tatsächlich aufheben können. Der Charakter spielt hier keine Rolle. Menschen, die frei von Süchten sind, können das einfach nicht nachvollziehen. Sie können nicht verstehen, wenn wir gleich zwei Tafeln Schokolade auf einmal essen, den halben Kuchen verdrücken oder so viel essen müssen, bis der Magen spannt und schmerzt. Sie sagen dann „Ein Stück hätte doch auch gereicht, Du musst halt bloß lernen Dich zu mäßigen". Dass hier jeder Widerstand zwecklos ist, können sie einfach nicht nachempfinden, weil sie selbst noch nicht erlebt haben, wie viel Einfluss eine aus dem Gleichgewicht geratene Biochemie auf unser Denken und Handeln haben kann.

Die gute Nachricht für uns Zuckersüchtige: Wir sind dieser Beeinflussung nicht machtlos ausgeliefert. Denn genauso, wie unser Gehirn unser Denken und Handeln steuern kann, so können wir durch unser Verhalten, insbesondere durch unsere Ernährung, auch die Chemie in unserem Körper beeinflussen. Durch gezielte Veränderungen unseres Essverhaltens können wir das Problem also an seiner Wurzel packen und unsere Biochemie wieder ins Gleichgewicht bringen. Es besteht also ein berechtigter Grund zur Hoffnung, dass wir der Zuckerfalle entkommen können!

Kapitel 5: Die richtige Ernährung für Zuckersüchtige

Wie wir also gesehen haben, spielt die Biochemie bei der Zuckersucht eine entscheidende Rolle. Vor allem unser Blutzuckerspiegel, aber auch bestimmte Botenstoffe beeinflussen unsere Stimmung, unser Denken, unsere Gelüste und damit die Auswahl unserer Lebensmittel. Glücklicherweise funktioniert diese Beeinflussung auch in die andere Richtung. Indem wir unseren Speiseplan aus den richtigen Lebensmitteln zusammenstellen, können wir die Biochemie unseres Körpers entscheidend beeinflussen und dadurch ungesunden Gelüsten gezielt vorbeugen. Das ist immens wichtig. Wenn unsere Botenstoffe erst einmal aus dem Gleichgewicht geraten sind und unser Gehirn dringend Energie benötigt, bringen auch die besten Vorsätze nichts mehr. Der Befehl des Gehirns JETZT etwas zu essen, ist dann stärker als jede Selbstdisziplin. Für intervenierende Maßnahmen ist es dann meistens zu spät. Unter solchen Bedingungen raubt uns das Gehirn den freien Willen.

Die gute Nachricht: Durch gezielte Änderungen unserer Ernährungsgewohnheiten können wir Heißhungerattacken ganz einfach vorbeugen. Dazu brauchen wir in erster Linie eine Ernährung, die den Blutzuckerspiegel stabilisiert und uns mit allen Nähr- und Vitalstoffen versorgt, die unser Körper braucht.

1. Blutzuckerspitzen meiden und den Blutzucker stabil halten

Wie wir bereits besprochen haben, lassen isolierte Zuckerarten den Blutzuckerspiegel sehr schnell in die Höhe schießen, nur, um dann kurze Zeit später wieder weit so abzufallen, dass es zu regelrechten Entzugssymptomen kommt. In diesem Zustand fühlen wir uns müde, unruhig, können uns nur noch schwer konzentrieren, werden leicht genervt, wütend und frustriert. Da unser Körper weiß, dass Zucker und Weißmehlprodukte den Blutzucker schnell wieder in die Höhe treiben, signalisiert er uns „Du musst etwas essen und zwar schnell!".

Weil ein zu niedriger Blutzucker sogar tödlich enden kann, ist dieser Befehl so stark, so dass er sich allein mit Willen und Vernunft nicht ausheben lässt.

Wenn wir dann leicht verdauliche Kohlenhydrate essen, fühlen wir uns zwar tatsächlich schnell wieder wohl, aber genau so schnell wie der Blutzuckerspiegel angestiegen ist, fällt er auch wieder und dann meistens tiefer als zu Beginn des Essens. Das bedeutet, dass der schnelle Energiekick ziemlich rasch zu einem Energieloch wird und der Körper relativ zügig wieder nach Nahrung verlangt. Ein Teufelskreis.

Diese starken Blutzuckerschwankungen müssen nicht sein und können durch eine vollwertige Ernährung verhindert werden. In erster Linie heißt das, wir sollten leicht verdauliche Kohlenhydrate, die den Blutzucker schnell in die Höhe treiben und nur für einen kurzen Energiekick sorgen, gegen komplexe Kohlenhydrate austauschen, die langsamer in Glukose gespalten werden, den Blutzuckerspiegel dadurch weniger stark beeinflussen und uns gleichmäßig über einen längeren Zeitraum mit Energie versorgen.

Um Blutzuckerspitzen zu vermeiden, solltest Du folgende Lebensmittel meiden:

- sämtliche isolierten und konzentrierten Zuckerarten (Haushaltszucker, Fruchtzucker, Sirups, Honig, Dicksäfte) und alle damit angereicherten Produkte wie Süßigkeiten, Limonaden, Konfitüre, Bagels, Kuchen, Kekse, Fertiggerichte, Konserven, Tiefkühlkost, Soßen, Dips usw.
- Stärke und daraus hergestellte Produkte wie Brot, Nudeln und andere Teigwaren aus hellem Mehl sowie glutenfreie Produkte aus hellem Mais- oder Reismehl
- polierten, weißen Reis
- Chips und Pommes
- Cocktails, Obstsäfte, reine Obstsmoothies und große Mengen süßer Früchte (vor allem auf nüchternen Magen)

Keine Panik bitte: Mach Dir keine Sorgen, falls es Dir im Moment unmöglich erscheint, sämtliche Süßigkeiten und Weißmehlprodukte aus Deiner Ernährung zu streichen. Das wird Dir dann sehr wahrscheinlich leichter fallen, nachdem Du eine Zeit lang mehr Vitalstoffe zu Dir genommen hast und Deine Zellen sich mit all den Substanzen aufgeladen haben, die sie benötigen. Denn Heißhunger auf Süßes kann auch mit einem Vitalstoffmangel der Zellen zusammenhängen.

Wenn Du jahrelang viel Zucker und Weißmehl gegessen hast, ist die Wahrscheinlichkeit hoch, dass Du zu wenig Mikronährstoffe wie Vitamine, Mineralien und Spurenelemente zu Dir genommen hast und Deine Zellen nie wirklich das bekommen haben, was sie eigentlich dringend brauchen. Sie sind dann sozusagen nie richtig satt geworden und verlangen ständig Nachschub. Die Folge: Wir fühlen uns selten richtig gesättigt und haben ständig das Gefühl, etwas essen zu wollen. Um Deine Zellen mit allen notwendigen Vitalstoffen aufzufüllen, brauchst Du nicht unbedingt auf etwas zu verzichten, im Gegenteil – Du solltest zusätzlich vitalstoffreiche Dinge in Deine Ernährung aufnehmen. Es geht hier also weniger um Verzicht, als darum, mehr hochwertige und vitalstoffreiche Lebensmittel zu Dir zu nehmen!

Ab sofort solltest Du also Dinge essen, die Deinen Blutzuckerspiegel stabil halten und Deine Zellen mit wichtigen Nähr- und Vitalstoffen versorgen:

- viel frisches Gemüse und davon vor allem grünes Blattgemüse
- Quinoa, Amaranth, Hirse, Buchweizen
- Kartoffeln in Form von Pell- oder Salzwasserkartoffeln; Chips, Pommes und Kartoffelbrei sind weniger empfehlenswert
- Vollkornreis
- Hülsenfrüchte (am besten nicht aus Dosen, da diese oft Zucker enthalten!)
- Nüsse und Ölsaaten
- Sprossen und Keime

- Fleisch, Fisch (bei Wurstwaren bitte aufpassen, die enthalten oft Zucker!)
- Käse, Butter und andere Milchprodukte am besten in der Vollfettversion
- Eier
- gesunde Fette wie Kokosöl, Kokosmus, Ghee, kaltgepresste Pflanzenöle
- (Wild-)Kräuter
- Vollkornprodukte statt Weißmehlprodukte

Aufgepasst: Vollkorn ist nicht unbedingt Vollkorn

Leider dürfen Backwaren, die nur zu einem geringen Anteil aus vollem Getreide bestehen als Vollkornprodukte ausgezeichnet werden. Nur, weil Vollkorn drauf steht, muss also noch lange nicht nur Vollkorn drin sein. Außerdem enthalten herkömmliche Brote sehr oft zugesetzten Zucker, der uns triggern könnte. Hier lohnt es sich, beim Bäcker konkret nach den Inhaltsstoffen zu fragen oder die Zutatenliste genau zu studieren. Oder noch besser: Selbst backen und dann idealerweise das Life-Changing loaf of bread von Sarah Britton (www.mynewroots.org/site/2013/02/the-life-changing-loaf-of-bread/) ausprobieren, das aus Haferflocken, Leinsamen, Flohsamen und einer bunten Mischung aus weiteren Körnern und Nüssen besteht und damit ganz ohne Getreide auskommt. Eine deutsche Übersetzung für dieses wirklich leckere und sehr gesunde Brot findest Du auf Ilgas Zuckermonster-Blog unter: www.endlichzuckerfrei.com/flohsamen-brot

Ich finde dieses Brot so toll, weil es ohne Getreide auskommt, denn auch Vollkorngetreide ist aus gesundheitlicher Sicht nicht unbedingt ideal. Ganze Getreidekörner enthalten noch den fetthaltigen Keim, der nach der Verarbeitung schnell ranzig wird, wodurch ungesunde Fettsäuren entstehen. Bei Vollkornprodukten ist es daher

---

besonders wichtig, dass sie frisch zubereitet wurden. Außerdem enthalten die Getreidekörner sogenannte Hemmstoffe, die verhindern, dass das Korn vorzeitig zu keimen beginnt und leider dazu führen, dass wir die Inhaltsstoffe nicht wirklich aufnehmen können. Daher sollte Vollkorngetreide bevor es gegessen wird, aktiviert werden. Dazu gleich mehr.

Ein kleiner Tipp am Rande: Weizen am besten komplett meiden

Weizen besteht zu 75 % aus dem sogenannten Amylopektin A, einem Kohlenhydrat, das zwar „langkettig" ist, aber dennoch sehr viel leichter als andere Kohlenhydrate zu Glukose aufgespalten wird. Deshalb lassen sämtliche Weizenprodukte, egal, ob diese aus Auszugsmehl oder Vollkornmehl hergestellt werden, den Blutzucker stark in die Höhe schnellen. Du solltest daher im Idealfall sämtliche Weizenprodukte meiden!

Interessant dazu ist der Artikel der Psychotherapeutin und Bulimie-Expertin Inke Jochims „Der Ausstieg aus der Zuckersucht beginnt mit dem Verzicht auf Weizen", nachzulesen unter: www.erdschwalbe.de/VitaljournalFrueSo2013.pdf

Wenn Du Lust auf etwas Süßes bekommst, bevorzuge lieber die natürliche Süße von Früchten statt künstlicher Süßungsmittel zu verwenden. Beachte dabei bitte, dass Trockenfrüchte und andere Früchte mit hohem Zuckergehalt, vor allem auf nüchternen Magen gegessen oder zu Säften und reinen Obstsmoothies verarbeitet, den Blutzuckerspiegel ebenfalls in unerwartete Höhen treiben können. Besser als Bananen, Mangos oder Feigen sind um Beispiel alle Arten von Beeren, viele Steinfrüchte, Papaya, Kiwi oder Grapefruits. Achte beim Verzehr von Obst auf die Signale Deines Körpers. Falls Dich bestimmte Früchte triggern, lass sie während der Zeit der Zuckerentwöhnung lieber weg.

Prinzipiell solltest Du Nahrungsmittel bevorzugen, die Deinen Blutzuckerspiegel nur wenig irritieren und Dinge meiden, die ihn schnell und stark in die Höhe treiben. Welchen Einfluss ein Lebensmittel auf den Blutzuckerspiegel hat, kannst Du auch aus der Tabelle am Ende des Buches ablesen. Hierin werden die Lebensmittel gemäß ihrer sogenannten glykämischen Last eingeteilt. Je höher der Wert, desto höher steigt der Blutzuckerspiegel beim Verzehr des jeweiligen Nahrungsmittels an. Als empfehlenswert gelten Nahrungsmittel mit einem Wert von bis zu 10. Lebensmittel mit einer glykämischen Last von 11 bis 19 können gelegentlich gegessen werden, während Zuckersüchtige jedoch sämtliche Produkte ab einem Wert von 20 besser meiden sollten.

Die Werte aus der Tabelle geben Dir allerdings nur einen groben Richtwert. Denn auch die Kombination einzelner Lebensmittel und die Zubereitung der Speisen haben einen Einfluss auf den Blutzuckerspiegel. Frittierte oder angebratene Nahrungsmittel treiben den Blutzuckerspiegel viel stärker in die Höhe als dampfgegarte, gekochte oder in ihrem natürlichen Zustand belassene Lebensmittel. Auch ganze Früchte sind weniger bedenklich als püriertes Obst oder ein daraus zubereiteter Saft, der keine Faserstoffe mehr enthält. Das erklärt auch, warum solche Angaben in Tabellen aus unterschiedlichen Quellen voneinander abweichen können und deshalb immer mit Vorsicht zu genießen sind. Du braucht Deine Ernährung also nicht strikt nach irgendwelchen Werten auszurichten, sondern lediglich als eine grobe Orientierungshilfe betrachten. Eine ausführliche Tabelle, in der die verschiedensten Lebensmittel im einzelnen aufgelistet sind, findest Du, wie gesagt, am Ende des Buches. Hier schon mal ein kleiner Überblick.

Aufgepasst: Der Unterschied zwischen glykämischer Last und glykämischem Index

Neben der glykämischen Last (GL) wird auch der sogenannte Glyx-Wert (GI) oder glykämische Index gerne zur Beurteilung dafür herangezogen, wie stark ein Lebensmittel den Blutzuckerspiegel beeinflusst. Allerdings wird beim GI nur berücksichtigt, wie schnell der in den Lebensmitteln enthaltene Zucker ins Blut aufgenommen wird und den Blutzuckerspiegel erhöht, aber nicht, wie viel Zucker in einem Lebensmittel enthalten ist. Das kann zu irritierenden Ergebnissen führen.

So ist zum Beispiel der Glyx-Wert von Weißbrot und Möhren ähnlich hoch, weil der enthaltene Zucker in beiden Fällen ähnlich schnell ins Blut übergeht. Der Verbraucher wird also in die Irre geleitet und glaubt, es mache keinen Unterschied, ob er eine Möhre oder ein Scheibe Toast esse. Dabei berücksichtigt der Glyx-Wert nicht, dass Weißbrot im Verhältnis zur Grammzahl achtmal so viel Zucker enthält wie Karotten.

Im Klartext heißt das, Du müsstest 800 g Möhren essen, um einen genauso hohen Blutzuckeranstieg zu provozieren, wie er zustande kommt, wenn Du nur 100 g Weißmehl isst. Die glykämische Last schließt genau diese Lücke, indem sie auch beachtet, wie viele Kohlenhydrate in einem Lebensmittel insgesamt enthalten sind. Damit Du einen besseren Überblick bekommst, wie unterschiedlich die Lebensmittel aufgrund ihrer Last und ihres Index eingeteilt werden, habe ich in der folgenden Auflistung sowohl die GL als auch den GI berücksichtigt.

	Glykämischer Index	Glykämische Last
niedrig	bis 55	bis 10
mittel	56 bis 69	11 bis 19
hoch	ab 70	ab 20

Ein paar Beispielwerte:

➢ **Gemüse:**

	glyk. Index	glyk. Last
grünes Gemüse und Salate	unter 15	1 bis 2
Tomaten, Spargel, Spinat, Sauerkraut, Pilze, Blumenkohl, Zucchini, Zwiebeln	15	1 bis 2

Soja und daraus gewonnene Produkte	15 bis 30	bis 4
Paprika	30	1
Linsen, Erbsen, Bohnen	30 bis 40	6 bis 18
rohe Möhren	30	3
gekochte Möhren	85	6
Kürbis	75	4

> **Obst:**

	glyk. Index	glyk. Last
Aprikose, Äpfel, Birnen, Kirschen, Grapefruits, Erdbeeren (frisch)	bis 30	2 bis 5
Pflaumen, Pfirsich, Mangos, Kiwis, Orangen (frisch)	40 bis 53	2 bis 7
Trauben, Honigmelone, Bananen, Ananas (frisch)	60 bis 65	7 bis 13
Wassermelone (frisch)	75	5

> **Brot und Backwaren:**

Pumpernickel	40	15
Vollkornbrot	45	18
Mischbrot	65	33
Croissant	70	32
Weißbrot	80	39
Brezel	83	53
Kekse und Kuchen	70	53

> **Beilagen:**

	glyk. Index	glyk. Last
Glasnudeln	35	>20
Vollkornnudeln	42	26 bis 33
Hartweizennudeln al dente	54	22 bis 53
Reis	55 bis 80	25 bis 65
Kartoffeln gekocht	60 bis 70	11
Kartoffeln gebraten, Pommes	95	32

> **Fleisch, Wurst, Fisch:**

	glyk. Index	glyk. Last
Hähnchen ohne Haut	15	<3
magere Fleisch- und Fischsorten	bis 25	<3
Beef Steak	28	<3
Rindfleisch	bis 50	<3
Hähnchen mit Haut	50 bis 60	<3
Schweinefleisch	bis 55	<3
Gulasch	58	<3
Hackfleisch	49 bis 62	<3
Salami	75	<3
Schinkenwurst	79	<3

> **Milchprodukte:**

	glyk. Index	glyk. Last
Schlagsahne, Butter, Frisch- und Hartkäse, Mozzarella	0	1
Naturjoghurt, Buttermilch	15	1
Magerquark, Hüttenkäse	20	1

Vollmilch	30	2
Fruchtjoghurt, Eiscreme	über 60	8 bis 18

> **Getränke:**

	glyk. Index	glyk. Last
Tee, Wasser, Kaffee (ungesüßt)	0	0
Wein, Sekt	50 bis 55	2
Cola, Limo	90	8
Bier	110	4

> **Sonstiges:**

	glyk. Index	glyk. Last
Schokolade mit mindestens 70 % Kakaoanteil	20	7
Nüsse	15 bis 30	2
Haferflocken	40	27
Müsli ungezuckert	40	25
Müsli gezuckert	bis zu 70	44
Vollmilchschokolade	70	36
Honig, Marzipan	80	62
Traubenzucker	100	100

Eine ausführliche Tabelle, in der die verschiedensten Lebensmittel im einzelnen aufgelistet sind, findest Du, wie gesagt, am Ende des Buches.

2. Die erste Mahlzeit ist entscheidend

Wenn es Dir noch nicht gelingt, Zucker und Weißmehl komplett aus Deiner Ernährung zu streichen, kannst Du trotzdem bereits beachtliche positive Veränderungen erzielen, indem Du die Zusammenstellung Deiner ersten Mahlzeit des Tages optimierst. Wie wir gesehen haben, können Blutzuckerschwankungen zum Auslöser für Heißhungerattacken werden. Leider beginnen viele Zuckersüchtige den Tag mit Brot und Marmelade, gezuckertem Müsli oder ähnlichem. Und auch diejenigen, die nicht frühstücken, trinken vielleicht einen gesüßten Milchkaffee oder besorgen sich am Vormittag ein belegtes Brötchen oder ein süßes Teilchen vom Bäcker. Auch, wer bis zum Mittagessen durchhält, sich dann aber Pasta, Pommes oder Burger einverleibt, stellt für den Rest des Rest des Tages die Weichen für einen instabilen Blutzuckerspiegel mit großen Schwankungen.

Die erste Mahlzeit legt also den Grundstein dafür, wie sich der Blutzuckerspiegel im Laufe des Tages verhält. Wenn wir als erste Nahrung schnell verdauliche Kohlenhydrate in Form von Zucker oder Weißmehl zu uns nehmen, steigt der Blutzucker rasant an, fällt aber kurze Zeit später wieder genauso rasch ab. Das ist der Grund dafür, dass solche Mahlzeiten nicht lange satt machen und wir uns bereits kurze Zeit später wieder hungrig fühlen.

Mein Tipp lautet daher: Vermeide in der ersten Mahlzeit des Tages, ganz unabhängig davon, wann Du diese zu Dir nimmst, alle Formen von isolierten und leicht verdaulichen Kohlenhydraten, die den Blutzuckerspiegel schnell in die Höhe schießen lassen und damit das darauf folgende Tief, inklusive Heißhungerattacken vorprogrammieren. Iss stattdessen lieber etwas, das Dir für lange Zeit Energie spendet und Deinen Blutzucker stabil und ausgeglichen hält.

Das solltest Du zum Frühstück bzw. zur ersten Mahlzeit des Tages meiden	Daraus kannst Du Dir Dein Frühstück bzw. die erste Mahlzeit des Tages zusammenstellen
• gesüßten Kaffee mit Milch (wenn Kaffee, dann entweder schwarz oder nur mit Milch) • gesüßten Kakao • Limonaden, Softgetränke • Säfte! • reine Obstsmoothies	• Wasser, ungesüßter Kaffee oder Tee • grüne Smoothies (keine reinen Obstsmoothies!) mit einem möglichst hohen Anteil an grünem Gemüse und Kräutern • Gemüse aller Art

- gesüßten Joghurt
- gesüßtes Müsli
- helle Teigwaren jeglicher Art (Toast, Brötchen, Baguette, Bagels, Pfannkuchen)
- süße Aufstriche wie Nutella, Marmelade, Honig
- Obstsalat (auf nüchternen Magen schießt das Blut aus Obst besonders schnell ins Blut!)
- Wurst, da sie oft viel Zucker enthält

- Eier
- 100 %-iges Vollkornbrot oder das Life-Changing loaf of bread von Sarah Britton
- Sahne, Butter, Kokosöl
- Haferflocken
- selbst zusammengestelltes Müsli aus Körnern und Getreide
- Sprossen und Keime
- Nüsse, Samen und Mandeln
- Käse
- ungesüßte (vegane) Milch
- (Soja-)Joghurt
- Tomaten, Gurken, Avocado und jedes andere Gemüse

Falls es Dir schwer fällt, allein anhand dieser Auflistung Dein Frühstück zusammenzustellen, findest Du anbei drei Rezeptideen, die für einen blutzuckerfreundlichen Start in den Tag geeignet sind und Dir als Inspirationshilfe dienen sollen.

3. Drei Frühstücksideen für einen blutzuckerfreundlichen Start in den Tag
Frühstücksidee Nummer 1: Chia-Pudding mit Beeren
Chiasamen sind das Superfood schlechthin. Sie liefern uns wertvolle Omega-3-Fettsäuren, fünfmal so viel Kalzium wie Milch, einen hohen Gehalt an Vitamin E, das wichtig für die Nerven ist, und haben einen Eiweißgehalt von 20 Prozent. Die kleinen Samen enthalten alle essentiellen Aminosäuren zugleich und liefern jede Menge Ballaststoffe, die unseren Darm reinigen, den Blutzuckerspiegel stabilisieren und uns lange satt machen. Chiasamen sollen laut Studien[*]

---

[*]siehe www.ncbi.nlm.nih.gov/pubmed/18492301; www.ncbi.nlm.nih.gov/pubmed/17356263

sogar eine günstige Auswirkung auf den Cholesterinspiegel und die Blutfett-werte haben und dabei helfen, einer Insulinresistenz vorzubeugen bzw. diese sogar wieder rückgängig zu machen.

Ein weiterer Vorteil von Chiasamen: Sie lassen sich einfach und schnell zu einem leckeren Frühstück zubereiten, z. B. in Form dieses Chia-Puddings.

Für eine Portion nimmst Du:

- 150 ml ungesüßte (Pflanzen-)Milch
- 3 Esslöffel Chiasamen
- je ½ Teelöffel Vanille und Zimt
- 150 g Himbeeren oder andere Beeren nach Wahl (frisch oder tiefge-froren)

Zubereitung

Die Chiasamen zusammen mit den Gewürzen in die Milch einrühren und dann in ein Glas oder eine Dessertschale geben und zu Beginn alle paar Minuten gut durchrühren, so dass keine Klümpchen entstehen. Dann stellst Du die Mi-schung für mindestens zwei Stunden in den Kühlschrank. In dieser Zeit saugen die Chiasamen die Flüssigkeit auf und entwickeln durch das Aufquellen eine puddingartige Konsistenz. Du kannst den Pudding auch schon am Vorabend zubereiten und ihn über Nacht im Kühlschrank lassen. Kurz vorm Servieren brauchst Du dann nur doch die Beeren darüber zu geben (falls Du tiefgefrore-ne Früchte nimmst, musst Du sie natürlich vorher auftauen lassen) und schon ist der leckere und gesunde Chia-Pudding fertig zum Genießen. Falls Dir die Konsistenz zu flüssig bzw. zu fest sein sollte, kannst Du beim nächsten Mal die Menge (Pflanzen-)Milch entsprechend anpassen.

Gut zu wissen: Du kannst natürlich auch andere Obstsorten verwenden. Allerdings sind Beeren recht arm an Zucker, so dass sie für ein blutzucker-freundliches Frühstück besonders gut geeignet sind. Auch zu empfehlen sind Papaya oder Rhabarber. Äpfel, Birnen, Kiwis, Pflaumen, Nektarien und Orangen enthalten zwar schon etwas mehr Zucker, liegen aber immer noch im tolerierbaren Bereich, wenn Du sie zusammen mit den ballaststoffreichen

Chiasamen isst und es mit der Menge nicht übertreibst.

Frühstücksidee Nummer 2: Grüner Smoothie

Grüne Smoothies sind eine tolle Erfindung. Sie sind nicht nur schnell zubereitet und schmecken richtig lecker, sondern sind auch wahre Nährstoffbomben. Grüne Smoothies bestehen zur Hälfte aus frischen Früchten und zur anderen Hälfte aus grünem Blattgemüse wie Salat, (Wild-)Kräutern, Spinat, Mangold, Kohlblättern usw. Das Besondere der grünen Smoothies steckt im Blattgrün der Pflanzen. Blattgrün versorgt uns mit basischen Mineralien, den Süßhunger dämpfenden Bitterstoffen, verjüngenden Enzymen, vitalisierenden Biophotonen und ganz viel Chlorophyll, das unser Blut reinigt und eine entgiftende Wirkung auf unseren gesamten Organismus hat.

Bei der Zusammenstellung von grünen Smoothies darfst Du Deiner Phantasie freien Lauf lassen und das Getränk gerne auch mit Gewürzen wie Kurkuma, Ingwer, Zimt, Kakao oder Vanille verfeinern. Meine derzeitige Lieblingsmischung besteht aus einer Handvoll Rukola, einer großen Tasse selbstgezogenem Kamutgras, einem halben Kopf Salat, einem Apfel, einer Mango sowie einem Teelöffel Kurkuma und etwas Zimt. Die Zutaten werden zusammen mit etwas Wasser in einem leistungsstarken Mixer zerkleinert. Am besten ist es, wenn Du den grünen Smoothie direkt nach der Zubereitung trinkst. Du kannst ihn aber auch in Glasflaschen abfüllen und als gesunde Mahlzeit für unterwegs mitnehmen. Weitere Rezeptideen für grüne Smoothies findest Du in Büchern und auch kostenlos im Internet, zum Beispiel hier unter:

www.gruenesmoothies.org/rezepte

Gut zu wissen: Finger weg von reinen Obstsmoothies! Smoothies, die nur aus Obst zubereitet werden, sind hingegen weniger empfehlenswert. Hier fehlen die im Blattgrün enthaltenen Ballaststoffe, die bei grünen Smoothies einen schnellen Anstieg des Blutzuckerspiegels verhindern. Reine Obstsmoothies provozieren große Blutzuckerschwankungen und können deshalb, im Gegensatz zu grünen Smoothies, zum Auslöser für Gelüste und

Heißhunger werden.

Sei aber auch bei grünen Smoothies vorsichtig und achte genau auf Deinen Körper, wie er auf die pürierten Früchte reagiert. Es kann sein, dass grüne Smoothies nichts für Dich sind und Du Dich durch sie nicht wirklich gut gesättigt fühlst. Das liegt dann zwar meistens daran, dass Dein Körper sich erst an diese flüssigere Art von Nahrung gewöhnen muss oder Du zu viel Obst und zu wenig Blattgrün verwendet hast. Generell solltest Du nicht mit Gewalt etwas gegen Dein Körpergefühl durchsetzen, nur, weil es gerade in ist und anscheinend die ganze Welt davon schwärmt.

Frühstücksidee Nummer 3: Gedämpfter Brokkoli

Zugegeben, Brokkoli zum Frühstück hört sich zunächst einmal gewöhnungsbedürftig an und ist es vielleicht auch. Dennoch geht nichts über ein Frühstück mit gedünstetem Brokkoli. Dieser Kreuzblütler ist extrem reich an wertvollen Inhaltsstoffen wie Magnesium, Kalzium, Karotin und Vitamin C. Er liefert jede Menge sättigender und blutzuckerausgleichender Ballaststoffe und hat dazu kaum Kalorien. Klaus Oberbeil und Dr. med. Christiane Lentz schreiben in ihrem Buch „Obst & Gemüse als Medizin", dass Brokkoli innerhalb einer Stunde nach seinem Verzehr den Stoffwechsel aller unserer Körperzellen anregt und daher sehr vitalisierend wirkt. Außerdem bezeichnen sie Brokkoli als Antistressgemüse und das beste Schutzgemüse für unsere Schleimhäute.

Angedünstet mit ein wenig Knoblauch und feinen Gewürzen schmeckt dieser Kreuzblütler ganz wunderbar, vor allem dann, wenn man anschließend noch einen Löffel Kokosöl oder Erdnusscreme dazu gibt. Selbstverständlich kannst Du das Brokkoli-Frühstück auch mit anderem Gemüse, Eiern oder Vollkornbrot ergänzen. Ich zum Beispiel bereite mir Brokkoli gerne zusammen mit Blumenkohl zu und gebe darüber ein Erdnuss-Senfdressing, für das ich einfach ein wenig Erdnusscreme mit Senf und ein wenig Wasser vermische. Falls Du weder Brokkoli noch Blumenkohl magst, kannst Du natürlich auch jedes andere Gemüse verwenden – wichtig ist in erster Linie, dass es reich an Ballast- und Vitalstoffen und arm an einfachen Kohlenhydraten ist.

4. Dem Körper geben, was er braucht oder ein Plädoyer für eine vollwertige Ernährung

Schon Dr. med. Max Otto Bruker wusste „Die Gier nach Süßigkeiten ist bereits ein Symptom, daß [dem Kind] etwas fehlt; allerdings fehlt ihm nicht der Fabrikzucker, sondern andere Zusatzstoffe, vor allem Vitamin B_1. Die Zuckergier [der Kinder] ist ein klassisches Zeichen des Vitalstoffmangels und dafür, daß bereits eine Abhängigkeit besteht." Dieses Zitat stammt aus seinem Buch „Unsere Nahrung – unser Schicksal" und bedeutet, dass das Verlangen nach Zucker einhergeht mit einem Vitalstoffmangel unserer Zellen. Ein interessanter Gedanke, den ich voll und ganz bestätigen kann. Sobald wir unseren Zellen ausreichend Vitalstoffe zur Verfügung stellen, lässt der Appetit auf Süßes nach oder verschwindet sogar ganz.

Interessant zu wissen: Heißhunger durch Vitalstoffmangel

In unserem Inneren geht es betriebsam zu. Unsere schätzungsweise 70-100 Billionen Körperzellen sind 24 Stunden am Tag damit beschäftigt neue Stoffe herzustellen, Unbrauchbares zu entsorgen und defekte Stellen zu reparieren. Dazu brauchen sie Energie und die richtigen Baustoffe.

Da Zucker, genauer gesagt Glukose, also Traubenzucker, sehr schnell zu zellverfügbarer Energie umgewandelt werden kann, ist es natürlich, dass wir eine Vorliebe für Süßes und Teigwaren aus hellem Mehl entwickeln, da der darin enthaltene Zucker besonders schnell als Energie zur Verfügung steht. Das Problem dabei ist allerdings, dass solche leeren Kalorienträger zwar sofort in Energie umgewandelt werden können, aber nur sehr wenige bis gar keine der sogenannten Mikronährstoffe liefern. Süßigkeiten, Pasta und Brot aus Weißmehl enthalten kaum noch Mineralstoffe, Vitamine oder sekundäre Pflanzenstoffe. Doch auch diese werden von unseren Zellen dringend benötigt.

Viele Kalorien, aber keine Mikronährstoffe? Der Heißhunger lässt grüßen

Wenn unsere Zellen nicht mit allem versorgt werden, was sie für die Aufrechterhaltung ihrer Funktionen benötigen, schlagen sie Alarm in Form von

---

Hunger bzw. Heißhunger. Durch den Verzehr von schnell verdaulichen Kohlenhydraten wie Zucker oder Weißmehl wird dieser leider nicht auf die richtige Art und Weise beantwortet. Diese Lebensmittel liefern unseren Zellen zwar ausreichend Energie, aber nicht die vielen wichtigen Vitalstoffe, die neben der Energie ebenfalls dringend benötigt werden. Wir verhungern dann sozusagen bei vollem Magen. Das mag sich vielleicht übertrieben anhören, entspricht jedoch den Tatsachen.

Obwohl in unserer Gesellschaft immer mehr Menschen übergewichtig sind, weil sie zu viele Kalorien essen, leiden sie gleichzeitig oft an einem Mineralstoff- und Vitaminmangel. Kein Wunder – denn raffinierte und stark verarbeitete Industrienahrung beeindruckt vielleicht unsere Geschmackssinne und füllt unsere Mägen, lässt unsere Zellen jedoch mit notwendigen Vitalstoffen unterversorgt.

Ich habe mich intensiv mit der Frage auseinandergesetzt, welche Vitalstoffe unser Körper tatsächlich braucht. Dabei ging es mir nicht um im Labor hergestellte Vitamine in Tablettenform, sondern, um die vielen lebenden und bioverfügbaren Bestandteile in unbehandelten und natürlichen Lebensmitteln wie Vitamine, Enzyme, Mineralien, Spurenelemente und sekundäre Pflanzenstoffe. Leider liefert die heutige Ernährungsweise, die zu einem großen Teil aus stark verarbeiteten Produkten besteht, kaum noch solche lebendigen Inhaltsstoffe. Fast alles ist in irgendeiner Weise industriell verarbeitet, umgewandelt, erhitzt, bestrahlt, konserviert oder isoliert. Unter all diesen Verarbeitungsmethoden leiden die lebenden Bestandteile eines Nahrungsmittels am meisten. So sorgen Konservierungsmethoden zwar dafür, dass unsere Nahrung länger haltbar bleibt, führen aber gleichzeitig dazu, dass die lebendigen Inhaltsstoffe darin abgetötet werden. Dadurch wird dann aus einem einstigen Lebensmittel (also einem Mittler von Leben) ein leerer Kalorienträger, sprich ein toter Stoff, der zwar unseren Magen füllt, aber unsere Zellen verhungern lässt.

Erschwerend kommt hinzu, dass die meisten unserer Lebensmittel in sogenannten Monokulturen auf ausgelaugten Böden und oft sogar unter unnatürlichen Bedingungen ohne Humuserde oder Sonnenlicht gezüchtet werden.

Auch ein vorzeitiges Abernten und lange Transportwege lassen den ursprünglichen Gehalt an Vitalstoffen bis auf ein Minimum schrumpfen. Kein Wunder also, dass die Ernährung von heute immer weniger Mineralien, Enzyme und Vitamine liefert. Die Folge: Unsere Zellen bekommen nicht das, was sie wirklich brauchen und verlangen infolgedessen ständig nach Nahrung und wir haben andauernd den Eindruck, etwas essen zu müssen.

Interessanterweise habe ich die Erfahrung gemacht, dass dieses Gefühl nie wirklich richtig satt zu werden und alle zwei, drei Stunden etwas essen zu wollen, ziemlich schnell verschwindet, wenn ich meinen Körper mit vollwertigen Lebensmitteln, also Lebensmitteln, die noch ihren vollen Wert und jede Menge Vitalstoffe liefern, versorge. Es funktioniert also tatsächlich! Die verschiedenen Nährstoffe machen mich zufriedener und unterstützen mich bei meinem Zuckerentzug. Auf einmal fällt es viel leichter auf Zucker und Weißmehlprodukte zu verzichten.

Wenn ich morgens einen großen grünen Smoothie trinke, habe ich danach garantiert keine Lust mehr auf ein Marmeladenbrot oder einen Schokoriegel. Früher, nach einer großen Schüssel Cornflakes oder einem Brötchen mit Schokocreme, sah das anders aus. Da bekam ich nur kurze Zeit nach dem Frühstück schon wieder Appetit. Dieses Verlangen hört schlagartig auf, sobald unsere Zellen mit allem versorgt sind, was sie brauchen. Glaubst Du nicht? Na, dann probiere es aus!

Um Deinen Körper mit ausreichend Vitalstoffen zu versorgen, solltest Du bei folgenden Lebensmittel reichlich zuschlagen:

- Gemüse, Salate und Kräuter (am besten einen Teil davon roh essen und gaaaaanz viel Grünzeug)
- Nüsse (am besten ungesalzen, in Rohkostqualität und aktiviert, das heißt, über Nacht eingeweicht; dazu weiter unten gleich noch mehr)
- Wildkräuter wie Löwenzahn, Giersch, Brennnessel usw.
- Ölsaaten wie schwarzer Sesam, Leinsamen, Chiasamen (ebenfalls am besten aktiviert)
- aktivierte Hülsenfrüchte

- unbehandeltes Meer- oder Steinsalz, ohne Zusätze
- Sprossen, Keime und Gräser aus Getreidesamen
- rohe gesättigte Fette aus naturbelassenem Kokosöl und Kokosmus oder in Form von Rohmilchbutter von grasgefütterten Tieren (in Deutschland leider schwer zu bekommen, aber übers Internet aus Österreich beziehbar)

Gut zu wissen: Rohe gesättigte Fette sind ein essentieller Bestandteil unserer Ernährung

Fette sollen gesund sein, wie bitte? Hast Du Bedenken davor, zu viel Fett zu Dir nehmen? Und fürchtest Du Dich besonders vor gesättigten Fettsäuren, die angeblich das Risiko für Übergewicht, erhöhte Blutfettwerte und damit einhergehende Herzkreislauferkrankungen steigern sollen? Dann kann ich Dich beruhigen, Deine Bedenken sind unbegründet. Gesättigte Fette, in naturbelassener und unerhitzter Form, spielen bei der Versorgung unserer Zellen eine entscheidende Rolle. Sie sind bei der Bildung von Hormonen und anderen Botenstoffen beteiligt, verbessern die Hydrierung (Wasserversorgung) unserer Zellen und sind wichtig für die Aufnahme von Vitaminen und Mineralien. Darüber hinaus sind sie in der Lage, fettlösliche Umweltgifte in unserem Körper zu binden und abzutransportieren (ein wahrer Segen in der heutigen Zeit, in der die Giftstoffbelastung immer weiter ansteigt).

Weil rohe gesättigte Fette so wichtig für unsere Zellen und unerlässlich für die gesunde Entwicklung des Kindes sind, besteht auch Muttermilch zu sage und schreibe zu über 90 % aus gesättigten Fettsäuren. Das wussten auch ursprünglich lebende Naturvölker, wie der amerikanische Zahnarzt Dr. Weston Price* auf seinen Reisen zu den entlegensten Völkern der Welt zu Beginn des vergangenen Jahrhunderts herausgefunden hat. Er hat beobachtet dass alle Menschen und Naturvölker, die sich traditionell ernähren, egal welcher Herkunft, verhältnismäßig viele rohe gesättigte Fette verzehren.

---

*Sehr anschaulich werden die Ergebnisse von Dr. Price in dem Buch „Gefährdete Menschheit" von A. von Haller dargestellt.

Nur wir hochzivilisierten modernen Menschen leiden heutzutage oft an einem Mangel.

Dabei sind diese Fettsäuren vor allem für uns Zuckersüchtige so wichtig, weil sie uns dabei helfen können, ungesunden Hunger auf Süßes und Weißmehl zu vermindern. Denn aus den in ihnen enthaltenen mittelkettigen Fettsäuren kann unser Körper fast genauso schnell Energie herstellen wie aus der schnell verfügbaren Glukose aus Süßigkeiten, Brot, Nudeln und Co. Und das, ohne unseren Blutzucker zu irritieren. Außerdem sorgen sie dafür, dass die Vitalstoffe, die wir durch die Nahrung zu uns nehmen, auch ins Innere der Zellen gelangen und dort verstoffwechselt werden können. Damit Nährstoffe in die Zelle aufgenommen werden können, müssen unsere Zellmembrane intakt sein. Das sind die Hüllen unserer Zellen, die darüber bestimmen, welche Stoffe ins Innere der Zelle gelangen und welche draußen bleiben müssen. Weil sie zu einem großen Teil aus gesättigten Fetten bestehen, sollten wir regelmäßig rohe gesättigte Fettsäuren mit der Nahrung zu uns nehmen, damit die Zellmembrane funktionstüchtig bleiben.

Wie Du also siehst, sprechen schlagkräftige Argumente dafür, mehr rohe gesättigte Fette in Deine Ernährung zu integrieren. Du brauchst auch keine Unmengen davon. Ein bis zwei Esslöffel am Tag dürften schon ausreichen. Falls Du Bedenken wegen Deiner Figur haben solltest, lass Dir gesagt sein, dass rohe gesättigte Fette alle für ihre Verdauung notwendigen Enzyme mitbringen, so dass sie sehr schnell aufgespalten und als Energiequelle genutzt werden können und nicht im Fettgewebe eingelagert werden müssen. Im Gegensatz zu rohen gesättigten Fetten sind diese Enzyme in erhitzten Fetten nicht mehr vorhanden, weil die Enzyme beim Erhitzen absterben. Deshalb ist es für den Körper schwer bis unmöglich, erhitzte Fettsäuren zu zerlegen und zu verstoffwechseln und er muss sie kurzerhand im Unterhautfettgewebe einlagern. Beim Verzehr von rohen gesättigten Fetten brauchst Du Dich also nicht vor einer Gewichtszunahme zu fürchten. Übergewicht ist keine Folge vom Genuss roher gesättigter Fette, sondern entsteht durch ein Übermaß an einfachen und isolierten Kohlenhydraten, erhitzten Fetten und anderen schlechten Fetten, wie zum Beispiel Transfettsäuren, die vielen verarbeiteten Nahrungsmitteln zugesetzt werden. Solche ungünstigen Fette solltest Du ab sofort übrigens auch besser meiden. Dazu zählen:

- herkömmliche Brat- und Backfette (verwende lieber Butter, Ghee, Palmöl oder Kokosöl zum Erhitzen)
- Margarine
- gehärtete Pflanzenfette wie sie in Backwaren, Fertiggerichten und Fast Food vorkommen
- Frittierte und stark angebratene Gerichte
- billige Pflanzenöle (falls Du Pflanzenöle wie Oliven- oder Sonnenblumenöl verwenden möchtest, achte bitte darauf, dass sie kaltgepresst wurden und bewahre sie dunkel und kühl auf)

Frau Dr. med. Barbara Miller, eine in der Rohkostszene bekannte Ärztin, empfiehlt in einem Interview anlässlich der dritten Lebensenergiekonferenz, Menschen, die gerne abnehmen möchten, sogar täglich bis zu acht Esslöffel Kokosöl zu essen. Die vielen gesunden Fette im Kokosöl helfen dem Körper, auf die Energiegewinnung durch die Verbrennung von Fett umzustellen, vor allem dann, wenn gleichzeitig weniger schnell verdauliche Kohlenhydrate gegessen werden.

Übrigens, auch Kochsalz ist ein raffiniertes Produkt, das unserem Körper Mineralien raubt. Besser wäre es, wenn Du auf unbehandeltes Meer- oder Steinsalz umsteigst, das Deinen Körper zugleich auch noch mit vielen wichtigen Mineralstoffen versorgt. Darüber hinaus solltest Du auch Glutamat und andere Geschmacksverstärker meiden, da sie zum Überessen verleiten können. Gleiches gilt für künstliche Süßstoffe, die ja außerdem verhindern, dass sich unsere Geschmacksknospen von dem süßen Geschmack entwöhnen. Süßstoffe können bei manchen Zuckersüchtigen auch die Naschlust triggern und damit Essanfälle provozieren. Wenn das bei Dir der Fall sein sollte, lass lieber die Finger davon.

Außerdem solltest Du Lebensmittel aus biologischem Anbau bevorzugen. Herkömmliche Nahrungsmittel sind viel stärker mit Pestiziden und Insektiziden belastet, die nicht nur unseren Körper vergiften, sondern auch dem pflanzeneigenen Immunsystem die Arbeit abnehmen, so dass die behandelte Pflanze dann weniger eigene Abwehrstoffe gegen Schädlinge und Umwelteinflüsse bilden muss. Bei diesen Abwehrstoffen handelt es sich um für uns Menschen wertvolle sekundäre Pflanzenstoffe wie Gerbsäuren, Katechine Bioflavone usw. Je mehr eine Pflanze mit Pflanzenschutzmitteln behandelt wurde, umso weniger dieser für uns guten Abwehrstoffe liefert sie.

Was ist mit Obst?

Frisches Obst zählt ebenfalls zu den vollwertigen Lebensmitteln. Allerdings enthalten manche Obstsorten sehr viel Zucker und können dadurch die Naschlust in Gang setzen. Besonders kritisch sind Trockenfrüchte sowie kernlose Hybridzüchtungen, wie sie oft bei Trauben oder Melonen vorkommen. Auch Fruchtsäfte sind bedenklich, weil hier die Ballaststoffe fehlen und der enthaltene Zucker schnell ins Blut aufgenommen wird. Reine Obstsmoothies würde ich ebenfalls nicht empfehlen, weil der Zucker durch das Pürieren der Früchte schneller verdaut wird, als wenn wir sie mit unseren Zähnen zerkleinern würden.

Allerdings reagiert jeder Körper anders und jeder startet die Zuckerentwöhnung unter anderen Vorbedingungen. Während Bananen, Mangos und anderes Obst manch einem hilft, nicht doch zur Schokolade aus dem Supermarkt zu greifen, können Früchte bei anderen die Zuckersucht triggern. Du musst hier also selbst herausfinden, was für Dich passt. Auf jeden Fall abraten würde ich Dir von gekauften Säften, gekochten Früchten und Obst aus Konserven.

Halten wir also fest: Hinter dem Hunger auf Zuckerhaltiges und Weißmehl verbirgt sich oft ein Mangel an Vitalstoffen, den wir fälschlicherweise als Lust auf Süßes oder Teigwaren interpretieren. Indem wir auf eine vollwertige Ernährung umstellen, also auf Lebensmittel, die noch ihren vollen Wert liefern, dadurch die Dosis an Vitalstoffen erhöhen und gleichzeitig immer weniger leere Kalorienbomben und Nährstoffräuber zu uns nehmen, können sich unsere Zellen wieder mit allem auftanken, was sie für ihre optimale Funktionsweise benötigen. Sehr oft verschwinden dann ungesunde Gelüste wieder von selbst. Probiere es aus! Es wird sich auszahlen, versprochen!

Extratipp: Aktiviere Nüsse, Körner, Hülsenfrüchte und Ölsaaten bevor Du sie isst

Getreidekörner, Nüsse, Ölsaaten und Hülsenfrüchte haben eins gemeinsam, sie können zum Leben erwachen. Wenn sie keimen, bildet sich aus ihrem Samen ein kleiner Fortsatz, aus dem dann die entsprechende Pflanze erwächst. Damit die Samen jedoch nicht vorzeitig unter ungünstigen Bedingungen zu keimen und zu wachsen beginnen, verfügen sie über bestimmte Hemmstoffe, die den Keimvorgang solange verhindern, bis die Umstände günstig sind. Dadurch können die Samen viele Jahre überleben und ihr Erbmaterial auch über ungünstige Zeiten hindurch retten. Sie halten einfach einen langen Schlaf und warten auf den richtigen Zeitpunkt.

Wenn wir diese schlafenden Samen und Nüsse essen, können wir nicht alle darin enthaltenen Nährstoffe für uns nutzen, da sie für uns wie verschlossen sind. Außerdem sind Hemmstoffe wie z. B. die Phytinsäure für uns schwer verdaulich. Viele Hemmstoffe sind sogenannte Enzymhemmer, die die Arbeit unserer eigenen Enzyme behindern und so das Aufschließen unserer Nahrung erschweren können. Das ist auch der Grund, wieso Nüsse und Hülsenfrüchte, aber auch Getreideprodukte und Ölsaaten oft wie Steine im Magen liegen und zu einem unangenehmen Völlegefühl führen.

Zum Glück gibt es einen Trick, um die Samen und Körner leichter verdaulich zu machen und ihre guten Bestandteile und Inhaltsstoffe für uns besser nutzbar zu machen. Dazu müssen wir sie ganz einfach nur zum Leben erwecken. Das gelingt uns, indem wir sie vor dem Verzehr mit Wasser in Berührung bringen, also einweichen. Die Samen erwachen dadurch aus ihrem Tiefschlaf und der Keimprozess wird eingeleitet. Die wachstumshemmende Phytinsäure wird dadurch reduziert, die Enzyminhibitoren

(Hemmer) werden neutralisiert und gleichzeitig werden die guten Nährstoffe aktiviert und für uns zugänglich gemacht. Während der Einweichzeit kommt Leben und Aktivität in die Samen. Sie beginnen dann mit der Bildung von Aminosäuren, Enzymen, Vitaminen und anderen Vitalstoffen. Durch diesen Aktivierungsvorgang steigt also der Gehalt an Nähr- und Vitalstoffen an und die Inhaltsstoffe werden für unseren Körper leichter verdaulich und können besser absorbiert werden.

Zum Aktivieren gibst Du die Samen und Körner in eine Schüssel und bedeckst sie mit Wasser. Darin lässt Du sie für einige Stunden darin quellen (auch über Nacht möglich) und schüttest anschließend das Einweichwasser weg und spülst die Samen und Körner noch einmal gründlich mit frischem Wasser ab. Dann kannst Du die Körner und Samen entweder sofort weiterverarbeiten oder im Kühlschrank für zwei bis drei Tage aufbewahren. Wenn die Samen zu keimen beginnen, solltest Du sie ein- bis zweimal täglich mit frischem Wasser abspülen.

Ein paar Tipps zum Einweichen
→ Nüsse und Mandeln
Nüsse brauchst Du nur dann einzuweichen, wenn Du sie nicht frisch knackst. Denn nur, wenn sie eine Zeit lang ohne Schale gelagert werden, bilden sie die für uns ungünstigen Hemmstoffe. Am besten weichst Du Nüsse in etwas Salzwasser ein. Mandeln sollten nach dem Einweichen von ihrer Haut befreit werden, da auch in der Haut Enzyminhibitoren enthalten sind. Dafür einfach die eingeweichte Mandel zwischen zwei Fingern andrücken, so dass der innere Kern heraus rutscht. Funktioniert das nicht so leicht, war möglicherweise die Einweichzeit zu kurz oder die Mandeln wurden vorher erhitzt, um sie haltbarer zu machen.

→ Körner und Hülsenfrüchte
Körner wie Amaranth, Buchweizen, Dinkel, Gerste, Hirse, Mais, Quinoa, Reis, Roggen und Weizen und auch Hülsenfrüchte wie Bohnen, Kichererbsen, Linsen und Sojabohnen profitieren von der Einweichzeit. Hier wird ebenfalls die Phytinsäure reduziert, das Korn bzw. die Hülsenfrucht wird

besser verdaulich und die anschließende Kochzeit reduziert sich durch das Einweichen auch. Die gewaschenen Körner können in Wasser mit Apfelessig oder Zitronensaft für ca. 8 – 24 Stunden eingeweicht werden. Hülsenfrüchte weichst Du besser in Wasser mit etwas Natronlauge ein. Danach spülst Du sie noch einmal sorgfältig ab und kannst sie dann wie gewohnt zubereiten (Achtung: die Kochzeit wird durch das Einweichen kürzer!).

→ Ölsaaten

Ölsaaten wie Leinsamen, schwarzer Sesam oder Chiasamen brauchst Du nur ganz kurz in Wasser einzuweichen. Ein paar Minuten oder eine Stunde reichen schon, damit der Keimprozess eingeleitet wird. Anschließend kannst Du die Ölsaaten wie gewohnt verarbeiten.

5. Achte auf die Zufuhr ganz bestimmter Mineralien und Vitamine

Mit den oben genannten Tipps für eine vollwertige Ernährung sollte Dein Körper zwar bereits sämtliche wichtigen Nährstoffe erhalten, trotzdem kann es besonders für Zuckersüchtige sinnvoll sein, einzelne Vitamine und Mineralien in hoher Dosis zu Dir zu nehmen. Wenn wir über einen langen Zeitraum, vielleicht sogar über viele Jahre hinweg große Mengen Zucker und Weißmehl zu uns genommen haben, hat unser Körper vermutlich ein sehr großes Defizit an folgenden Mineralien und Vitaminen:

- Vitamin B_1
- Zink
- Chrom
- Magnesium
- Omega-3-Fettsäuren

Statt irgendwelche isolierten Vitaminpräparate zu schlucken, empfehle ich Dir, Nährstoffe lieber in Form frischen und vollwertigen Lebensmitteln zu Dir zu nehmen. Vitamine kommen in der Natur niemals isoliert vor, sondern immer nur im Verbund mit vielen anderen Begleitstoffen. Deshalb sollten wir keine isolierten und künstlich hergestellten oder extrahierten Vitamine zu uns nehmen, denn noch kann niemand abschätzen, wie wichtig dieser Verbund an anderen Begleitstoffen für die Aufnahme und Verwertbarkeit der Vitamine und Vitalstoffe ist. Iss daher lieber Lebensmittel, die von Natur aus viele der oben genannten Stoffe enthalten. Falls Du doch lieber Nahrungsergänzungsmittel zu Dir nehmen möchtest, sprich das am besten mit einem Arzt ab und lass vorher Deine Blutwerte checken. So lassen sich eventuelle Defizite am sichersten aufdecken und Du kannst eine geeignete Strategie auswählen, um sie wieder auszugleichen.

a) Vitamin B_1 (Thiamin)

Wie wir ja schon ausführlich besprochen haben, ist Zucker in erster Linie ein Vitamin-B_1-Räuber. Gleiches gilt für Weißmehlprodukte. Wenn Du Dich also über viele Jahre hinweg sehr zucker- und/oder weißmehllastig ernährt hast, was vermutlich bei den meisten von uns der Fall ist, dann sind Deine Vitamin-B_1-Speicher höchst wahrscheinlich ziemlich erschöpft. Es kann dann sehr wohltuend sein, für eine Zeit lang ganz bewusst viele Lebensmittel zu Dir zu nehmen, die über einen hohen Gehalt an Vitamin B_1 verfügen.

Besonders reich an Thiamin, wie Vitamin B_1 auch genannt wird, sind alle Arten an Vollkorngetreide, Buchweizen und Grünkern. Auch Schweinefleisch, Nüsse, Sonnenblumenkerne, Kartoffeln, Hülsenfrüchte, Hefe, Spargel und Haferflocken zählen zu guten Thiaminlieferanten. Eine der wohl effektivsten Quellen für Vitamin B_1 ist Weizengrassaft oder der Saft aus anderen Getreidegräsern. In 100 ml frisch gepresstem Weizengrassaft sollen bis zu 3 mg Vitamin B_1 stecken. Falls es Dir zu aufwendig ist, Getreidegräser selbst aufzuziehen, kannst Du Dir auch getrocknetes Getreidegraspulver aus dem Bioladen oder übers Internet besorgen. Dieses Pulver kannst Du dann, genauso wie die frischen Gräser, mit in Deine Smoothies geben oder einfach in etwas Wasser oder Saft einrühren und dann trinken.

Was Du außerdem wissen solltest: Das Vitamin B_1 aus Pflanzen kann vom menschlichen Körper direkt verwertet werden. Wird das Vitamin durch tierische Produkte zugeführt, muss es zunächst durch bestimmte Enzyme aufgespalten werden. Außerdem gilt zu beachten, dass Thiamin empfindlich auf Hitze und Lagerung reagiert. Backen, zu langes Kochen und Einlagern von Lebensmitteln können daher den Vitamin-B_1-Gehalt von Lebensmitteln erheblich reduzieren.

b) Zink

Zink zählt zu den essentiellen Spurenelementen. Wir brauchen also keine riesige Mengen davon (nur etwa 15 mg pro Tag), dennoch hängt unsere Gesundheit von einer ausreichenden Zinkzufuhr ab. Dieses Spurenelement ist ein wichtiger Bestandteil von mehr als 70 Enzymen und an etwa 200 enzymatischen Prozessen beteiligt. Zink aktiviert Hormone, stärkt das Immunsystem, kontrolliert das Wachstum, stabilisiert unsere Zellmembranen und ist wichtig für unsere Augen, die Haut, die Nerven und die Wundheilung.

Was für uns besonders interessant ist: Zink ist ein Bestandteil von Insulin. Wenn zu wenig Zink im Körper ist, kann nicht genug Insulin gebildet werden, was zur Folge hat, dass ein erhöhter Blutzuckerspiegel nicht abgebaut werden kann. Wie Du aus dem vorherigen Kapitel weißt, mindert ein dauerhaft erhöhter Blutzucker die Insulinsensitivität und wirkt sich nachteilig auf unsere Gesundheit aus. Eine ausreichende Zinkversorgung unterstützt also die Insulinproduktion und hilft dabei, erhöhte Blutzuckerspiegel wieder zu senken.

Bei einer Ernährung, die reich an Zucker, Weißmehl und ungesunden Fetten ist, kommt es schnell zu einem Zinkmangel, denn diese Nahrungsmittel enthalten so gut wie nichts von diesem Spurenelement. Leider liefern auch Salate, Gemüse und Obst nur wenig Zink. Als besonders gute Zinkquellen gelten Innereien, Muskelfleisch, Leber, Austern und Muscheln. Zwar enthalten auch Nüsse und Getreidekörner viel Zink, die darin enthaltene Phytinsäure verhindert allerdings, dass unser Körper das Spurenelement verwerten kann. Es heißt daher, dass Zink aus tierischen Quellen besser aufnehmbar ist und Vegetarier und Veganer besonders häufig unter einem Zinkmangel leiden. Doch das muss nicht sein.

Wie Du inzwischen ja bereits weißt, wird die Phytinsäure durch das Aktivieren von Nüssen und Körnern abgebaut und ausgeschwemmt. Dadurch wird auch das darin enthaltene Zink für uns verfügbar. Wer also nicht ständig Innereien, Leber oder Austern essen will oder als Vegetarier für volle Zinkspeicher sorgen möchte, kann auch einfach dazu übergehen, mehr aktivierte Getreidekörner und Nüsse (vor allem Paranüsse) in seinen Speiseplan zu integrieren. Wichtig ist hier, wie gesagt, die Körner und Nüsse vorab einzuweichen, damit ein Großteil der Phytinsäure abgebaut wird und unser Körper das enthaltene Zink besser verwerten kann.

Auch Haferflocken, Hirse, Erbsen, Linsen, Sojamehl, Sonnenblumenkerne und Kakaopulver gelten als gute Zinkquellen. Übrigens kann eine Ernährung, die zu wenig gesunde Fette enthält, die Zinkaufnahme verschlechtern, so dass wir auch aus diesem Grund auf eine ausreichende Versorgung mit den oben erwähnten rohen gesättigten Fettsäuren achten sollten.

c) Chrom

Chrom zählt ebenfalls zu den essentiellen Spurenelementen, weil unser Körper es nicht selbst herstellen kann und auf die Zufuhr über die Ernährung angewiesen ist. Die Deutsche Gesellschaft für Ernährung empfiehlt Erwachsenen eine tägliche Chrom-Aufnahme von 30 – 100 µg. Ähnlich wie Zink ist auch Chrom für die Wirkung von Insulin wichtig und damit auch für die Regulation des Blutzuckerspiegels. Darüber hinaus unterstützt Chrom das Immunsystem, stärkt die Abwehrkräfte und wirkt verjüngend auf den gesamten Körper.

Leider führt eine Ernährung mit schlechten Fetten und viel Zucker zwangsläufig zu einem Chrommangel. Als reich an Chrom gelten Bierhefe, Linsen, Vollkornbrot und Hühnerfleisch. Auch Miesmuscheln, Austern und Garnelen, Rosenkohl, Brokkoli, Birnen und Tomaten enthalten besonders viel von diesem Spurenelement.

d) Magnesium

Magnesium ist ein Bestandteil der Knochen und Zähne. Dieses Mineral unterstützt zudem die Übertragung von Nervenimpulsen und ist wichtig für die Muskelkontraktion. Obwohl unser Körper mit ungefähr 28 Gramm vergleichsweise wenig Magnesium enthält, ist dieses Mineral sehr wichtig für unsere Gesundheit. Magnesium regelt die Informationsübertragung zwischen den Zellen und die Energiegewinnung im Zellinneren. Es unterstützt die Fettverbrennung, stärkt das Immunsystem und ist ebenfalls wichtig für die Gesundheit unserer

Knochen und Zähne. Auch Nerven, Muskeln und viele Enzyme sind abhängig von einer ausreichenden Magnesiumzufuhr. Außerdem ist es an der Produktion, Ausschüttung und Wirkungsweise von Insulin beteiligt. Ohne Magnesium kann die Bauchspeicheldrüse nicht ausreichend Insulin bereitstellen, wodurch die Glukose aus dem Blut nur schwer in die Zellen gelangen kann.

Leider ist auch ein Magnesiummangel in der heutigen Zeit weit verbreitet. Es lohnt sich daher, auf eine magnesiumreiche Ernährung zu achten. Die empfohlene Tagesdosis an Magnesium liegt für einen Erwachsenen bei 350 mg. Magnesium ist vor allem in pflanzlichen Lebensmitteln enthalten. Als besonders magnesiumreich gelten grünes Gemüse, Vollkornprodukte, schwarzer und heller Sesam, Weizenkeime, Haferflocken, Cashewnüsse, Sonnenblumenkerne, Soja und die meisten Kräuter.

e) Omega-3-Fettsäuren

Neben den bereits angesprochenen rohen gesättigten Fettsäuren braucht unser Körper auch ein ausgewogenes Maß an mehrfach ungesättigten Omega-3- und Omega-6-Fettsäuren. Im richtigen Verhältnis zugeführt, wirken sie in vielfältiger Weise positiv auf unsere Gesundheit. So spielen Omega-3-Fettsäuren bei der Regulierung des Blutdrucks und des Cholesterinspiegels eine wichtige Rolle, hemmen Entzündungsprozesse und sind nötig für den Aufbau unserer Zellmembranen. Darüber hinaus ist das richtige Verhältnis dieser beiden Fettsäuren wichtig, um das Risiko von Herz-Kreislauf-Erkrankungen zu reduzieren, die Gesundheit und Sehkraft der Augen zu erhalten und vor Depressionen zu schützen.

Durch die heute übliche Ernährung mit vielen schnell verfügbaren Kohlenhydraten und wenig gesunden Fetten nehmen wir (nicht nur als Zuckersüchtige) viel zu wenig Omega-3-Fettsäuren und gleichzeitig zu viele Omega-6-Fettsäuren zu uns. Aktuell gehen Wissenschaftler davon aus, dass ein gesundes Verhältnis bei 1 : 1 bis 1 : 4 liegen sollte. Das heißt, wir sollten maximal viermal so viele Omega-6-Fettsäuren essen wie Omega-3-Fettsäuren. Tatsächlich kommen wir heute oft auf einen Schnitt von 1 : 16. Daher kann es sinnvoll sein, den Omega-3-Gehalt unserer Ernährung zu erhöhen.

Viel Omega-3 steckt zum Beispiel in fettreichen Fischen wie Hering oder Makrele. Da sich Umweltgifte gerne im Fett der Fische anreichern und ich das Töten von Tieren für die Herstellung von Lebensmitteln grundsätzlich ablehne, würde ich Dir von Fisch allgemein abraten. Stattdessen kannst Du Deinen Bedarf an Omega-3-Fettsäuren auch durch Walnüsse, Leinsamen oder Chiasamen decken. Auch Mandeln, Leinsamen-, Hanf- und Leinöl gelten als gute Quellen. Allerdings werden diese Öle im Kontakt mit Luft, Wärme und Licht schnell ranzig, wodurch freie Radikale und andere gesundheitsschädliche Stoffe entstehen. Ich empfehle deshalb lieber ganze naturbelassene Lebensmittel anstelle der daraus gepressten Öle. Da der Bedarf an Omega-3-Fettsäuren bei Weitem nicht so groß ist, wie er in den Medien oft dargestellt wird – das behaupten zumindest einige Ernährungsexperten wie der Biochemiker Christian Dittrich-Opitz in seinem Buch „Befreite Ernährung" –, sollten bereits kleine Mengen (ca. 7 – 9 Walnüsse, ein Löffel Chiasamen oder frisch gemahlene Leinsamen pro Tag) ausreichen, um unseren Omega-3-Bedarf zu decken.

6. Was Du sonst noch tun kannst

Im Folgenden möchte ich Dir gerne ein paar Tipps mit auf den Weg geben, die Dir ermöglichen, mehr Vitalstoffe aus Deiner Nahrung aufzunehmen, ohne dass Du groß etwas an Deiner Ernährung zu verändern brauchst.

a) Stärke Dein Verdauungsfeuer

Agni, wie unser Verdauungsfeuer im Sanskrit auch genannt wird, spielt im Ayurveda, einer der ältesten Gesundheits- und Lebenslehren der Welt, eine sehr wichtige Rolle. Auch, wenn die Qualität unserer Nahrung von essenzieller Bedeutung ist, bringen uns selbst die hochwertigsten Lebensmitteln nicht viel, wenn unser Verdauungsfeuer zu schwach ist, um die darin enthaltenen Nährstoffe zu verwerten. Statt „Du bist, was Du isst" müsste es eigentlich heißen „Du bist, was Du aufnehmen kannst". Anbei ein paar Empfehlungen, mit denen Du Dein Verdauungsfeuer auf simple Weise stärken kannst.

→ Iss nur, wenn Du Hunger hast!

Hunger ist das Zeichen, dass unser Körper einen aktuellen Bedarf an Nährstoffen hat. Und nur dann kann er die aufgenommene Nahrung richtig verdauen und die darin enthaltenen Nährstoffe optimal verwerten und nutzen. Denn nur, wenn wir hungrig sind, werden die nötigen Verdauungssäfte und -enzyme in einer ausreichenden Menge gebildet. Essen wir ohne richtigen Hunger, kann der Körper die zugeführten Nährstoffe nicht richtig aufnehmen und unsere Zellen bleiben mit lebenswichtigen Stoffen unterversorgt. Gleichzeitig wird unser Verdauungssystem überlastet. Das führt zu einer längeren Verweildauer des Nahrungsbreis im Verdauungstrakt. Bei den dort herrschenden Temperaturen von etwas mehr als 36 °C kommt es dabei schnell zur Gärung von Lebensmitteln, der Bildung von Fuselalkoholen und zu Fäulnisprozessen. Ungünstige Bakterienstämme und Pilzkulturen, wie z. B. Candida Albicans, können sich bei derartigen Bedingungen sehr gut ausbreiten und unsere natürliche Darmflora wird immer weiter geschädigt. Durch die lange Verweildauer der Speisen im Darm verlangsamt sich der Stoffwechsel, Abbauprodukte und Giftstoffe können nicht mehr optimal ausgeschieden werden und werden durch die Darmschleimhaut ins Blut aufgenommen.

Selbst ohne unsere Ernährung gesünder zu gestalten oder auf Nahrungsergänzungspräparate zurückzugreifen, können wir allein dadurch, dass wir nur bei echtem Bedarf essen, also nur dann, wenn wir wirklich hungrig sind, die Nährstoffversorgung unseres Körpers deutlich verbessern. Iss daher nur, wenn Du wirklich Hunger hast!

→ Kau jeden Bissen gründlich!

Eigentlich versteht es sich von selbst, dass wir unsere Nahrung gründlich kauen sollten. Schließlich beginnt die Verdauung bereits im Mund durch die mechanische Zerkleinerung mithilfe unserer Zähne. Durch gründliches Kauen erleichtern wir unserem Verdauungstrakt die Arbeit und sorgen dafür, dass die Nährstoffe besser aufgespalten werden. Zudem regt Kauen die Produktion von für die Verdauung wichtigen Säften und Enzymen an, wodurch die Assimilation von Nährstoffen ebenfalls verbessert wird. In dieser Studie[*] konnte sogar gezeigt werden, dass durch gründliches Kauen Hungerhormone wie Ghrelin, Cholezystokinine und Glucagon-like-Peptide tatsächlich anders arbeiten und so wirken, dass sich unser Magen langsamer entleert und wir länger

---

*www.ajcn.nutrition.org/content/early/2011/07/20/ajcn.111.015164.abstract

satt bleiben, als wenn wir unsere Nahrung nur wenig kauen und große Brocken hinunterschlucken.

Außerdem bringt uns gründliches Kauen auch noch mehr Genuss beim Essen. Zum einen, weil sich unsere Geschmacksknospen nur im Mund befinden und eine längere Verweildauer, einen längeren Kontakt ermöglicht, und zum anderen, weil sich feine Geschmacksnuancen erst beim gründlichen Zerkleinern und Einspeicheln voll und ganz entfalten.

Abgesehen von der besseren Nährstoffausbeute, die die Kunst des Kauens mit sich bringt, bietet sie uns also auch noch mehr Geschmack und unterstützt die Gewichtsabnahme!

→ Iss achtsam!
Zur Stärkung unseres Verdauungsfeuers kann es weiterhin hilfreich sein, wenn wir achtsam essen. Das heißt, wir sollten uns beim Essen auf den Genuss konzentrieren und uns nicht durch den Fernseher, zu laute Musik, das Smartphone, lesen oder Tischgespräche ablenken lassen. Positive Gedanken und eine entspannte Atmosphäre fördern die Verdauung und eine gute Verwertung der Nährstoffe ebenfalls.

→ Aktiviere den Fluss Deiner Magensäure
Für ein starkes Verdauungsfeuer, also eine gute Aufspaltung und Assimilation von Nährstoffen im Magen-Darm-Trakt, brauchen wir ausreichend Verdauungssäfte. Wenn wir gesund sind und alles optimal verläuft, produzieren unsere Drüsen in Magen, Darm, Leber und Bauchspeicheldrüse rund fünf Liter Verdauungssäfte pro Tag. Wenn wir jedoch krank sind oder uns jahrelang ungünstig ernähren, sinkt deren Produktion und unser Verdauungsfeuer nimmt ab. Auch Stress und Medikamente können sich ungünstig auf unser Agni auswirken. Wir können dann die besten Lebensmittel essen und trotzdem kommen kaum Vitalstoffe in unseren Zellen an. Eine zentrale Rolle spielt dabei die Magensäure.

Ohne ausreichend Magensäure können Mineralien, Spurenelemente, Eiweiße und bestimmte Vitamine nur schwer bis überhaupt nicht verdaut und aufgenommen werden. Das führt nicht nur zu Mangelerscheinungen, sondern verhindert auch, dass bestimmte Enzyme gebildet werden, wodurch unser Stoffwechsel wiederum gebremst und das Immunsystem geschwächt wird. Experten schätzen, dass etwa jeder Zweite von uns zu wenig Magensäure bildet.

Gut zu wissen: Sodbrennen ist kein Zeichen von zu viel, sondern von zu wenig Magensäure

Sodbrennen (saures Aufstoßen) gilt im Volksmund als Zeichen dafür, dass zu viel Magensäure gebildet wird. Ärzte verschreiben dann oft Säureblocker, ohne allerdings der wirklichen Ursache auf den Grund zu gehen. Sodbrennen ist zwar tatsächlich ein Zeichen dafür, dass Magensäure nach oben in die Speiseröhre hoch schwappt und ist dadurch für das brennende, beißende Gefühl verantwortlich. Allerdings kann nur dann Magensäure in die Speiseröhre schwappen, wenn Speiseröhrensphinkter (der Ring zwischen Magen und Speiseröhre) nicht richtig schließt. Und dieser schließt erst, wenn genug Magensäure hergestellt ist!

Sodbrennen ist deshalb entgegen der weit verbreiteten Meinung kein Anzeichen für ein Zuviel an Magensäure, sondern ein Zeichen für einen Magensäuremangel!!! Das behaupten jedenfalls immer mehr Ernährungsexperten und Mediziner wie z. B. Dr. med. Barbara Miller, der Biochemiker Christian Dittrich-Opitz oder auch Dr. med. John Snitzer.

Wenn Du häufig unter Blähungen, Verstopfung, Völlegefühl, Aufstoßen, Druck im Oberbauch oder einem aufgetriebenen Bauch nach dem Essen leidest, ist die Wahrscheinlichkeit groß, dass Dein Magen zu wenig Magensäure produziert. Folgende Tipps könnten Dir dann weiterhelfen:

- Christian Dittrich-Opitz weist in seinem Buch „Befreite Ernährung" auf ein Experiment von Dr. Paul Fischer hin. Zusammen mit der Erfinderin der grünen Smoothies, Victoria Boutenko, bat er eine Gruppe von Probanden über einen Zeitraum von vier Wochen, jeden Tag einen Liter grünen Smoothie als erste Mahlzeit zu sich zu nehmen. Dabei stellte sich heraus, dass sich allein durch diese Maßnahme die Produktion der Magensäure bei den Teilnehmern um durchschnittlich

60 Prozent steigern ließ. Das regelmäßige Trinken grüner Smoothies kann also die Produktion von Magensäure ankurbeln.

- Die vor allem in der Rohkostszene bekannte Ärztin Dr. med. Barbara Miller empfiehlt als erste Hilfemaßnahme zur Ankurbelung von Magensäure in einem Interview anlässlich der Lebensenergiekonferenz, morgens auf nüchternen Magen und vor jeder Mahlzeit Wasser mit Obstessig bzw. Zitronensaft zu trinken. Beginnen sollte man dabei morgens mit einem Teelöffel Obstessig auf ein Glas warmes Wasser sowie mit je der Hälfte der Menge vor und während des Essens. Wenn man das gut verträgt, steigert man die Menge schrittweise bis auf zwei Esslöffel und wechselt dann zur etwas stärkeren Zitronensäure, wobei man dann wieder mit einem Teelöffel beginnt. Anschließend sollte man ein Präparat mit Darmbakterien einnehmen und 30 – 40 Minuten bis zum Frühstück warten. Wer dann immer noch Probleme hat, kann laut Miller auf Präparate mit Salzsäure, sogenannte HCL-Kapseln zurückgreifen.

- Auch Dr. med. John Snitzer rät zur Einnahme solcher Kapseln, weil dadurch die Gärung im Magen abnimmt und so weniger Magenkontraktionen ausgelöst werden. Seiner Erfahrung nach können ein bis zwei zum Essen den meisten Menschen, die an Sodbrennen leiden dauerhaft helfen, mehr Magensäure zu bilden.

Außerdem solltest Du generell zu den Mahlzeiten nichts trinken. Denn auch das kann die Magensäure verdünnen und damit die Aufspaltung der Nahrung erschweren. Trinke lieber kurz vor den Mahlzeiten ein großes Glas Wasser und dann frühestens wieder eine halbe Stunde nachdem Du gegessen hast.

b) Reinige Deinen Darm

Es mag vielleicht etwas weit hergeholt scheinen, wenn ich behaupte, dass Dein Körper umso mehr Nähr- und Vitalstoffe aus der Nahrung aufnehmen kann, je sauberer Dein Darm ist. Das lässt sich jedoch ganz einfach erklären. Die meisten Nährstoffe gelangen über die Darmschleimhaut in unseren Blutkreislauf. Alles, was wir essen, landet zuerst in unserem Magen, wird dort mit Magensäure vermischt und gelangt dann in unseren Dünndarm, wo unzählige kleine Darmzotten in der Dünndarmschleimhaut nur darauf warten, die nützlichen Inhaltsstoffe herauszufiltern, um sie in unser Blut weiterzuleiten. Sie gelangen in das Blut der Pfortader und werden dann auf direktem Weg zur Leber transportiert, wo alle Nährstoffe so weiterverarbeitet werden, wie sie vom Körper benötigt werden. Von der Leber werden die aufgespaltenen Nährstoffe über unsere Blutgefäße dann überall dorthin gebracht, wo sie gebraucht werden. So funktioniert die Nährstoffversorgung – etwas abgekürzt und vereinfacht dargestellt.

Bei der heute üblichen Ernährung (zu viel tierisches Eiweiß, zu große Portionen, zu häufige Mahlzeiten, zu viele raffinierte und denaturierte Industrieprodukte) passiert es leider, dass unsere Darmwände immer mehr durch Ablagerungen und Schlacken verkleistert werden. Und auch, wenn es ekelhaft klingt, es ist keine Seltenheit, dass wir mehrere Kilogramm alte Schlacken und Kotreste mit uns herum tragen, die unsere Darmschleimhäute und die Darmzotten verkleben und verstopfen. Dadurch wird die Aufnahme von Nährstoffen erschwert und die Nährstoffausbeute verschlechtert sich. Darüber hinaus stören Darmschlacken und die Zufuhr schnell verdaulicher Kohlenhydrate in konzentrierter Form das empfindliche Gleichgewicht unseres Darmmilieus, in dem sich mehr Kleinstlebewesen tummeln als wir Körperzellen besitzen. Dadurch kommt es zu einer Fehlbesiedlung mit destruktiven krankheitserregenden Bakterien und einer Überwucherung mit Hefepilzen (Candida albicans). Prof. Dr. Nolting schreibt dazu in seinem Buch „Mykosen des Verdauungstraktes":

> *„Eine zuckerreiche Kost, die arm an Ballaststoffen ist, fördert direkt und massiv Mykosen (Pilzinfektionen) des Verdauungstraktes, da sie den Sproßpilzen zum einen den idealen Energielieferanten beschert. Zum anderen verlängert die ballaststoffarme Kost das Verbleiben der Speisen im Darm und setzt den mechanischen Abrieb an der Darmwand herab, der die Pilzfäden sonst beeinträchtigt."*

In Folge dessen kommt es nicht nur zu Problemen bei der Nährstoffverwertung, sondern auch zu übermäßigem Heißhunger auf Süßes und Mehlspeisen. Gerade der Hefepilz liebt schnell verdauliche Kohlenhydrate und beeinflusst genauso wie andere schädliche Darmbakterien unsere Essgelüste, wie auch die

Neurologin und Ayurveda-Expertin Kulreet Chaudhary zu berichten weiß. In ihrem Buch „Wie neu geboren durch modernes Ayurveda schreibt sie: *„Diese Bakterien können sogar dafür sorgen, dass Sie sich hundeelend fühlten, wenn Sie ihre Kommandos nicht befolgen. Das erreichen sie mithilfe von Neurotransmitter, die sie erzeugen und ans Gehirn senden. Diese Neurotransmitter können dazu führen, dass Sie deprimiert oder nervös sind und plötzlich Heißhunger auf bestimmte Lebensmittel bekommen, der sich beim besten Willen nicht ignorieren lässt.* " Für viele mag das wie Science Fiction klingen, wissenschaftliche Untersuchungen bestätigen diese Zusammenhänge allerdings.[*]

Wir können also allein dadurch, dass wir unseren Darm reinigen, mehr Nährstoffe aus unserer Nahrung aufnehmen und gleichzeitig etwas gegen unsere ungesunden Gelüste unternehmen – und zwar auch ohne unsere Ernährung umzustellen!

Interessant zu wissen:

Eine Pilzinfektion, z. B. mit dem Hefepilz Candida albicans, geht in der Regel einher mit einer Schwermetallbelastung. Pilze siedeln sich gerne dort an, wo das Milieu durch Schwermetalle belastet ist. Sie nehmen die Schwermetalle auf und konzentrieren diese in ihrem Inneren. Dadurch bewahren uns die Pilze sozusagen vor den toxischen Schäden der Schwermetalle. Sie „opfern" sich sozusagen und verstoffwechseln die Metalle, damit sie keinen weiteren Schaden in uns anrichten können. Die Behandlung einer Pilzinfektion sollte daher immer einhergehen mit einer Ausleitung von Schwermetallen, so jedenfalls der Umweltmediziner Dr. Dietrich Klinghardt in seinem Vortrag „Schwermetalle und ihre Wirkung auf die Gesundheit", den Du Dir auf youtube unter www.www.youtube.com/watch?v=N0RgeRq2h2g kostenlos anschauen kannst.

Eine simple, günstige und von jedem selbst ausführbare Maßnahme, um die Darmwände zu reinigen, sind Einläufe und Darmspülungen. Dabei spülst Du Deinen Dickdarm mit Hilfe eines Einlaufgerätes (Irrigator), das Du für unge-

---

[*]Lyte M. Microbial endocrinology in the microbiome-gut-brain axis: How bacterial production and utilization of neurochemicals influence behavior. PloS Pathog. 2013; 9(11)

fähr zehn Euro in jeder Apotheke kaufen kannst, mit Wasser durch. Dadurch können alte verkrustete Kotschichten und Ablagerungen aufweichen und mit dem Stuhlgang ausgeschieden werden. Im Idealfall machst Du Einläufe kurweise täglich über einen Zeitraum von ein bis zwei Wochen oder führst ihn regelmäßig ein bis zweimal pro Woche durch. Dadurch wird die Darmschleimhaut auf Dauer sanft und effektiv gereinigt, die Darmschleimhaut kann sich wieder regenerieren und die Darmflora erneuern. Das ist die Voraussetzung für ein gesundes Immunsystem und die optimale Aufnahme von Nährstoffen.

Wenn Du diese Form der Darmreinigung einmal ausprobieren möchtest, besorgst Du Dir ein Einlaufgerät und befüllst es mit 1,5 Liter körperwarmen Wasser. Dann hängst Du das Gerät z. B. am Handtuchhalter auf und begibst Dich in den Vierfüßlerstand. Öle das Endstück des Einführrohrs mit etwas Kokosöl oder einem anderen Speiseöl ein und führe es Dir rektal ein. Drehe dann den Wasserzulauf auf und lasse so viel Wasser wie möglich einlaufen. Falls das Wasser nicht hinein fließt, spiele ein wenig mit Deiner Position. Das Wasser kann leichter in den Darm einlaufen, wenn Dein Becken höher ist als Dein Oberkörper. Es funktioniert auch sehr gut, wenn Du mit angewinkelten Beinen auf der linken Seite liegst. Nachdem Dein Darm das Wasser aufgenommen hat, versuche, es solange wir möglich drin zu behalten. Um die Lösung der Schlacken zu fördern kannst Du auch eine ausgedehnte Bauchatmung praktizieren oder ein paar Gymnastikübungen wie Handstand, Kerze oder ein paar Sprünge machen, damit sich das Wasser besser in Deinem Darm verteilt (der ist nämlich einige Meter lang!). Halte Dich dabei in der Nähe einer Toilette auf, denn der Drang, Dich zu entleeren, kann plötzlich auftreten und sehr dringend werden. Wenn Du Lust hast, wiederhole diesen Vorgang noch zwei- bis dreimal.

Ich weiß, dass viele, die zuvor noch keinen Einlauf gemacht haben, sich nur schwer mit dem Gedanken anfreunden können, Wasser durch einen anal eingeführten Schlauch in ihren Darm laufen zu lassen. Ich weiß aber auch, dass jeder, der sich erst einmal überwunden hat, hinterher dankbar dafür ist, es ausprobiert zu haben. Denn ein Einlauf hinterlässt ein unglaublich leichtes und sauberes Gefühl und erzeugt eine neue Art von Wohlgefühl, auf das man anschießend nicht mehr verzichten möchte. Probiere es einfach mal aus, was hast Du schon zu verlieren?

Falls Du zu denjenigen gehörst, die sich trotzdem noch etwas scheuen, kannst Du auch für ein paar Wochen zweimal am Tag (am besten morgens auf nüchternen Magen und abends mit etwas Abstand zur letzten Mahlzeit) ein bis zwei Teelöffel Flohsamenschalen, am besten in pulverisierter Form, zu Dir nehmen. Flohsamenschalen haben bis auf ihre kleine Größe nichts mit Flöhen zu tun, sondern stammen von dem indischen Spitzwegerich plantago ovata und sind damit rein pflanzlich. Wegen ihrer Fähigkeit sehr viel Wasser an sich zu binden und dabei aufzuquellen, sind sie in der Lage, Ablagerungen von den Darmwänden zu lösen und frei werdende Giftstoffe aufzunehmen und zu binden. Diese werden dann mit dem nächsten Stuhlgang ausgeschieden und es kommt nicht zu Rückvergiftungen. Löse dazu das Flohsamenschalenpulver in ausreichend Wasser auf und trinke die Mischung am besten sofort, weil die Flohsamenschalen sonst aufquellen und das Trinken dann schwierig wird. Wichtig ist, dass Du während der Kur mit den Flohsamenschalen ausreichend Wasser zu Dir nimmst, womit wir schon beim nächsten Thema wären.

c) Trinke ausreichend Wasser

Jeder von uns weiß, dass es wichtig ist, ausreichend Wasser zu trinken, und trotzdem trinken die meisten zu wenig. Dabei kann es gerade für uns Zuckersüchtige sehr hilfreich sein, ausreichend Wasser zu trinken. Denn Wasser übernimmt in unserem Körper entscheidende Aufgaben. Es löst Nähr- und Abfallstoffe und bringt sie zu den entsprechenden Stellen. Es spielt eine überaus wichtige Rolle bei der Energiegewinnung, unterstützt die Entgiftungs- und Entschlackungsvorgänge des Körpers, hilft beim Abnehmen und ist extrem wichtig für die Weiterleitung von Informationen zwischen unseren Zellen. Zudem ist Wasser notwendig für die Fließeigenschaften des Blutes und der Lymphe sowie für die Bildung von Drüsensekreten und Verdauungssäften.

Wenn wir nicht genügend Wasser trinken, behindern wir die körpereigenen Reinigungs- und Entgiftungsvorgänge und laufen Gefahr, dass die ständig in unseren Körper gelangenden Giftstoffe aus der Umwelt und die inneren Stoffwechselprodukte nicht ausreichend aus unserem Gewebe gespült werden können. Dadurch steigt die Konzentration der Gift- und Abfallstoffe stetig an, wodurch unser Bindegewebe, unsere Zellen und Organe mit der Zeit immer mehr verschlacken und unser gesamter Organismus immer mehr vergiftet. Die Leber hat die Aufgabe, die anfallenden Toxine unschädlich zu machen und bedient sich dazu vor allem der beiden Radikalfänger (Antioxidantien) Tryptophan und Tyrosin. Diese beiden Aminosäuren sind aber auch wichtig für die Bildung von Serotonin bzw. Dopamin, die, wie wir bereits erfahren haben, einen sehr großen Einfluss auf unser Essverhalten haben. Wenn Tryptophan und Tyrosin nun infolge von Wassermangel in der Leber als „Fänger" von Toxinen verstärkt verbraucht werden, fehlen sie als Ausgangsstoffe für die Bildung von Serotonin und Dopamin. Darüber hinaus verlangsamt sich der Transfer von Tryptophan durch das Gehirn, je weniger Wasser zur Verfügung steht. Doch erst im Gehirn kann Tryptophan in die oben genannten Wohlfühlhormone umgewandelt werden.

> Wer also zu wenig trinkt, provoziert einen Mangel an Serotonin und Dopamin und das kann sich sehr ungünstig auf die Entstehung von Gelüsten und unser Konsumverhalten auswirken.

Da unser Körper Wasser nicht speichern kann und täglich durch Atmung, Ausscheidungen und Schweiß etwa drei Liter Wasser verliert, sollten wir mindestens genauso viel Wasser am Tag zuführen. Je nachdem, wie viel wasserreiches Obst und Gemüse wir essen, bekommt unser Körper bereits etwa 1 – 1,5 Liter Wasser über unsere Ernährung. Die verbleibende Differenz von 1,5 – 2 Liter sollten wir deshalb durch das regelmäßige Trinken von reinem Wasser zuführen. Wer viel schwitzt, körperlich aktiv ist oder unter Durchfall oder Fieber leidet, sollte die Trinkmenge entsprechend erhöhen. Der iranische Arzt und Spezialist für die Heilung mit Wasser Dr. med. F. Batmanghelidj rät zu 31 mg Wasser pro Kilogramm Körpergewicht. Der Einfachheit halber kannst Du Dein Körpergewicht mit 30 multiplizieren und erhältst so eine grobe Richtlinie für Deinen täglichen Wasserbedarf.

Um Deine Motivation zu steigern, ausreichend Wasser zu trinken, führe Dir Folgendes vor Augen: Wasser fördert die Gewichtsabnahme. Wasser füllt den

Magen, ohne Kalorien zu liefern und sorgt dafür, dass wir weniger essen. Zudem verbraucht es sogar noch Kalorien und das nicht wenig. Ein halber Liter Wasser benötigt für seine Verdauung etwa 25 Kalorien. Das macht bei zwei Litern am Tag circa 100 Kalorien. Im Jahr sind das rund 36.500 Kalorien oder umgerechnet etwa vier bis fünf Kilogramm Körperfett, die wir einfach wegtrinken können!

Außerdem kann Wasser den Alterungsprozess der Haut und des Bindegewebes entscheidend verlangsamen. Wassertrinken führt dazu, dass der hydrostatische Druck unserer Zellen erhalten bleibt, was die Voraussetzung für straffes Gewebe und eine glatte Haut ist. Wasser ist als Jungbrunnen allen Hautcremes und sonstigen kosmetischen Maßnahmen gegenüber unschlagbar. Denn Falten entstehen, wenn der Körper das Zellwasser zur Neutralisation von Giftstoffen benötigt und so die Flüssigkeit aus der Haut bezieht. Wer genügend trinkt und nur wenig Schlacken hat, bleibt länger frisch und straff. Noch ein Grund jeden Tag ausreichend Wasser zu trinken!

Tipp: Trinke Wasser, wenn Du Hunger hast
Durst- und Hungergefühle können leicht miteinander verwechselt werden. Denn unser Gehirn reagiert sowohl bei Hunger als auch bei Durst mit einer Absenkung des Energieniveaus. Daher sind Verwechslungen vorprogrammiert. Wenn wir also beim ersten Hungergefühl zunächst erst einmal zwei große Gläser Wasser trinken, dann ist es gut möglich, dass das angebliche Hungergefühl wieder verschwindet.

Wenn wir unser Durstgefühl nicht mehr länger als Hunger interpretieren und dann zwei Gläser Wasser zu trinken, statt zu essen, können wir jede Menge Kalorien einsparen und gleichzeitig auch noch unserer Gesundheit etwas Gutes tun!

Bitte beachte Folgendes:
Wenn hier die Rede von Wasser ist, dann ist damit nur reines Trinkwasser gemeint. Unser Körper braucht für seine Funktionen reines, stilles Wasser und keinen Kaffee, Tee oder Säfte. Reines Wasser zeichnet sich durch einen niedri-

gen Trockenrückstand aus, den Du auf dem Etikett der Flasche nachlesen kannst. Ich empfehle Dir ein Wasser zu trinken, das maximal 70 – 80 mg gelöste Stoffe auf einen Liter enthält. Die meisten Wässer im Handel weisen leider deutlich höhere Werte auf. Allerdings gibt es ein paar gute Marken, die ich Dir empfehlen kann. Dazu zählen z. B. Plose, Lauretana oder Hornberger Lebensquell. Diese Marken findest Du am ehesten in Bioläden oder Reformhäusern. Sie sind leider nicht ganz günstig. Langfristig kann sich daher die Anschaffung einer Umkehr-Osmose-Anlage auszahlen, mit der Du Dein Leitungswasser (das meist leider auch viel mehr gelöste Stoffe enthält) filtern kannst, bevor Du es trinkst.

Außerdem solltest Du wissen, dass das Wasser, das wir trinken, nicht einfach im Körper bleibt. Damit das Wasser durch die Membran der Zellen dringen kann und dort gehalten werden kann, müssen wir nicht nur genug Wasser trinken, sondern brauchen auch vollwertiges Salz (kein Kochsalz, sondern unbehandeltes Steinsalz) und gesättigte Fette. Ansonsten scheiden wir das Wasser einfach wieder aus, was sich durch einen verstärkten Harndrang äußert. Dabei werden wichtige Mineralien und Vitamine ausgeschwemmt und es kann zu Mangelerscheinungen kommen. Du solltest deshalb auf einen Liter Wasser etwa einen Viertel Teelöffel vollwertiges Salz geben und jeden Tag eine ausreichende Menge von den bereits erwähnten rohen gesättigten Fetten zu Dir nehmen.

d) Meide Kaffee und Nikotin

Wie wir bereits besprochen haben, können auch chronisch hohe Cortisolspiegel zu einem niedrigen Blutzuckerspiegel führen und dadurch die Lust auf Süßes wecken. Es ist bekannt, dass dauerhafter körperlicher und emotionaler Stress zu einem chronisch erhöhten Cortisolspiegel führt. Aber auch Kaffee, Schwarztee und Nikotin wirken als Stressoren. Beim Ausstieg aus der Zuckersucht kann es deshalb hilfreich sein, sich das Kaffeetrinken und das Rauchen abzugewöhnen. Das ist zugegebener Maßen nicht gerade einfach, kann hier aber wahre Wunder wirken. Denn nicht nur Zucker und isolierte Kohlenhydrate, sondern auch Koffein und Nikotin wirken auf das Belohnungssystem, und wenn wir uns von all diesen Suchtstoffen entwöhnen, kann es in kurzer Zeit zu einer Regeneration des Belohnungszentrums kommen.

Falls Du nicht ganz auf Kaffee verzichten möchtest, wäre es sinnvoll, ihn nur in den Vormittagsstunden zu trinken, weil unser Cortisolspiegel in dieser Zeit von Natur aus hoch ist bzw. sein sollte. Weniger störend für unser Nerven- und Hormonsystem ist das in Matcha, Grüntee oder Guarana enthaltene Koffein. Diese Produkte haben ebenfalls eine anregende Wirkung und können als gesündere Alternativen zu Kaffee verwendet werden. Wie immer gilt dabei auch hier: Jeder Körper ist anders. Und nur Du allein kannst herausfinden, was für Dich funktioniert und was nicht. Am besten ist es sicherlich, ganz ohne stimulierende Substanzen auszukommen. Koffeinfreier Getreidekaffee, Löwenzahnwurzelkaffee oder Teeccino (eine Mischung aus Früchten, Körnern, Nüssen und Kräutern (zu beziehen über www.teeccino.com) können hier schmackhaften Ersatz ganz ohne aufputschende Inhaltsstoffe bieten. Ein Rezept zur Herstellung von Löwenzahnwurzelkaffee findest Du auf dem Blog von Ilga unter: www.endlichzuckerfrei.com/loewenzahnwurzel-kaffee/.

e) Iss Serotonin freundlich

Wie Du bereits weißt, kann ein zu niedriger Serotoninspiegel zu Heißhungerattacken, vor allem auf Süßes und Teigwaren, führen. Denn Kohlenhydrate spielen bei der Synthetisierung dieses körpereigenen Glücksbotenstoffes eine wichtige Rolle. Je mehr Serotonin unser Gehirn herstellen kann, desto besser fühlen wir uns und desto weniger ungesunde Gelüste haben wir. Auch unser Nachtschlaf hängt von einer ausreichenden Menge dieses Botenstoffes ab. Der Zusammenhang zwischen Serotonin und unserem Essverhalten geht sogar so weit, dass ein Medikament mit dem Namen Phen-Fen entwickelt wurde, das den Serotoninspiegel der Patienten erhöhte und dadurch Essanfälle zum Verschwinden brachte. Die Probanden berichteten davon, dass sie sich seit der Einnahme des Medikaments zum ersten Mal in ihrem Leben als normal erlebten. Das Mittel ermöglichte ihnen eine Impulskontrolle über ihr Essverhalten, die sie vorher nicht gekannt hatten. Allerdings führte die Einnahme von Phen-Fen in einigen Fällen zu lebensgefährlichen Herzveränderungen, so dass das Medikament wieder vom Markt genommen wurde.

Glücklicherweise kann unser Körper Serotonin auch selbst herstellen und wir können ihn dabei unterstützen. Denn Serotonin kann nur dann produziert werden, wenn die dazu entsprechenden Ausgangsmaterialien zur Verfügung stehen. Ein sehr wichtiger Baustein für die Produktion von Serotonin ist Tryptophan. Tryptophan ist eine essentielle Aminosäure, also ein Eiweißbaustein, den wir über die Nahrung zu uns nehmen müssen. Nur, wenn im Gehirn ausreichend Tryptophan vorhanden ist, kann genügend Serotonin produziert werden. Aus diesem Grund hat es sich bewährt, jeden Tag eine kleine Menge tryptophanhaltiger Nahrungsmittel zu essen.

Viel Tryptophan steckt zum Beispiel in folgenden Lebensmitteln:

- Sojabohnen und die daraus gewonnenen Produkten wie Tofu, Sojawürsten, Tempeh usw.
- Mandeln
- Cashewnüssen
- Walnüssen
- Parmesan
- Pilzen
- Fisch und Fleisch
- Emmentaler Käse
- Erdnüssen
- Bananen
- Kakaopulver
- Erbsen
- Lachs
- Haferflocken

Allerdings gelangt das Tryptophan aus der Nahrung nicht so einfach ins Gehirn. Dazu muss es zunächst die Blut-Hirn-Schranke überwinden, die dafür sorgt, dass Schadstoffe aus dem Blut nicht ungehindert ins Gehirn eintreten können. Um diese Schranke zu durchqueren, benötigt das Tryptophan sozusagen ein Taxi. Dieses Taxi ist aber nicht nur für die Beförderung von Tryptophan, sondern auch von anderen Aminosäuren zuständig. Da die Plätze im Taxi allerdings begrenzt sind, kommt es zwischen Tryptophan und den anderen Aminosäuren hier ständig zu einem Konkurrenzkampf. Damit das Tryptophan diesen Kampf für sich entscheiden kann, ist es wichtig, dass wir parallel oder etwas zeitversetzt zu tryptophanhaltigen Lebensmitteln, die immer auch konkurrierende Aminosäuren enthalten, ein paar Kohlenhydrate essen. Dadurch steigt der Insulinspiegel ein klein wenig an und sorgt dafür, dass die mit dem Tryptophan konkurrierenden Aminosäuren, die, weil sie langkettig sind, von den Muskeln bevorzugt aufgenommen werden, in die Muskeln und nicht ins Gehirn fließen. So hat das Tryptophan freie Bahn für den Eintritt ins Gehirn und steht dann dort für die Herstellung von Serotonin bereit.

Mein Tipp wäre, dass Du in Dein Abendessen sowohl eine kleine Menge tryptophanhaltiger Lebensmittel als auch eine kleine Menge vollwertiger Kohlenhydrate integrierst. Du kannst zum Beispiel ein Sojaschnitzel mit Pellkartoffeln essen oder zum Nachtisch eine Hand voll Nüsse mit einer Banane genießen.

Extratipp: Bewegung für die Serotoninproduktion
Auch körperliche Bewegung und sportliche Aktivitäten haben einen positiven Einfluss auf die Bildung von Serotonin. Denn auch, wenn wir uns ausreichend bewegen, werden die mit Tryptophan konkurrierenden Aminosäuren verstärkt in die Muskelzellen eingeschleust. Muskeln bevorzugen statt Tryptophan lieber energiereichere, verzweigtkettige Aminosäuren (BCAA = branched chain amino acids) wie Isoleuzin, Leuzin und Valin, die Hauptkonkurrenten des Tryptophans. Dadurch sind im Taxi mehr Plätze frei für das Tryptophan und es kann mehr Serotonin im Gehirn gebildet werden.

Um diesen Mechanismus für Dich zu nutzen, treibe also regelmäßig Sport. Gehe zum Beispiel eine Stunde in zügigem Tempo spazieren, jogge für 40 Minuten durch den Park oder fordere Deine Muskeln beim Kraftsport. Falls Du nur wenig Zeit hast, powere Dich für 20 bis 30 Minuten bei einem hochintensiven Intervalltraining (kurz HIIT) aus oder tanze ausgelassen zu Deiner Lieblingsmusik.

Übrigens wirkt auch Sonnenlicht positiv auf die Serotoninbildung. Bewegung im Freien schlägt demnach gleich zwei Fliegen mit einer Klappe.

f) Meide Insulinspitzen
Wie Du inzwischen weißt, lassen alle Formen von Kohlenhydraten den Blutzuckerspiegel mehr oder weniger stark ansteigen. Dadurch wird die Bauchspeicheldrüse angeregt Insulin auszuschütten, um die überschüssige Glukose aus dem Blut in die Zellen zu befördern. Dauerhaft erhöhte Insulinspiegel können

sich jedoch sehr nachteilig auf unsere Gesundheit und unser Essverhalten auswirken. Wenn unsere Zellen im Laufe der Zeit immer schlechter auf Insulin reagieren, gelangt immer weniger Glukose in unsere Zellen, selbst wenn wir genug Kohlenhydrate mit dem Essen zu uns nehmen. Die Folge davon sind Heißhungerattacken und die ständige Lust etwas Süßes oder Teigwaren zu essen, weil unsere Zellen nicht genug Glukose aufnehmen können und nach Treibstoff lechzen. Unser gesamter Hunger-Sättigungsmechanismus, der ja auch mit anderen Hormonen wie Leptin und Ghrelin zusammenhängt, wird dadurch gestört.

Mittlerweile ist allerdings bekannt, dass auch eiweißhaltige Lebensmittel zu einer Insulinausschüttung führen, obwohl diese den Blutzuckerspiegel nicht erhöhen. Das hängt damit zusammen, dass Insulin nicht nur dazu dient, Glukose aus dem Blut in die Zellen zu schleusen, sondern Aminosäuren. Genauso, wie es Kohlenhydrate gibt, die den Blutzuckerspiegel schnell und plötzlich oder langsam und dauerhaft erhöhen (Auszugsmehle vs. Vollkornprodukte oder Wurzelgemüse vs. Süßigkeiten), gibt es auch schnell und langsam flutende Aminosäuren. Besonders Fleisch und Milchprodukte haben einen hohen Gehalt der beiden Aminosäuren Glutamin und Leucin, die besonders schnell nach ihrer Verdauung in den Blutstrom abgegeben werden und deshalb zu einer sofortigen und hohen Insulinausschüttung führen. Pflanzliches Eiweiß dagegen wirkt deutlich weniger insulinogen.

Aufgrund dieser Beobachtungen ist der sogenannte Food-Insulin-Index entstanden, der (anders als Glyx-Wert und glykämische Last, die allein die Auswirkung auf den Blutzucker beachten) ganz allgemein den Effekt von Lebensmitteln auf die Insulinausschüttung berücksichtigt. Damit ist der Food-Insulin-Index der bisher beste Maßstab dafür, wie verschiedene Lebensmittel und Gerichte unter insulinogenen Gesichtspunkten zu bewerten sind.

Demnach führen ca. 330 g Fisch oder 160 g Steak zu einer deutlich höheren Insulinausschüttung als 200 g Pasta! Und während Magermilch und weiße Bohnen zwar denselben Glykämischen Index haben, führt der Verzehr von Magermilch zu einem dreimal so hohen Insulinanstieg!

Auch die Kombination von Lebensmitteln spielt eine Rolle. Während eine Mahlzeit aus entweder kohlenhydrat- oder eiweißhaltigen Lebensmitteln den Insulinspiegel deutlich weniger beeinflusst, führen Mahlzeiten, die gleichzeitig viele Kohlenhydrate und Proteine enthalten, zu besonders kritischen Insulinspitzen, wie Du aus dieser Tabelle[*] ablesen kannst.

Lebensmittel (1000 kJ)	Gewicht (g)	GI	GL	Food-Insulin-Index
Traubenzucker	59 g	100	59	100
Fruchtjoghurt	260 g	31	12	84
Cornflakes in 125 ml Magermilch	67 g	81	45	82
Magermilch	690 ml	29	9	60
Weißbrot	97 g	70	31	73
Orangen	625 g	42	21	44
Steak	158 g (0 g KHD)	0	0	37
Pasta al dente	200 g (49 g KHD)	46	23	29
Tofu	227 g (27 g P, 7 g KHD)	15	1	21
Weiße Bohnen	281 g (19 g P, 28 g KHD)	31	9	23
Steak + Kartoffeln (2000kJ)	52 g P, 40 g KHD	77	31	86
Pasta mit Linsen (2000kJ)	27 g P, 63 g KHD	42	27	45
90 g Pizza/600 ml Cola	12 g P, 92 g KHD	55	51	85

GI = Glykämischer Index; GL = Glykämische Last; P = Protein, KHD = Kohlenhydrate

*Food-Insulin-Index (FII) (Bao, Willet, Brand-Miller et al., 2011); mit freundlicher Genehmigung des Dr. Jacobs Instituts entnommen aus dem Buch „Dr. Jacobs Weg des genussvollen Verzichts" vom Nutricamedia Verlag

Um den Insulinanstieg in Grenzen zu halten, gelten folgende Richtlinien:

1. Meide schnell ins Blut flutende Kohlenhydrate (das kennen wir ja schon, dazu gehören Industriezucker und andere isolierte Zuckerarten, Auszugsmehl inklusive der daraus hergestellten Produkte, Fruchtsäfte, geschälter Reis, Pommes und Chips).

2. Meide schnell ins Blut flutende Proteine, dazu zählen vor allem Milchprodukte und Fleisch.

3. Am allerwichtigsten jedoch ist, dass Du Kombinationen aus schnell flutenden Kohlenhydraten und schnell flutenden Proteinen meidest. Typische Insulinfallen sind demnach z. B. gesüßter Milchkaffee, Milchshakes, Fruchtjoghurts, Käse-/Wurstbrötchen, Spaghetti Bolognese, Burger oder Schnitzel mit Pommes

Praktische Tipps um ungesunde Insulinspitzen zu vermeiden:

- Iss lieber ganze Früchte und Gemüse als isolierte Zuckerarten.
- Bevorzuge Vollkorngetreide statt Produkte aus Auszugsmehl.
- Koche Nudeln al dente (je weicher sie werden, desto schneller gelangen die Kohlenhydrate ins Blut) und kombiniere Pasta mit Gemüse statt mit Fleisch, Sahne oder Käse.
- Iss lieber gekochte Kartoffeln oder Backofenkartoffeln als Kartoffelpüree, Pommes oder Chips.
- Kombiniere Fleisch und Fisch besser mit Gemüse oder Salat statt mit Kartoffeln, Nudeln oder Reis.
- Gesüßte Milchprodukte wie Pudding, Milchshakes oder Eiscreme, inklusive gesüßte Milchkaffees wie Cappuccino, Latte Macchiato, meidest Du am besten ganz oder stellst sie selbst her mit alternativen Süßungsmitteln wie Xylit, Stevia oder Erythrit (dazu später mehr), die keinen Einfluss auf den Blutzucker haben.

Fetthaltige Lebensmittel an sich bewirken übrigens nur einen äußerst geringen Insulinanstieg, der vernachlässigbar zu sein scheint, zumindest bei Gesunden. Bei Diabetikern hingegen verursacht eine fettreiche Mahlzeit einen noch höheren Insulinanstieg. Allerdings führen künstlich gehärtete Fette (Transfette) auch bei Gesunden indirekt zu einer erhöhten Insulinbelastung. Denn solche Fette verstopfen die Zellmembranen, so dass die Nährstoffe aus der Nahrung nur noch schwer in die Zellen geschleust werden können. Glukose und Aminosäuren bleiben so länger im Blut und die Bauchspeicheldrüse produziert länger und mehr Insulin als nötig. Da Fastfood, Fertiggerichte und Backwaren meistens schnell flutende Kohlenhydrate als auch Aminosäuren und darüber hinaus auch noch viele schlechte Fette enthalten, sind solche Nahrungsmittel und Gerichte als besonders kritisch zu betrachten! Integriere lieber ausreichend gesunde Fette (rohe gesättigte Fette, Omega-3-Fettsäuren), wie wir sie bereits weiter oben besprochen haben, in Deine Ernährung.

g) Extratipp: Intermittierendes Fasten

In gängigen Ernährungsempfehlungen – vor allem jenen für Abnehmwillige und Zuckersüchtige – wird immer wieder auf die Wichtigkeit hingewiesen, regelmäßig über den Tag verteilt zu essen. Zwischen den einzelnen Mahlzeiten sollten nicht mehr als drei bis vier Stunden liegen, um den Blutzuckerspiegel stabil zu halten und Heißhungerattacken vorzubeugen, so heißt es. Hält man sich an solche Empfehlungen, kommt man schnell auf drei Hauptmahlzeiten und einige Zwischensnacks pro Tag. Doch anders als uns die Lebensmittelindustrie glauben machen will, ist unser Körper nicht dafür ausgelegt, ständig zu essen. Ganz im Gegenteil. Unsere Vorfahren aus der Steinzeit hatten keine Kühlschränke oder Tiefkühltruhen und damit nicht die Möglichkeit, Essbares lange aufzubewahren. Auch Supermärkte, Restaurants und Schnellimbisse waren damals nicht vorhanden. Da nicht immer Nahrung verfügbar war, mussten unsere Vorfahren zwangsläufig Phasen ohne Essen überstehen, und genau dafür ist unser menschlicher Stoffwechsel auch geschaffen. Unser Körper benötigt regelmäßige Phasen der Nahrungsabstinenz, damit unser Stoffwechsel richtig funktionieren kann. Das gilt nicht nur für den Urmenschen, sondern auch für den modernen Menschen, da sich unsere grundlegenden Gene seit der Steinzeit nicht sonderlich verändert haben. Unser Körper ist daher auch heute noch viel besser auf einen Mangel als auf einen Überfluss an Nahrung ausgelegt.

Die Folgen der ständigen Nahrungsmittelverfügbarkeit bekommen wir heute deutlich zu spüren. Immer mehr Menschen leiden unter Übergewicht und das zum Teil in gravierendem Maße. Dabei ist es eine Sache, dass Übergewicht nicht zu unserem heutigen Schönheitsideal passt. Viel tragischer ist, dass Übergewicht nachweislich schlecht für unsere Gesundheit ist und unsere Lebensqualität und unsere Lebensspanne reduzieren kann. Doch egal, ob wir überflüssige Pfunde mit uns herum schleppen oder nicht, Fakt ist, dass unser Körper erheblich von regelmäßigen Essenspausen profitiert.

Wie Wissenschaftler herausgefunden haben[*], hat regelmäßiges Fasten erhebliche Vorteile auf unsere Gesundheit: der Blutdruck fällt, die Blutfettwerte sinken, die Herzschlagrate normalisiert sich, die Fettverbrennung wird angeregt, der Stoffwechsel verbessert sich, Übergewicht wird abgebaut, das Risiko für Herzkreislauferkrankungen, viele Krebsarten und Diabetes sinkt deutlich und Hormone, die für die Erneuerung von Zellen und die Verjüngung von Gewebe benötigt werden, werden verstärkt gebildet. In Tierversuchen konnte gezeigt werden, dass Ratten, die nur jeden zweiten Tag aßen, eine deutlich längere Lebenserwartung hatten, als Tiere, die jeden Tag essen konnten. Und das, ohne die Menge der Kalorien zu reduzieren. Denn an den Essenstagen bekamen die Ratten, die nur jeden zweiten Tag aßen, die doppelte Portion, so dass sie im Vergleich zur anderen Gruppe nicht weniger Kalorien zu sich nahmen. Das immer populärer werdende intermittierende Fasten entspricht im Prinzip unserem natürliche menschlichen Ernährungsverhalten. Dabei folgt auf eine Phase der normalen Nahrungsaufnahme eine Phase der Nahrungsabstinenz, währenddessen der Körper die zuvor aufgenommene Nahrung optimal und effizient verwerten kann. Essen wir ständig, wird die Nahrung nur unvollständig verwertet und es kommt auf Dauer zur Verschlackung der Verdauungsorgane und des Zwischenzellraums.

---

[*]Quellen zu den gesundheitlichen Auswirkungen des intermittierenden Fastens findest Du z. B. unter: www.de.wikipedia.org/wiki/Intermittierendes_Fasten oder auch in meinem Artikel „Intermittierendes Fasten: Die unglaublichen Vorteile aus wissenschaftlicher Sicht" unter www.inspiriert-sein.de/intermittierendes-fasten-die-unglaublichen-vorteile-aus-wissenschaftlicher-sicht

Die Vorteile des intermittierenden Fastens im Überblick:

- IF normalisiert die Insulinsensitivität, das heißt, die Zellen reagieren dann wieder besser auf das Hormon
- verbessert die Fähigkeit der Mitochondrien (die Energiekraftwerke in unseren Zellen) Energie herzustellen
- senkt die Entzündungsrate
- erhöht die Ausschüttung des Wachstumshormons HGH, das auch als Anti-Aging-Hormon bezeichnet wird
- senkt den Gehalt an Triglyccride im Blut (Blutfettwerte)
- mindert Heißhunger auf Süßes
- reduziert oxidativen Stress
- wirkt lebensverlängernd
- steigert die Leistung des Gehirns
- senkt das Bauchfett
- fördert die Gewichtsabnahme und die Fettverbrennung
- senkt den Blutdruck
- fördert die Unabhängigkeit vom Essen und erzeugt dadurch eine Art Leichtigkeits- und Freiheitsgefühl

Und das vielleicht Interessanteste für uns Zuckersüchtige: Unsere Dünndarmschleimhaut, die gerade mal so dick ist wie Seidenpapier, braucht regelmäßige Phasen ohne Nahrung, um sich zu regenerieren und kleine Mikroverletzungen zu reparieren. Und nur dann kann genug Serotonin produziert werden. Denn anders als lange angenommen, wird dieser Botenstoff vor allem über die Neuronen im Dünndarm und nur zu etwa zehn Prozent im Gehirn gebildet. Wenn wir ständig essen und unserem Körper keine Pause von der Nahrungsaufnahme geben, kann es passieren, dass wir gar nicht ausreichend Serotonin bilden können und wir versucht sind, uns glücklich zu essen. Das muss nicht sein!

Die Vorteile regelmäßig eingelegter Fastenphasen sind also beachtlich. Und das Gute daran ist, wir brauchen dabei nicht lange auf Nahrung zu verzichten. Studien zeigen, dass wir bereits mit täglichen Essenspausen von 16 Stunden ähnlich gute Ergebnisse erzielen können, wie längere Fastenzeiten. Und 16 Stunden sind gar nicht so lange, denn schließlich zählt auch die Phase des nächtlichen Schlafs zu den täglichen Fastenstunden. Wenn wir also täglich etwa acht Stunden schlafen, brauchen wir während des Tages nur noch acht Stunden auf Nahrung zu verzichten, um auf eine Essenspause von 16 Stunden zu kommen.

Am einfachsten geht das, indem wir aufs Frühstück verzichten (viele von uns haben früh morgens ja sowieso keinen Appetit) und die letzte Mahlzeit drei bis vier Stunden vor dem Schlafengehen einnehmen. Wenn wir also um 23 Uhr ins Bett gehen und bis um 6 Uhr schlafen, könnten wir unser tägliches Essensfenster von acht Stunden zum Beispiel auf die Zeit von 10 Uhr morgens bis 18 Uhr verlegen oder gegen 12 Uhr mit dem Mittagessen beginnen und dafür bis um 20 Uhr essen. Falls Du ein ausgesprochener Frühstücksliebhaber bist, kannst Du Deine Essensphase mit dem morgendlichen Frühstück beginnen und dann ab Nachmittag auf feste Nahrung verzichten. Auch das ist selbstverständlich möglich.

Mit ein bisschen Übung ist das intermittierende Fasten wirklich sehr einfach umzusetzen und in den Tagesablauf zu integrieren. Und man spart dabei auch noch jede Menge Zeit (schließlich fällt ja zumindest eine Mahlzeit aus) und erlangt zudem ein ganz neues Unabhängigkeits- und Freiheitsgefühl, weil man erfährt, dass man nicht ständig essen muss.

Für uns Zuckersüchtige kann diese Form der Ernährung besonders befreiend sein. Denn als Zuckersüchtige haben wir unseren Körper bisher andauernd mit schnell ins Blut flutenden Kohlenhydraten überschüttet. Unser Körper hatte so immerzu die Möglichkeit, seine Energie aus Glukose zu gewinnen, die wir ihm über die Nahrung zur Verfügung gestellt haben. Dadurch haben wir unseren Stoffwechsel abhängig gemacht von Glukose und verlernen die Energiebereitstellung aus eingelagertem Speicherfett, was sehr nachteilig für die Fettverbrennung und unseren Ausstieg aus der Zuckerfalle ist. Denn unser Körper kann seine Energie neben Glukose auch aus sogenannten Ketonen, die er aus Fettsäuren herstellt, gewinnen. Diese Fähigkeit verliert er aber, wenn wir ständig Kohlenhydrate essen.[*]

In der Folge bleiben unsere Fettreserven unberührt (nehmen vielleicht sogar zu) und wir bekommen alle paar Stunden das Bedürfnis nach Kohlenhydraten. Schließlich braucht unser Körper durchgehend Energie, und wenn er nun mal daran gewohnt ist, diese aus Kohlenhydraten zu beziehen, kann er ganz schön ungehalten werden, wenn die Vorräte zuneige gehen. Das ist der Zeitpunkt, ab dem wir ungemütlich, schlecht gelaunt werden und uns zittrig fühlen, falls wir nicht ganz schnell eine Dose Cola oder einen Schokoriegel bekommen.

Kurzzeitfasten, wie intermittierendes Fasten auch genannt wird, ist eine ideale Möglichkeit, um diesen Kreislauf zu durchbrechen, denn es trainiert die Fähigkeit unseres Körpers, auch aus Fettsäuren (die in Ketone umgewandelt werden) Energie zu gewinnen und damit auch Zeiten ohne Kohlenhydrate unbekümmert zu überstehen, so wie die Natur es schon immer vorgesehen hat. Je nachdem, was und wie viel man isst, sind die Glukosevorräte etwa 8 bis 12 Stunden nach einer Mahlzeit aufgebraucht, so dass unser Körper bei einer täglichen Essenspause von 16 Stunden bis zu 8 Stunden im Fettverbrennungsmodus läuft. Wie Du Dir sicher bereits denken kannst, hat das nicht nur Vorteile in Bezug auf den Süßhunger, sondern Du kannst so ganz nebenbei auch noch einiges an Körperfett verbrennen und überflüssige Kilos loswerden.

Bitte beachten: Intermittierendes Fasten ist nicht für jeden
Nur, weil ich vom intermittierenden Fasten so überzeugt bin und die Vorteile wirklich beeindruckend sind, ist diese Ernährungsform sicher nicht für jeden geeignet. Wenn Du ein Typ bist, der Hunger nur schlecht aushalten kann und dann versucht ist, alles mögliche in sich hineinzustopfen, kann sich das Weglassen einer Mahlzeit auch nachteilig auswirken. Du bist dann

---

*Einige Bereiche sind zwar auf die Versorgung mit Glukose angewiesen (so kann das Gehirn z. B. seine Energie nur zu etwa 70 % aus Ketonkörpern beziehen und unsere roten Blutkörperchen sowie die Zellen der Nebennierenrinde sind für ihre Energiegewinnung auf Glukose angewiesen), dieser Bedarf kann allerdings über die körpereigenen Vorräte an Glukose bzw. durch die Neugewinnung von Glukose gedeckt werden.

mit regelmäßigen Mahlzeiten besser bedient.

Auch, wenn Du schwanger bist oder stillst, solltest Du kein intermittierendes Fasten praktizieren. Falls Du unter Diabetes leidest und bereits Insulin zu Dir nimmst, ist es ratsam, die Durchführung mit einem Arzt zu besprechen.

Führt Kurzzeitfasten nicht zu Blutzuckereinbrüchen und Heißhungerattacken?

Selbst, wenn wir mal für einige Stunden nichts essen, verfügt ein gesunder Körper über die Fähigkeit eingelagerte Glukosevorräte (Glykogen) in der Leber zu mobilisieren und den Blutzuckerspiegel in einem stabilen und gesunden Bereich zu halten und seine Energie aus Fettsäuren zu gewinnen. Wenn wir ihm diese Arbeit jedoch immerzu abnehmen, weil wir ständig essen, wird er natürlich bequem. Und je weniger wir diese Fähigkeit trainieren, umso schlechter funktioniert dieser Mechanismus. Unser Körper ist dann immer weniger in der Lage, Energie aus Fettsäuren zu gewinnen und wird immer abhängiger von Kohlenhydraten. Das sind typische Begleiterscheinungen einer Zuckersucht.

Intermittierendes Fasten kann diesen Kreislauf durchbrechen und zwar ohne, dass Du dabei auf sämtliche Kohlenhydrate verzichten müsstest, wie es Low-Carb-Anhänger propagieren. Denn auch dort geht es letztendlich darum, dass der Körper seine Energie aus Fetten und nicht aus Kohlenhydraten bezieht. Eine Ernährung ohne bzw. mit nur sehr wenig Kohlenhydraten ist aber für die meisten von uns nicht umsetzbar und hat dauerhaft auch Nachteile auf den Stoffwechsel. Intermittierendes Fasten hingegen ist daher aus meiner Sicht die elegantere Variante.

Ich praktiziere diese Form der Ernährung nun schon seit einigen Jahren und habe damit sehr gute Erfahrungen gemacht. Allerdings, und das möchte ich Dir nicht verschweigen, kann die anfängliche Umstellungszeit sehr herausfordernd werden. Wenn Du mit dem intermittierenden Fasten beginnst, wird Dein Körper vermutlich nach ein paar Stunden zu rebellieren beginnen und nach seiner gewohnten Dosis Glukose Nachschub verlangen. Die ersten Tage können daher ganz schön fordernd werden. Vermutlich fühlst Du Dich gereizt und übellaunig, bekommst starke Gelüste auf kohlenhydratreiche Lebensmittel und kannst im schlimmsten Fall auch schwindelig und zittrig werden. Nach ein bis zwei Wochen verschwinden diese Symptome jedoch und Du wirst erstaunt sein, wie leicht es Dir fällt, 16 Stunden ohne Essen auszukommen. Sollte es sich bei Dir anders verhalten und Dir das intermittierende Fasten trotz einer ausreichend langen Umstellungszeit von zwei Wochen immer noch Schwierigkeiten bereiten, ist diese Form der Ernährung vielleicht nicht die Richtige für Dich. Du bist dann mit mehreren kleinen Mahlzeit über den Tag verteilt, vermutlich besser beraten.

In der Fastenperiode des Tages kannst Du natürlich Wasser und Tee trinken, das solltest Du auch, selbst Kaffee ohne Milch ist erlaubt. Allerdings ist es wichtig, dass Du während der Essenspause keine Kalorien zu Dir nimmst, auch nicht in flüssiger Form. Säfte, Milchgetränke, Alkohol, Limonaden usw. sind daher tabu. Ob Süßstoff und Diätgetränke den Prozess unterbrechen, sind sich die Experten noch nicht einig. Weil Süßstoffe aber süß schmecken und damit die Zuckerlust triggern können und sie zudem aus gesundheitlicher Perspektive umstritten sind, rate ich Dir generell davon ab, Süßstoffe zu Dir zu nehmen.

Falls Du Lust darauf bekommen hast, das intermittierende Fasten einmal auszuprobieren und gerne mehr darüber erfahren möchtest, empfehle ich Dir einen Blick auf meine Seite www.inspiriert-sein.de, auf der es inzwischen einige Beiträge dazu gibt. Eins der besten Bücher zum Thema ist meiner Meinung nach „Eatstopeat" von Brad Pilon, das allerdings nur auf Englisch verfügbar ist. Falls Du ein Buch in deutscher Sprache bevorzugst, finde ich „Gesund und schlank durch Kurzzeitfasten" von Daniel Roth für den Einstieg recht gelungen.

Kapitel 6: Jetzt wird's ernst – Die Zuckerentwöhnung

„Wir müssen verstehen, dass wir Angst vor dem Zuckerentzug haben. Denn weißer Zucker ist meiner Meinung nach das Koks der Ernährung: Wir sind danach süchtig. Aber wenn man eine Weile lang konsequent auf Zucker verzichtet, verschwinden die Gelüste einfach. Die entwickelt der Körper nämlich nur, wenn ihm etwas fehlt – was bei einer ausgewogenen Ernährung nicht der Fall sein sollte."

Sarah Britton, Ernährungsberaterin und Bloggerin,
in einem Interview mit der Online-Zeitschrift „Die Welt" *

Nachdem Du nun also über die Grundlagen einer optimalen Ernährungsweise für Zuckersüchtige gut informiert bist, gehen wir einen Schritt weiter. Meiner Erfahrung nach kommst Du, wenn Du Deine Zuckersucht wirklich hinter Dir lassen möchtest, an einem (zumindest zeitweisen) Zuckerentzug nicht vorbei. Wenn Du eine Zeit lang konsequent auf alles verzichtest, was isolierten Zucker enthält, gibst Du der Biochemie Deines Körpers und Deinen Geschmacksknospen die Gelegenheit, sich von der permanenten Überreizung zu erholen und wieder neu einzustellen. Dazu solltest Du, wie Du sicher schon erahnen kannst, sämtliche isolierten Zuckerarten aus Deiner Ernährung streichen und alles meiden, was extrem süß schmeckt. Du solltest also nicht nur Zucker meiden, sondern auch Zuckerersatzstoffe wie Stevia, Birkenzucker, Erythrit, chemische Süßstoffe usw. und im Idealfall sogar Trockenfrüchte.

Keine Sorge, es geht nicht darum, nie wieder Süßes zu essen, sondern darum, Dein System radikal vom Zucker zu befreien und dadurch Deine Geschmacksnerven wieder neu auszurichten. Da sich unsere Geschmacksknospen etwa alle zwei Wochen komplett erneuern, ist Geschmack in erster Linie eine Frage der Gewohnheit. Auch unser Belohnungssystem erholt sich, wie bereits angespro-

---

*www.welt.de/icon/article155112079/Sechs-Grundregeln-fuer-eine-gesunde-Ernaehrung.html chen, recht schnell von der süßen Überstimulation. Bereits nach wenigen Tagen der Zuckerfreiheit wird Dich die natürliche Süße von frischem Obst und anderen Nahrungsmitteln vollkommen zufrieden stellen, und viele Deiner ehemaligen Lieblingsspeisen aus dem Supermarktregal werden Dir viel zu künstlich schmecken. Na, wenn das mal keine guten Neuigkeiten sind!

Das Tollste dabei ist, dass Du nach der Zuckerentwöhnung mit großer Wahrscheinlichkeit in der Lage sein wirst, wieder frei zu entscheiden, ob Du ein Stück Schokolade oder Kuchen essen möchtest oder nicht. Du wirst Süßes wieder als etwas Besonderes erleben, das Du ab und zu bewusst genießen kannst, ohne mehr davon essen zu müssen als Dir gut tut. Ein unglaublich süßes Gefühl ist das – viel süßer als Zucker!

Interessant zu wissen: Süßhunger – nur eine Frage der Gewohnheit?
Auf einem Quadratzentimeter unserer Zunge befinden sich mehr als 1000 Geschmacksknospen, denen wir das Genussempfinden beim Essen verdanken. Allerdings verkümmern diese Knospen und sterben sogar teilweise ab, wenn wir künstlich aufbereitete Nahrungsmittel essen. Das heißt, wir können dann den feinen Geschmack natürlicher Speisen nicht mehr so gut wahrnehmen und das Verlangen nach Fertiggerichten, Fast Food und anderen unnatürlichen geschmacksmanipulierten Reizen steigt. Durch immer mehr Zusatzstoffe, insbesondere Geschmacksverstärker, in unseren Lebensmitteln, brauchen Kinder von heute bis zu 20-mal (!) intensivere Geschmacksreize als noch vor ein oder zwei Jahrzehnten. Wahnsinn, oder?

Die gute Nachricht: Wir können unsere Geschmacksknospen wieder sensibilisieren. Denn sie erneuern sich alle 12 – 14 Tage. Das bedeutet, wenn wir für diesen Zeitraum unnatürlich intensive Reize meiden, wozu auch die künstliche Süße aus raffinierten Zuckerarten und Süßstoffen gehört, dann werden wir wieder empfänglich für den angenehmen Geschmack von natürlichen Lebensmitteln. Dann erleben wir auf einmal wieder Dinge als schmackhaft und befriedigend, die uns zuvor langweilig und eintönig vorkamen. Denn Geschmack ist in erster Linie eine Sache der Gewöhnung. Glaubst Du nicht? Na, dann probiere es mal aus!

Um unseren Geschmack neu auszurichten, reichen also in der Regel wenige Tage zuckerfreie Ernährung aus. Allerdings empfehle ich Dir, mindestens für drei Wochen besser noch für sechs oder zehn Wochen auf jegliche Arten von Zucker und Süßungsmittel zu verzichten. Geschmack hat nicht nur etwas mit unseren Geschmacksknospen zu tun, sondern auch mit unserer Psyche. Unsere Geschmacksvorlieben von heute stammen oft aus unseren ersten Lebensjahren und sind mit bestimmten Emotionen und Erinnerungen verbunden. Wenn Du als Kind zum Beispiel häufig mit Süßigkeiten getröstet, belohnt oder ruhig gestellt wurdest, verbindest Du vermutlich auch heute noch damit das Gefühl von Trost, Geborgenheit oder Anerkennung. Auch die Werbeindustrie ist geschickt darin, unsere Vorlieben zu prägen und diese fest in unserem Unterbewusstsein zu verankern.

Das heißt also, dass selbst, wenn Dir Süßes nach 14 Tagen der Entwöhnung tatsächlich nicht mehr so gut schmeckt wie zuvor, kann es trotzdem passieren, dass Du Dich nach Süßem sehnst, um Deine Stimmung anzuheben, oder weil die Lust beim Anblick einer Werbeanzeige aufkommt. Solche emotionalen und mentalen Muster können ganz schön hartnäckig sein und es braucht etwas Zeit und Innenschau, um sie aufzulösen.

Aus Erfahrung weiß ich, dass sich die Zuckersucht daher allein durch eine Ernährungsumstellung nicht immer nachhaltig überwinden lässt. Ich rate Dir deshalb parallel zur Umstellung Deiner Ernährung, die mentalen und emotionalen Verstrickungen hinter Deinem Essverhalten anzuschauen und wenn nötig aufzuarbeiten, damit Du Essen nicht länger als Ersatzbefriedigung für Dein emotionales Gleichgewicht zweckentfremden musst und nicht mehr länger auf die in Deinem Unterbewusstsein abgespeicherten Programme hereinfällst. Und das geht eben am besten genau dann, wenn Du gerade keinen Zucker zu Dir nimmst. Ein Verzicht auf Süßes und andere triggernde Speisen ist der schnellste Weg um herauszufinden, welche Glaubensmuster und emotionalen Gründe sich hinter Deinem Essverhalten verstecken. Denn, wenn Du Deine Gefühle nicht wie bisher mit Süßem überdecken kannst, wirst Du schonungslos mit den dahinterstehenden Themen konfrontiert. Wie Du dabei am besten vorgehst, erkläre ich Dir später.

Um dieser Arbeit auf der mentalen und emotionalen Ebene genügend Zeit zu schenken, empfehle ich daher, die zuckerfreie Zeit idealerweise auf zehn Wochen auszudehnen. Zehn Wochen ist ein überschaubarer Zeitrahmen, der für die meisten auch tatsächlich machbar ist. Auch in der Therapie von Alkoholsüchtigen wird diese Zeitspanne als notwendig betrachtet, damit sich die Gehirnbiochemie Betroffener wieder normalisieren kann.

Aber bitte keine Panik, wenn Dir dieser Zeitraum viel zu lange erscheint. Auch ich habe klein angefangen und war zu Beginn meiner Zuckerentwöhnung stolz, wenn ich einige Tage, später dann zwei Wochen und viel, viel später auch mal zehn Wochen oder länger ohne Zucker ausgekommen bin. Jeder von uns beginnt die Entwöhnung an einem anderen Punkt und kein Weg ist wie der andere. Stecke Dir Deine Ziele daher nicht zu hoch und lass Dich von angeblichen Rückschlägen nicht entmutigen. Beginne dann einfach wieder von vorne. Auch ich habe unzählige Anläufe gebraucht, bis zu dem Punkt, an dem ich heute stehe. Jeder Tag ohne Zucker zählt und ist etwas, worauf Du stolz sein kannst!

Während der Zeit der Zuckerentwöhnung solltest Du Dich – so gut es geht – an die Ernährungsempfehlungen aus dem vorherigen Kapitel halten und zusätzlich auch weitestgehend auf Alkohol*, sehr süßes Obst, vor allem Trockenfrüchte und Hybridzüchtungen, gekaufte Säfte sowie künstliche Süßstoffe verzichten. Das mag hart klingen – und ist es zu Beginn natürlich auch, doch Du wirst staunen, wie schnell und nachhaltig sich Dein Geschmacksempfinden damit verändern lässt. Auf einmal werden Dinge für Dich eine süße Note bekommen, von denen Du vorher noch nicht einmal wahrgenommen hast, dass sie überhaupt süßlich schmecken. Ein sehr gutes Beispiel dafür sind zum Beispiel Tomaten, Kürbis oder auch Kokosmus, die für sich allein bereits köst-

---

*Alkohol irritiert den Blutzucker zwar nicht so sehr (außer gemischt mit Säften → daher in jedem Fall Finger weg von Cocktails!), wirkt allerdings enthemmend und negativ auf die Impulskontrolle. Zudem senkt die Wirkung von Alkohol den Blutzuckerspiegel, da für den Alkoholabbau in der Leber sehr viel Energie benötigt wird und der Körper deshalb alle verfügbare Glukose in die Leberzellen transportiert. Deshalb kommt es unter Alkoholeinfluss häufig auch zu Heißhungerattacken und regelrechten Fressanfällen. Wenn Du Alkohol trinkst, kann es leicht passieren, dass Du Deine Vorsätze nicht mehr ganz so ernst nimmst und leichter über die Stränge schlägst. Ich empfehle Dir daher, Alkohol während der Zeit der Zuckerentwöhnung zu meiden.

lich schmecken, sofern unser Gaumen von künstlicher Süße entwöhnt ist. Nach dieser zuckerfreien Zeit wirst Du wahrscheinlich genauso wie ich verwundert feststellen, dass Dir viele Deiner ehemaligen Lieblingsspeisen viel zu süß und zu künstlich schmecken. Das ist bereits ein gewaltiger Schritt raus aus der Zuckerfalle!

Es gibt nur einen Weg aus der Zuckerfalle und zwar Deinen ganz persönlichen Weg!

Mach Dir wegen der bevorstehenden Zeit ohne Zucker bitte keinen zu großen Druck. Es geht nicht darum, alles perfekt zu machen. Sondern es geht darum, in dieser Zeit alles zu geben und sie so zuckerfrei zu überstehen, wie das für Dich zu diesem Zeitpunkt eben möglich ist. Jeder von uns ist individuell und startet unter anderen Voraussetzungen. Je nachdem, wie tief Du in der Zuckerfalle gefangen bist, kann es ein gewaltiger Schritt in die richtige Richtung sein, herkömmliche Süßigkeiten aus dem Supermarkt gegen Trockenfrüchte und süßes Obst auszutauschen. Ich zum Beispiel habe mir zu Beginn meiner Zuckerentwöhnung auch etwas Honig oder ein paar Datteln gegönnt. Ohne hätte ich es einfach nicht geschafft, mich von meinem doch recht hohen Schokoladenkonsum zu entwöhnen.

Selbstverständlich sollte man auf dieser Stufe nicht ewig stecken bleiben, denn auch zu viele Trockenfrüchte oder ein Zuviel an überzüchteten Früchten ist definitiv nicht ideal. Ich habe allerdings die Erfahrung gemacht, dass Schritt-für-Schritt-Umstellungen im eigenen Tempo oft nachhaltiger sind als Hau-Ruck-Aktionen, die oft nur schwer durchzuhalten sind und enorm viel Disziplin erfordern. Gemäß dem Gesetz der Polarität passiert es dann leider oft, dass man nach einer Weile wieder ins andere Extrem zurück verfällt und für eine Zeit lang die Kontrolle über sein Essverhalten verliert. Aber auch das mag bei dem ein oder anderen zu seinem Weg aus der Zuckerfalle dazu gehören.

Es geht also nicht darum, besonders schnell zum Ziel zu kommen, sondern sich zu fordern und gleichzeitig nicht zu überfordern. Die Zuckerentwöhnung ist eine individuelle Angelegenheit und jeder muss seinen eigenen Weg in die Zuckerfreiheit finden. Wenn Du zu Beginn der Entwöhnung zum Nachtisch also süßes Obst essen musst, damit Du dem Snickers oder der Milchschnitte widerstehen kannst, dann ist das prima und Du kannst stolz auf Dich sein!

Falls Du zwischendurch schwach werden solltest und Du doch mal etwas mit Zucker isst, lass den Kopf nicht hängen und mach einfach weiter. Auch Ausnahmen und Rückfälle gehören zum Weg aus der Zuckerfalle dazu – ich zumindest kenne keinen Zuckersüchtigen, der es ohne Rückfälle geschafft hat und auch mein eigener Weg war alles andere als frei davon :-) Natürlich lasse ich Dich nicht allein und statte Dich mit vielen Tipps und Infos aus, die Dir dabei helfen, besser mit den Herausforderungen in der Zeit der Entwöhnung umgehen zu können. Ich verrate Dir, wie Du potentiell auftretende Gelüste im Zaum hältst, wie Du Restaurantbesuche und Einladungen heil überstehst und natürlich auch, was Du tun kannst, falls Du doch rückfällig werden solltest. Und selbstverständlich steht es Dir frei, erst einmal mit zwei oder drei Wochen Zuckerfreiheit zu beginnen. Es geht also nicht darum, perfekt zu sein, sondern darum, dass Du tust, was gerade machbar ist und das ist vollkommen ausreichend!

Wie Du ja inzwischen weißt, hat der Zuckerentzug gleich mehrere Vorteile: Zum einen entwöhnst Du Dein System vom Zucker, so dass sich sowohl Deine Biochemie als auch Deine Geschmacksknospen erholen und wieder neu ausrichten können, und zum anderen bekommst Du so eine hervorragende Gelegenheit, die mentalen und emotionalen Gründe hinter Deinem Verhalten aufzuarbeiten.

Falls Dir das mit dem völligen Zuckerentzug noch nicht so ganz geheuer ist, kannst Du Dich auch schrittweise in die Zuckerfreiheit vorarbeiten. Du musst also nicht ins kalte Wasser springen, sondern kannst Dich gezielt auf den Zuckerentzug vorbereiten und damit warten, bis der für Dich richtige Zeitpunkt dafür gekommen ist.

Schritt-für-Schritt-Umstellung oder Hauruck-Methode?

Falls Du gerade hoch motiviert bist und Du am liebsten sofort mit dem Zuckerentzug beginnen möchtest, dann ist das natürlich klasse und Du solltest diese Energie nutzen. In diesem Fall kannst Du gleich zum Punkt „Letzte Vorbereitungen für den Zuckerentzug" übergehen. Wenn Du allerdings sehr stark in der Zuckersucht gefangen bist und momentan noch täglich große Mengen Zucker zu Dir nimmst, kann so ein abrupter Zuckerentzug ganz schön unangenehm werden. Kopfweh, Stimmungsschwankungen, Müdigkeit, Leistungseinbrüche und Unwohlsein können sich dann genau wie bei jedem anderen Entzug einstellen. Dieses Risiko kannst Du reduzieren, indem Du statt des kalten Entzugs die Schritt-für-Schritt-Umstellung wählst.

1. Die Schritt-für-Schritt-Umstellung

Nicht jeder ist dafür gemacht, einfach so ins kalte Wasser zu springen. Falls der „kalte Entzug" also nichts für Dich ist und Du es gerne etwas sanfter angehen möchtest, bereite Dich in Deinem Tempo auf den Entzug vor. Lass Dir dabei für die Vorbereitungsphase solange Zeit, wie Du benötigst. Wichtig ist, dass Du überhaupt etwas veränderst. Beginne mit kleinen Schritten und lass sie zu Deiner Gewohnheit werden. Picke Dir aus den folgenden Ideen, die heraus, die Dich ansprechen und Dich fordern, aber nicht überfordern, oder mach Dir Deine eigenen Regeln. Ich habe die Erfahrung gemacht, dass selbst ehemals stark Zuckersüchtige, also Menschen mit einem hohen Zuckerkonsum, den Zuckerentzug ganz gut hinbekommen, wenn sie sich für zwei bis drei Wochen gezielt auf die Abstinenz vorbereiten, indem sie einige der nachfolgend aufgelisteten Tipps befolgen.

- **Trinke keine Kalorien mehr**
  Solltest Du (noch) gesüßte Getränke zu Dir nehmen, könntest Du Deinen Zuckerkonsum dadurch reduzieren, indem Du sie durch Wasser sowie ungesüßte Kräuter- und Früchtetees ersetzt. Falls Dir pures Wasser zu langweilig erscheint, verleihe ihm durch ein paar Spritzer frisch gepressten Zitronen- oder Orangensaft eine feine Note. Du

kannst auch frischen Ingwer in dünne Scheibchen schneiden oder ein paar Blätter Pfefferminze mit in Dein Wasser geben. Mit der Zeit nimmt das Wasser dann den Geschmack an und wird zu einem besonderen Geschmackserlebnis.

- **Die erste Mahlzeit des Tages ist entscheidend**
  Solange es Dir noch nicht gelingt, Zucker und Weißmehl völlig aus Deiner Ernährung zu streichen, beginne damit, Deine erste Mahlzeit des Tages bewusst zusammenzustellen. Denn hier entscheidet sich, welchen Verlauf Dein Blutzuckerspiegel den Tag über nimmt. Wenn Du auf leeren Magen schnell verdauliche Kohlenhydrate isst, steigt Dein Blutzuckerspiegel besonders heftig an und nur kurze Zeit später hast Du wieder Hunger. Solche ungünstigen Kreisläufe ziehen sich dann meistens durch den gesamten Tag hindurch. Deshalb ist es so wichtig, dass Du zumindest die erste Mahlzeit des Tages blutzuckerfreundlich gestaltest. Orientiere Dich dabei an den bereits genannten Empfehlungen für ein blutzuckerfreundliches Frühstück aus dem vorherigen Kapitel.

- **Steige auf „gesunden" Zucker um**
  Ein gewaltiger Schritt aus der Zuckerfalle ist das Vermeiden von raffiniertem Haushaltszucker, inklusive damit gesüßten Süßigkeiten. Das heißt, fürs Erste brauchst Du nicht ganz auf den süßen Geschmack zu verzichten, sondern kannst herkömmlichen Zucker und Süßigkeiten durch vollwertigere Alternativen ersetzen. Selbst, wenn Du auf Trockenfrüchte, Honig, Ahornsirup, Stevia oder Kokosblütenzucker umsteigst, wirst Du vermutlich viel weniger naschen, da Du Deine süßen Leckereien dann zum größten Teil selbst herstellen musst. Ein paar Rezeptideen, die eigentlich für die Zeit nach der Zuckerentwöhnung gedacht sind, findest Du in Kapitel 11.

- **Iss Süßes nur noch zum Nachtisch**
  Wenn Du Süßes nur noch isst, wenn Du zuvor bereits vollwertige Nahrung zu Dir genommen hast, dann steigt der Blutzucker bei Wei-

tem nicht so steil und schnell an, als würdest Du auf leeren Magen oder zwischendurch naschen. Sofern Du also noch nicht so weit bist, alles Süße aus Deiner Ernährung zu streichen, halte Dich daran, Süßes nur noch nach einer richtigen, weil vollwertigen Mahlzeit zu essen. Es gibt eindeutige Hinweise darauf, dass eine Mahlzeit, zubereitet aus Lebensmitteln mit einer niedrigen glykämischen Last, eine positive Wirkung auf den Blutzuckeranstieg der nachfolgenden Mahlzeit haben. Im Klartext heißt das, dass Du die glykämische Last von Nahrungsmitteln reduzieren kannst, wenn Du zuvor etwas mit einer niedrigen glykämischen Last isst. Dieser Effekt wird auch als Second-Meal-Effect bezeichnet.

- **Beginne jede Mahlzeit mit stärkearmen Gemüse**
  Stärkearmes Gemüse wie Brokkoli, Blattsalate, Spinat, Gurken, Zucchini, Tomaten oder Blumenkohl enthalten jede Menge Vitalstoffe und stecken voller Ballaststoffe. Wenn Du es Dir zur Gewohnheit machst, Deine Mahlzeiten mit einer großen Portion dieser Gemüsesorten zu beginnen (ja, das gilt auch für das Frühstück!) füllst Du Deinen Magen nicht nur vorab mit kalorienarmer, vitalstoffreicher Nahrung, sondern sorgst auch für einen stabilen Blutzucker. Selbst, wenn Du anschließend ein süß belegtes Brötchen isst, gelangt der enthaltene Zucker dank der vielen Ballaststoffe aus dem Gemüse bei Weitem nicht so schnell ins Blut, als wenn Du das Brötchen auf leeren Magen gegessen hättest. Auch hier macht sich der sogenannte Second-Meal-Effect positiv bemerkbar.

- **Iss Vollkorn statt Weißmehl**
  Tausche sämtliche Weißmehlprodukte gegen Vollkornprodukte aus. Statt Nudeln aus Hartweizengrieß nimmst Du Vollkornnudeln und statt Weißbrot wählst 100 %-iges Vollkornbrot. Denk dabei bitte daran, dass Weizen generell nicht zu empfehlen ist, auch nicht als volles Korn. Weiche lieber auf Produkte aus Dinkel, Roggen, Hafer oder Gerste aus. Bereichere Deinen Speiseplan auch durch sogenanntes Pseudogetreide wie Quinoa, Amaranth, Hirse oder Buchweizen.

Und wähle statt poliertem Reis lieber die Vollkornvariante. Wichtig bei Getreide aller Art ist, wie auch bei Hülsenfrüchten und Samen, dass Du sie vorher aktivierst, was ja bereits ausführlich erläutert wurde.

- **Iss mehr Nährstoffe**
  Wenn Deine Zellen mit allem versorgt sind, was sie für ihre Funktionen benötigen, wird es Dir viel leichter fallen, auf Zucker und Weißmehlprodukte zu verzichten. Je vitalstoffreicher Du Dich ernährst, umso weniger Lust entwickelst Du auf Ungesundes. Glaubst Du nicht? Dann probiere es selbst aus und beobachte, wie sich Dein Appetit auf Ungesundes in Luft auflöst oder zumindest stark abnimmt, wenn Du Deinem Körper gibst, was er tatsächlich braucht. Orientiere Dich dabei an den Empfehlungen aus dem vorangegangenen Kapitel. Iss vollwertig, aktiviere Samen bevor Du sie isst, integriere rohe gesättigte Fette in Deine Ernährung, nimm ausreichend von den speziell für Zuckersüchtige wichtigen Vitaminen zu Dir, kau Deine Nahrung gründlich, iss achtsam und trink genug Wasser. Und die Darmreinigung natürlich nicht vergessen :-)

- **Schleiche den Zucker aus**
  Ausschleichen ist ein Prinzip, das sich beim Absetzen von Psychopharmaka bewährt hat. Dabei werden die Medikamente nicht einfach von heute auf morgen abgesetzt, sondern über einen bestimmten Zeitraum hinweg immer weiter reduziert. Dadurch hat der Körper, insbesondere das Belohnungssystem, die Chance, sich langsam an die immer weiter abnehmende Dosis von Suchtstoffen zu gewöhnen, und die Entzugssymptome halten sich in einem erträglichen Rahmen.

Das Prinzip des Ausschleichens kannst Du Dir zu Nutze machen, wenn Du es nicht schaffst, von jetzt auf gleich auf Zucker und andere isolierte Kohlenhydrate zu verzichten. Reduziere dann einfach Deine gewohnte Zuckermenge. Statt drei Nutellabrote zum Frühstück, isst Du zunächst nur noch zwei. Dann reduziert Du die Anzahl auf ein Nutellabrot, bis Du irgendwann kein Problem mehr damit hast, gar keins mehr zu essen. Genauso machst Du es mit der Nascherei zwischendurch. Wenn Du abends vor dem Fernseher bisher eine Tafel Schokolade verputzt hast, iss nur noch eine halbe Tafel. Wenn Du Dich daran gewöhnt hast, versuche die Menge auf eine Viertel Tafel zu reduzieren, dann auf nur noch eine Rippe usw., bis Du Dir schließlich zutraust, gar keine Schokolade mehr zu essen.

Der Vorteil beim Ausschleichen liegt darin, dass durch den schrittweisen Entzug die Entzugssymptome weniger bis gar nicht mehr auftreten. Der Nachteil dabei ist, das Ausschleichen braucht seine Zeit, und nicht jeder hat die Motivation, lange genug bei der Stange zu bleiben. Mein Tipp wäre daher, wenn Du der Typ fürs Ausschleichen bist, geh so schnell voran, wie Du kannst und bleibe nicht unnötig lange auf einer Stufe stehen. Das Ziel bleibt nach wie vor, für sechs bis zehn Wochen komplett auf Zucker und Süßungsmittel zu verzichten. Das Ausschleichen dient dabei lediglich der Vorbereitung, um so schnell es geht, in den zuckerfreien Modus zu kommen.

Extratipp für alle, die den Einstieg nicht schaffen

Falls es Dir nicht gelingt, mit der Zuckerentwöhnung zu beginnen und Du den Einstieg einfach nicht schaffst, obwohl Du Dich bereits seit einiger Zeit vitalstoffreicher ernährst und weniger Zucker isst, dann könnte Dein innerer Saboteur am Werk sein. Ich jedenfalls kenne die Stimme nur zu gut, die einem zuflüstert „Ach, nur noch heute, morgen ist ja auch noch ein Tag" und damit den Zuckerentzug auf morgen, übermorgen oder nächste Woche verschieben möchte. Immer wieder habe ich mich dabei ertappt, wie ich mich nur allzu gerne von diesem Etwas in mir habe überreden lassen. Schließlich kommt es auf einen Tag mehr oder weniger doch auch nicht an, oder? Blöd nur, wenn dieses Spielchen Tag für Tag so weiter geht, und ich mein Vorhaben dem Zucker zu entsagen, immer wieder in die Zukunft verschiebe und gleichzeitig dabei zusehen muss, wie mein Frust über mich selbst weiter zunimmt und parallel dazu auch noch die Menge an Süßigkeiten, die ich zu mir nehme, immer größer wird. Ist ja auch logisch: Schließlich gilt es heute besonders zuzuschlagen, da ab morgen ja alles anders werden soll – und dieses Mal wirklich.

Wenn Dir solche Geschichten bekannt vorkommen, dann ist vermutlich Dein innerer Saboteur am Werk, der Teil in Dir, der die Zuckersucht gerne am Leben halten möchte. Entweder, weil er als Gewohnheitstier grundsätzlich erst einmal allen Veränderungen skeptisch gegenüber steht, oder, weil er befürchtet, eine bisher wichtige Strategie zu verlieren, mit der es doch so schön bequem war, Deine Stimmung anzuheben, die Zeit zu vertreiben oder für Genuss zu sorgen. Diesem Teil in Dir gefällt es selbstverständlich überhaupt nicht, wenn Du der Zuckerfalle entkommen möchtest. Schließlich lebt er ja davon, dass Du ihn mit Süßigkeiten und anderen schnell verdaulichen Kohlenhydraten fütterst. Mit all seiner Kraft wird er daher versuchen, Dein Vorhaben zu sabotieren.

Zuckerentzug, wozu das denn?
Zunächst einmal wird Dein innerer Saboteur versuchen Dir klar zu machen, dass ein Zuckerentzug überflüssig ist. Schließlich, so will er Dich glauben lassen, hängt Deine Zuckersucht von äußeren Faktoren ab und wird sich von ganz allein in Luft auflösen, wenn Du erst den neuen Job bekommen oder den Traumpartner gefunden hast. Wenn sich der Stress gelegt hat, die Geldsorgen überwunden oder die Traumata Deiner Vergangenheit aufgelöst sind. Dein innerer Saboteur möchte Dich glauben lassen, dass Du den Zucker als Ausgleich für die Dich unglücklich machenden Umstände in Deinem Leben brauchst und Du erst mit der Zuckerentwöhnung beginnen kannst, wenn sich Deine Situation verändert hat. Das ist ein Trugschluss!

Zwar spielen auch mentale und emotionale Faktoren bei der Zuckersucht eine Rolle, aber es sind vor allem die Macht der Gewohnheit und die aus dem Gleichgewicht geratene Biochemie Deines Körpers, die Deine Sucht am Laufen halten. Und das kannst Du bereits jetzt ändern! Du brauchst nicht zu warten, bis Du glücklich bist, im Gegenteil – ohne Deine Zuckersucht, wirst Du effektiver und aktiver an Deinem Glück mitarbeiten können.

Trick 17: Die Selbstsabotage
Wenn Dein Entschluss zum Zuckerentzug dann fest steht, packt Dein in-

nerer Saboteur seine nächste Strategie aus. Er flüstert Dir ins Ohr, dass die Idee einer Zuckerentwöhnung ja ganz nett ist, Du aber für solche Vorhaben einfach nicht geschaffen bist und sowieso nicht durchhalten wirst. Glaube dieser Stimme nicht. Sie ist nicht Du, auch, wenn sie in Ich-Form zu Dir spricht! Du hast die Wahl, entweder lässt Du Dich auf den Zuckerentzug ein oder es bleibt alles so, wie es ist. Möchtest Du das?

Die Aufschubfalle

Wenn Du Dich von Deinem Vorhaben nicht abbringen lässt und wild entschlossen bist, den Zuckerentzug durchzuziehen, wird Dein Saboteur möglicherweise auch versuchen, den Zeitpunkt des Beginns hinaus zu zögern. Er wird Dir dann einreden, dass es besser ist, wenn Du erst ab morgen, nächster Woche oder nach der nächsten Geburtstagsfeier mit dem Zucker-Detox beginnst. Sein Ziel ist es nach wie vor, Dich langfristig von Deinem Entschluss abzubringen, so dass Du überhaupt nicht damit anfängst.

Mach Dir klar, dass es für Veränderungen nur einen richtigen Zeitpunkt gibt und zwar jetzt. Morgen oder nächste Woche wird es nicht leichter, Deinen inneren Schweinehund zu besiegen. Erfolgreiche Menschen unterscheiden sich von anderen dadurch, dass sie ins Tun kommen und jetzt handeln. Worauf wartest Du also, heute ist der perfekte Tag für die Veränderung in Deinem Leben!

Falls alles nichts hilft

Wenn es Dir trotz all dieser Tipps nicht gelingt, Deine Ernährung umzustellen und den Einstieg in die Zuckerentwöhnung zu finden, mach Dir klar gegen wen Du hier eigentlich kämpfst. An sich ist Dein innerer Saboteur vermutlich nicht mehr als ein Programm Deines Emotionalgehirns, das eigentlich dafür gedacht ist, Dein Überleben zu sichern und durch raffinierten Zucker in die Irre geführt wird. Es glaubt, beim Zuckerentzug gehe es Dir an den Kragen und dass Du Dich damit in Gefahr bringen könntest. Daher sein Widerstand. Du kämpfst hier also nicht gegen einen lebendigen Teil in Dir mit eigener Persönlichkeit, sondern gegen ein lebloses, von der Evolution erschaffenes Programm ohne Bewusstsein, das durch Deine bisherige

Ernährung fehlgesteuert und manipuliert ist. Und wer will schon durch ein fehl geleitetes Programm gesteuert werden?!

Wenn auch dieser Gedanke Dir nicht weiterhilft, nimm den Druck aus Deinem Vorhaben heraus. Akzeptiere, dass es für alles einen richtigen Zeitpunkt gibt und der für Dich richtige Moment für die Zuckerentwöhnung eben erst noch kommen muss. Vielleicht bist Du auf einer tieferen Ebene noch gar nicht wirklich bereit, Deine Sucht loszulassen. Beginne dann damit, die emotionalen und mentalen Themen hinter Deinem Verhalten aufzuarbeiten und stelle erst anschließend Deine Ernährung um. Erinnere Dich: Es gibt nur einen Weg aus der Zuckersucht – und das ist DEINER!

2. Zuckerentzug die letzten Vorbereitungen

Du bist also so weit den Schritt in die zuckerfreie Zeit zu wagen? Sehr gut. Doch bevor es losgeht, triff bitte noch die letzten Vorbereitungen. Denn je besser Du vorbereitet bist, desto größer sind Deine Erfolgsaussichten.

a) Sage „Ja!" zum Zuckerentzug

Ich möchte Dir nichts vormachen. Dich vom Zucker zu entwöhnen wird Dich fordern. Sowohl der körperliche als auch der emotionale Entzug werden Dir vermutlich zu schaffen machen. Die ständige Lust etwas Naschen zu wollen, Kopfschmerzen, Übellaunigkeit und eine verminderte Leistungsfähigkeit begleiten die meisten zu Beginn des Zuckerentzugs. Doch Dein Einsatz wird sich lohnen. Schon nach wenigen Tagen wirst Du Dich so großartig wie wahrscheinlich schon lange nicht mehr fühlen.

Gerade die ersten Tage des Zuckerentzugs sind alles andere als einfach und auch zwischendurch wird es immer mal wieder Momente geben, in denen Dein innerer Saboteur versuchen wird, Dich mit all seiner Kraft zu verführen. In solchen Momenten wird es sehr hilfreich sein, wenn Deine Motivation stark ist. Nach den heutigen Erkenntnissen der Motivationspsychologie ist es wichtig, dass wir uns über das Warum unserer Ziele bewusst sind und sie mit positiven Assoziationen verknüpfen. Denn begründete Entscheidungen und positive

Verknüpfungen wirken stärker und nachhaltiger, das hat mit der Struktur unseres Gehirns zu tun.

Ziele und Vorhaben legen wir mit unserem Verstand fest, der in unserem Großhirn beheimatet ist. Dieser Teil unseres Gehirns strebt einzig und allein nach guten Gefühlen. Nur dann betrachtet das Großhirn unser Leben als sinnvoll. Allerdings kann es diese guten Gefühle nicht selbst erzeugen. Das kann nur unser Emotionalgehirn. Dieser Teilbereich unseres Gehirns kann aber nicht selbst beurteilen, ob etwas lohnend ist oder nicht. Das Emotionalgehirn hört dabei auf das Großhirn. Das heißt, wenn unser Verstand unserem Emotionalgehirn mitteilt, dass etwas lohnend ist, erzeugt es Belohnungsgefühle. Das Geniale dabei ist, dass selbst die Chance, dass etwas lohnend sein könnte, diesen Kreislauf in Gang setzt.

Im Klartext heißt das also: Wenn Du möchtest, dass Dein Verstand Dich beim Zuckerentzug unterstützt – und ohne seine Unterstützung wird es schwierig mit der Motivation –, solltest Du Dir überlegen, wieso der Zuckerentzug lohnend sein könnte. Dazu brauchst Du Dir lediglich das Warum hinter Deinem Entschluss bewusst zu machen und Dir klar zu machen, was Du dadurch gewinnst. Der Zuckerentzug ist machbar, aber Du musst ihn wirklich wollen!

Sag daher ganz bewusst „Ja" zu dem Schritt in die Zuckerfreiheit und das am besten schriftlich. Schreibe auf, wieso Du diesen Schritt gehen möchtest. Willst Du aus dem Teufelskreis der Sucht ausbrechen und endlich wieder Herr über Dein Essverhalten werden? Tust Du es aus gesundheitlichen Gründen? Oder möchtest Du gerne abnehmen?

Stell Dir vor, wie sich Dein Leben ohne Zucker verändern wird. Wie stark Du Dich fühlst, wenn Du die Freiheit über Dein Essverhalten wieder hast und wie positiv sich das auf Dein Selbstwertgefühl und Deine innere Stärke auswirken wird. Mach Dir klar, was Du gewinnst, wenn Du Dich gesund ernährst, aber auch, was auf dem Spiel steht, wenn Du es nicht tust.

Führe Dir noch einmal die Vorteile der Zuckerentwöhnung vor Augen
Wenn Du Dein System von Zucker befreist,

- werden Deine Geschmacksknospen aufatmen und wieder empfänglich für den natürlichen Geschmack von Lebensmitteln.
- werden ungesunde Gelüste bald der Vergangenheit angehören.
- wirst Du wieder ein besseres Gespür für Deinen Körper bekommen und besser erkennen, was er wirklich braucht.
- wird sich das höchst wahrscheinlich positiv auf Deinen Schlaf und Deine Leistungsfähigkeit auswirken.
- wird Deine Haut vermutlich reiner und strahlender werden.
- wirst Du Dich mit großer Wahrscheinlichkeit ausgeglichener und stabiler fühlen.
- kannst Du vielleicht sogar besser mit Stress umgehen.
- machst Du Kariesbakterien das Leben schwer.
- hilfst Du Deinem Darm, sich zu regenerieren und eine gesunde Darmflora aufzubauen.
- tust Du Deiner Gesundheit ganz allgemein etwas Gutes.
- wirst Du vermutlich – falls vorhanden – ganz nebenher auch ein paar überflüssige Pfunde verlieren – ich spreche aus Erfahrung!

Der Zuckerentzug lohnt sich also! Sag ja zu Deinem zuckerfreien Leben und freue Dich darauf!

Was auch immer Deine Gründe für den Zuckerentzug sind, notiere sie, damit Du Dich in schwierigen Situationen daran erinnern kannst. Vielleicht hilft es Dir, diese Liste morgens nach dem Aufwachen oder abends vor dem Einschlafen durchzulesen. Du kannst sie Dir auch an Deinen Kühlschrank oder an den Badezimmerspiegel hängen, damit Dein Fokus immer wieder darauf gelenkt wird. Auch unterwegs kann ein Blick auf die lohnenden Gründe helfen, nicht doch in die Zuckerfalle zu tappen.

Die richtige Motivation finden

Die richtige Motivation zu finden, ist nicht immer einfach. Vor allem dann, wenn Dein Unterbewusstsein dem Zuckerentzug negativ gegenübersteht, wird es Dir vermutlich schwer fallen, die notwendige Motivation aufrecht zu erhalten. Leider würde es den Rahmen dieses Buches sprengen, auf diese Problematik genauer einzugehen. Wenn Du merkst, dass Du den Zuckerentzug trotz ernster Absichten einfach nicht durchhältst, könnte es hilfreich sein, Dir auf dem Gebiet der richtigen Motivationsfindung Unterstützung zu holen. Meines Erachtens ist das Zürcher Ressourcen Modell eine sehr geeignete Strategie, um dieses Problem zu lösen. Solltest Du also merken, dass es Dir schwer fällt, die richtige Motivation zu finden, könnte Dir diese Methode vielleicht weiterhelfen. Mehr Infos dazu findest Du unter www.zrm.ch.

b) Schließe einen Vertrag mit Dir

Verträge haben in unserer Gesellschaft einen wichtigen Stellenwert. Wer Verträge schließt, verpflichtet sich. Auch für den Zuckerentzug kann es hilfreich sein, einen verbindlichen Vertrag mit sich selbst zu schließen.

Du könntest zum Beispiel folgende Zeilen auf ein Blatt Papier schreiben und unterzeichnen:

Ich (Dein vollständiger Name) verpflichte mich für die nächsten __ Tage auf Weißmehl, Zucker und alles, was süß schmeckt, zu verzichten. Ich werde meinem System die Gelegenheit geben, sich vom Zucker zu befreien, damit sich die Biochemie meines Körpers und meine Geschmacksknospen wieder erholen können.

Ich bin mir bewusst, dass ich mich auf einen intensiven Selbsterfahrungs- und Transformationsprozess einlasse. In schwierigen Situationen werde ich mich daran erinnern, dass ich mich freiwillig dazu entschieden habe und besinne mich auf die Gründe für mein Warum. Ich weiß, dass es so, wie es bisher war, nicht mehr weitergehen kann und ich freue mich auf die Veränderungen, die sich durch den Zuckerentzug einstellen werden.

Außerdem erinnere ich mich in Krisenzeiten daran, dass Süßes zu essen keine wirkliche Lösung ist und es andere Wege gibt, die meine Bedürfnisse sinnvoller und nachhaltiger befriedigen.

Mein Transformationsprozess beginnt heute am _____ und endet am _____.

(Unterschrift)

Du kannst diesen Vertrag auch in einen Umschlag geben und diesen versiegeln. Dann wird daraus ein besonders kraftvolles Ritual. Vielleicht möchtest Du Deinen Entschluss auch mit anderen teilen. Wenn Du Deinem Partner, Deiner besten Freundin, Deinen Eltern oder Deinen Kollegen von Deinem Vorhaben erzählst, kann sich dieser Druck stärkend auf Deine Motivation auswirken. Wer will schon gerne sein Gesicht verlieren ... Doch auch das Gegenteil kann der Fall sein.

Mein innerer Schweinehund zum Beispiel hat es mir in der Vergangenheit immer dann besonders schwer gemacht, wenn ich eines meiner Vorhaben groß angekündigt habe. Wie beispielsweise damals, als ich auf meiner Internetseite darüber berichtet habe, künftig keinen Zucker mehr essen zu wollen. Die Umsetzung fiel mir dann derart schwer, bis ich mich irgendwann fragte, wieso ich mir das eigentlich antue und der Lust auf Süßes dann doch nachgegeben habe. Um ehrlich zu bleiben, blieb mir dann nicht viel anderes übrig, als mein Vorhaben als „gescheitert" zu deklarieren und mich meiner Angst zu stellen, meine Leser könnten mich für meine „Niederlage" verurteilen. Im Nachhinein betrachte ich das, was damals geschah, als eine Art Lernaufgabe, für die ich heute sogar dankbar bin. Trotzdem kann es in manchen Situationen von Vorteil sein, sein Vorhaben nicht groß mit anderen zu teilen und einfach still und heimlich durchzuziehen. Entscheide hier also selbst nach Deinem Bauchgefühl, was für Dich besser ist.

Loslass-Ritual

Magst Du Rituale? Dann kannst Du Deinen Entschluss, in die Zuckerfreiheit zu starten, auch mit folgendem Loslass-Ritual bekräftigen. Nimm

Dir dafür etwa eine halbe Stunde lang Zeit und sorge dafür, dass Du ungestört an einem gemütlichen Platz verweilen kannst. Lege Dir einen Stift und zwei Zettel parat. Zünde dann eine Kerze an und atme ein paar Mal tief durch. Schreibe dann auf den ersten Zettel, was Du Dir vom Zucker erhofft hast, was er Dir gegeben hat und wofür Du ihm dankbar bist. Auf den zweiten Zettel schreibst Du, weshalb Du jetzt von Deiner Zuckersucht loslassen möchtest.[*]

Deine Zettel könnten zum Beispiel folgendermaßen aussehen:

1. Das habe ich mir von Dir, Zucker, erhofft und dafür danke ich Dir:

- ein gutes Gefühl
- kurzfristigen Gaumengenuss
- einen schnellen Energiekick
- schlechte Laune vertreiben
- verbesserte Stimmung
- Verschönern von langweiligen Aufgaben
- bessere Nerven und damit bessere Belastbarkeit in stressigen Situationen
- Halt und Stabilität in turbulenten Zeiten
- angenehme Stunden im Zusammensein mit anderen (i. S. v. gemütlichen und geselligen Ritualen wie Kaffeetrinken mit Kuchen und Keksen, Fernsehabende mit Knabbereien, Kinobesuche mit Eis und Popcorn usw.)

2. Darum lasse ich Dich jetzt los:

- Ich möchte meine emotionalen Bedürfnisse jetzt auf „erwachsene" Weise stillen.
- Ich möchte meiner Gesundheit etwas Gutes tun.
- Weil ich gerne abnehmen möchte.

---

*Zu diesem Ritual hat mich meine Freundin Randi Hausmann inspiriert, die ein ähnliches Ritual zum Loslassen ihres Kaffeekonsums entwickelt hat. Du kannst es hier nachlesen:
https://www.regenbogenkreis.de/inspiration/gesundheit-und-ernaehrung/von-kaffee-loskommen-in-3-schritten

- Weil ich mich frei und unabhängig fühlen möchte.
- Weil mir langfristiger Genuss wichtiger geworden ist als kurzer Genuss.

Lies die Notizen auf Deinen Zetteln laut vor und adressiere sie an Deine zuckerhaltigen Lieblingsgerichte oder stellvertretend ganz allgemein an den Zucker. Stell Dir vor, dass Deine Lust auf Süßes und Weißmehlprodukte von Dir geht und Du eine Abneigung gegen diese Dinge entwickelst. Bedanke Dich beim Zucker für Eure gemeinsame Zeit, für alles, was Ihr zusammen erlebt habt und lass ihn los!

c) Räume Deine Küche auf

„If it's in your house, it's in your mouth" – lautet ein Zitat von Chef AJ, einer bekannten Gesundheitsexpertin in den USA und ehemals selbst Zuckersüchtigen und Übergewichtigen. Und sie hat Recht. Alles, was Du in der zuckerfreien Zeit nicht zu Dir nehmen möchtest, von dem Du aber weißt, dass es sich bei Dir zu Hause im Kühlschrank oder in der Süßigkeitenecke befindet, kann in schwachen Momenten einen Rückfall provozieren. Entferne deshalb Kekse, Schokolade, Bonbons und alles andere, was Dich triggern könnte, für die Zeit der Zuckerentwöhnung aus Deinem Haushalt. Und auch, wenn Du es jetzt noch nicht glauben kannst, selbst Kuvertüre zum Backen, Trockenfrüchte oder das Müsli der Tochter – also Dinge, die Dich sonst nicht großartig interessieren – können bei einem Zuckerjieper zu einer Gefahr werden. Daher am besten auch weg damit.

Wenn Du diese Sachen nicht vorher noch aufbrauchen, wegwerfen oder verschenken möchtest, kannst Du sie auch in einen Karton packen und einen Freund fragen, ob er ihn für Dich aufbewahren kann. Oder Du bringst die Kiste auf den Dachboden oder in den Keller, auch, wenn sie dort wahrscheinlich nicht ganz so sicher untergebracht ist.

Falls Du einen Partner, Kinder oder sonstige Mitbewohner hast, die nicht gewillt sind, ihre Ernährungsgewohnheiten mit Dir zusammen umzustellen und weiterhin Zucker und Weißmehlprodukte essen, bitte sie, zumindest für den

Zeitraum Deines Zuckerentzugs, die Nahrungsmittel, die für Dich gefährlich werden könnten, an einem für Dich unbekannten Ort aufzubewahren, den Du weder zufällig noch bei einer eventuell gezielten Suche finden wirst. Ideal wäre es natürlich, wenn Sie so viel Rücksicht nehmen und in Deiner zuckerfreien Zeit nicht direkt vor Dir für Dich potentiell gefährlich werdende Dinge essen würden. Sprich solche Feinheiten am besten vorher an. Die meisten Menschen bringen viel Verständnis auf, wenn wir ihnen erklären, worum es uns beim Zuckerentzug geht, warum uns dieser so wichtig ist und wir sie dabei um ihre Unterstützung bitten.

Du willst Dich zuckerfrei ernähren, aber Deine Familie zieht nicht mit?

Zugegeben, sich vom Zucker zu entwöhnen, wenn der Partner, die Kinder oder andere Mitbewohner, mit denen man sich den gleichen Haushalt teilt, nicht mitziehen möchten, ist nicht gerade ein leichtes Unterfangen. Noch schwieriger wird es, wenn Du auch noch für den Einkauf oder das Zubereiten von Mahlzeiten für Familienangehörige zuständig bist.

Nur, weil es nicht einfach ist, ist es nicht unmöglich

Die gute Nachricht vorweg: Auch, wenn die Zuckerentwöhnung ohne Unterstützung und trotz „Widersacher" schwer ist, ist sie nicht unmöglich. Auch ich habe meine ersten Zuckerentwöhnungen hinter mich gebracht, als ich noch im Haushalt meiner Eltern lebte bzw. mir mit zwei Mitbewohnern eine Wohnung teilte. Und auch, wenn meine Eltern und meine Mitbewohner sehr tolerant gegenüber meinen Ernährungsexperimenten waren, haben sie nur sehr selten mitgemacht. Im Klartext heißt das: Der Süßigkeitenschrank im Wohnzimmer wurde nicht extra für meine „Spinnerei" geleert und auch meine Mitbewohner hatten nicht immer Lust, wegen mir Regale zu räumen oder Süßigkeiten in ihren Zimmern zu verstecken.

Was ich damit sagen möchte: Selbst unter erschwerten Bedingungen, sind die Bedingungen eben „nur" erschwert und nicht unmöglich. Du musst es wirklich ernst meinen mit der Zuckerentwöhnung und sie wirklich wollen. Dann klappt es auch! Letztendlich machst den Zuckerentzug für *Dich* und für niemand anderen. Trotzdem möchte ich Dir zeigen, wie Du Deine Familie oder sonstige Mitbewohner vielleicht doch noch auf Deine Seite ziehen kannst.

Bitte um Unterstützung

Menschen, die selbst kein Problem mit Zucker haben, halten es meist für übertrieben, im Zusammenhang mit Zucker von einem Suchtpotenzial zu sprechen. Dennoch gibt es inzwischen selbst für Skeptiker genügend gute Argumente, die sie zumindest nachdenklich machen sollten. Erzähle denen, die Dein Problem für übertrieben halten, von den Versuchen, die an Ratten gemacht wurden und wie schnell die Tiere dabei süchtig nach Zucker wurden. Erkläre ihnen, dass Wissenschaftler herausgefunden haben, dass Zucker zu den gleichen Veränderungen im Gehirn führt wie Kokain. Vielleicht überzeugt sie auch die Arte Doku „Die große Zuckerlüge – ist Zucker Gift?"* oder ein Blick in die Kapitel 3 und 4 meines Buches.

Appelliere dabei nicht nur an ihren Verstand, sondern lege Deine Situation ganz offen dar. Erzähle von dem schlechten Gewissen und den Schuldvorwürfen, die Dich plagen, wenn Du mal wieder zu viel genascht hast und wie verzweifelt Du Dich wirklich fühlst. Sage ihnen auch, wie unendlich dankbar Du wärst, wenn sie für ein bis zwei Wochen – länger muss es ja gar nicht sein, danach bist Du vermutlich stabil genug, um die Zuckerentwöhnung auch im Alleingang zu meistern – mit Dir gemeinsam an einem Strang ziehen und sich ebenfalls zuckerfrei ernähren würden, zumindest zu Hause. Falls das nicht in Frage kommt, bitte sie, in diesem Fall zumindest, Süßigkeiten und alles, was Dir potentiell gefährlich werden könnte, so aufzubewahren, dass Du es nicht finden wirst.

Wenn Du bisher für den Einkauf für die Familie inklusive Müsli und Süßigkeiten zuständig warst, weise freundlich, aber bestimmt darauf hin, dass Du in den kommenden zwei Wochen keine zuckerhaltigen Dinge einkaufen wirst. Gib Deinen Kids ein kleines Taschengeld, von dem sie sich ihre

---

*kostenlos anzuschauen auf youtube unter: www.youtube.com/watch?v=OOI3BASfK94

Süßigkeiten in dieser Zeit selbst kaufen können oder bitte Deinen Partner, diesen Einkauf zu übernehmen. Es sind nur 14 Tage!

In diesem Zeitraum ist auch noch niemand gestorben, nur, weil er kein Weißbrot oder keine Nudeln bekommen hat. Sei ruhig mal „egoistisch" im positiven Sinne und denke an Dich und Dein neues Lebensgefühl in der Zuckerfreiheit. Es wird Dir schon kein Familienmitglied den Kopf abreißen, nur, weil Du mal für ein paar Wochen lang anders kochst als gewohnt. Falls Du der Meckerei am Essenstisch entgehen willst, bitte Deine Kids nach der Schule noch etwas in der Stadt zu essen, nehmt ausnahmsweise mal öfter einen Heimlieferservice in Anspruch (sobald es an der Tür klingelt, ziehst Du Dich dann am besten mit Deinem zuckerfreien Essen in einen anderen Raum zurück) oder greife für den Beginn Deiner Zuckerentwöhnung auf Fertiggerichte zurück. Auch davon ist die Welt noch nicht untergegangen.

Wie Du siehst, es gibt eine Reihe von Möglichkeiten, um die Bedingungen für den Zuckerentzug zu verbessern. Falls Du die Menschen in Deinem nahen Umfeld, tatsächlich kein Verständnis für Dein Vorhaben der Zucker-entwöhnung aufbringen wollen oder können, dass zieh es einfach durch. Letztendlich machst Du die Zuckerentwöhnung für Dich, und Du kannst alles schaffen!

Anbei noch einmal eine Liste der Dinge, die Du in den kommenden Wochen vermeiden solltest:

- Haushaltszucker, Honig, Ahornsirup, Agaven- und andere Dicksäfte sowie damit hergestellte Speisen und Süßigkeiten wie Kekse, Kuchen, Eiscreme, Gummibärchen usw.
- Säfte, Softdrinks
- Marmelade und andere süße Brotaufstriche
- eingekochte Produkte aus Dosen oder Gläsern, denn die enthalten oft viel Zucker
- kritische Fertiggerichte wie Tiefkühlpizza, Nudelauflauf – sofern sie Dich triggern

- Trockenfrüchte und anderes Obst, falls es Dich triggert

Ein paar Worte über Obst

Obst liefert viele Vitamine und Mineralien, enthält je nach Sorte aber auch recht viel Zucker (besonders den für die Leber schädigenden Fruchtzucker) – entweder von Natur aus oder weil es überzüchtet ist. Durch seinen süßen Geschmack kann es außerdem die Zuckersucht triggern. Daher gibt es Zuckerentwöhnungsprogramme, die dazu raten, während des Zuckerentzugs gar kein Obst zu essen. Aus meiner Erfahrung heraus ist das in vielen Fällen jedoch gar nicht nötig und auch nicht möglich. Für mich zum Beispiel und viele andere, die ich bei der Zuckerentwöhnung begleiten durfte, war Obst ein Rettungsanker. Ein Entzug ohne das Ausweichen auf süße Früchte wäre zu Beginn meiner Zuckerentwöhnung kaum vorstellbar gewesen. Für die meisten ist es kein Problem zwischendurch mal einen Apfel, eine Birne oder ein paar Mandarinen zu essen, ohne direkt rückfällig zu werden.

Entscheide hier also für Dich selbst, aber sei ehrlich dabei. Wenn Dir die Banane zum Nachtisch hilft, keine Schokolade zu essen, dann ist das prima und sicher ein Schritt in die richtige Richtung. Wenn Du jedoch nicht genug davon bekommen kannst und jeden Tag acht Bananen und ein halbes Kilo Datteln verspeist, ist das nicht Sinn der Sache. Dann solltest Du diese Früchte lieber ganz weglassen. Auch zu viel Fruchtzucker kann Dein System stören. Wie Du ja inzwischen weißt, wird dieser über die Leber abgebaut und kann das Zusammenspiel der für den Hunger-Satt-Mechanismus verantwortlichen Hormone durcheinander bringen. Im Idealfall solltest Du während der Zuckerentwöhnung daher nur so wenig Obst essen wie nötig. Dann kann sich Dein Organismus am besten von der Zuckerflut der Vergangenheit erholen.

Über einen Vitaminmangel brauchst Du Dir übrigens keine Gedanken zu machen. Vor allem im Winter ist das Obst, das wir in unseren Breitengraden bekommen, sowieso nicht sehr vitalstoffreich, weil es oft schon lange Transportwege hinter sich hat und vorher unreif geerntet wurde. Deinen Vitalstoffbedarf kannst Du in der obstreduzierten Zeit problemlos über ein Mehr an Gemüse und Salat, vor allem über grünes Blattgemüse, decken.

Weiter meiden, solltest Du:

- Müsli und Zerealien
- Ketchup, Grillsaucen, Salatdressings – enthalten oft viel Zucker
- Balsamico-Essig
- Tomatenmark, Tomaten aus der Dose (keine konzentrierten nur frische Tomaten)
- eventuell Kaffee, falls er Dich triggert
- Weißmehlprodukte und Weizen am besten ganz, also auch als Vollkorn
- glutenfreie Ersatzprodukte aus Mais-, Reis- oder Kartoffelstärke
- polierter Reis
- Pommes, Chips und gebratene Kartoffeln
- Popcorn
- Industriefette
- alkoholische Getränke, insbesondere wenn sie mit Fruchtsäften gemischt sind
- Kochsalz
- Süßstoffe
- Geschmacksverstärker

Eine gute Orientierungshilfe über die Dinge, die Du während der Zuckerentwöhnung besser meiden solltest, gibt Dir auch die Tabelle am Ende des Buches, in der die verschiedensten Lebensmittel nach ihrer glykämischen Last eingeteilt sind. Bevorzuge während der Entwöhnung Lebensmittel mit einer niedrigen glykämischen Last von bis zu 19 und meide Lebensmittel mit Werten höher als 20.

d) Besorge Dir alternative Snacks, die Du bedenkenlos essen kannst
Alles ausgeräumt und weggepackt? Sehr gut! Wenn Deine Küche und Deine Vorratsschränke nun erschreckend leer sind, keine Panik, das soll nicht so bleiben. Besorge Dir ausreichend zuckerfreie Alternativen und fülle damit Deine Vorräte wieder auf. Wir wollen ja schließlich nicht einfach nur verzichten, sondern sinnvollen Ersatz finden. Es ist überaus wichtig, dass Du bei aufkommenden Gelüsten – und die werden kommen – gut vorbereitet bist und schnell etwas zur Hand hast, was Du bedenkenlos essen kannst.

Hier ein paar kleine Notfall-Hilfen, die mir und anderen den Zuckerausstieg erleichtert haben:

- ein Stück (veganen) Käse
- Oliven
- eine Avocado
- ein Löffel Kokosöl oder Koskosmus
- ein Löffel Nussbutter
- ein gekochtes Ei
- eine Handvoll Nüsse (gerne auch zusammen mit einem Löffel Kokosmus – sehr lecker!)
- (veganen) Naturjoghurt
- eine Tasse Tee gesüßt mit Stevia
- Gemüsesticks
- zuckerfreie Kaugummis
- eine Banane mit Mandelmus
- eine Handvoll Kakaonibs
- ungesüßter (Soja-)Joghurt mit einer Frucht Deiner Wahl
- ein großer grüner Smoothie
- Chiapudding (siehe das Rezept weiter oben)

- eine Scheibe vom Life-Changing loaf of bread von Sarah Britton mit Mandelmus, Avocado oder Käse
- selbst gemachte Grünkohlchips (das geht ganz einfach, eine Anleitung dazu findest Du z. B. hier: www.veggi.es/grunkohl-chips-der-gesunde-knusperspas/)

e) Wappne Dich gegen Rückfälle!

In den ersten Wochen ist die Rückfallgefahr besonders groß. Vor allem die Situationen, in denen Du bisher ganz selbstverständlich genascht hast, werden zu einer Herausforderung und es hilft Dir sicher, für solche Momente Alternativen parat zu haben. Frage Dich also, wann Du bisher immer Süßes genascht hast. Zum Beispiel vor dem Fernseher? In der Kaffeepause mit Kollegen? Nach einem anstrengenden Tag auf der Arbeit? Zwischendurch aus Langeweile oder nach einem Streit mit Deinem Partner? Wenn Du traurig bist? Zu einer bestimmten Uhrzeit oder an einem bestimmten Wochentag? Überlege Dir dann, wie Du künftig mit solchen Situationen umgehen könntest ...

Du könntest vielleicht den Fernsehapparat öfter mal ausgeschaltet lassen und Dir ein neues Hobby suchen. Ein gutes Buch lesen, Dich in der Badewanne entspannen, bei entsprechendem Wetter ein Sonnenbad tanken oder eine Runde an der frischen Luft spazieren gehen. Körperliche Bewegung bringt Dich schnell auf andere Gedanken, auch Entspannungstechniken wie Yoga und Meditation können sehr hilfreich sein.

Für Situationen, die Du nicht umgehen kannst, wie z. B. die Kaffeepause am Arbeitsplatz, bereite Dich entsprechend vor. Packe Dir ein paar Nüsse oder ein Stück Käse in die Tasche, damit Du etwas zum Knabbern hast, wenn die anderen ihren Kuchen essen. Handarbeiten für lange Fernsehabende sind hervorragend geeignet, Deine Hände zu beschäftigen und sie damit vor der Versuchung zu bewahren, in die Chips- oder Gummibärentüte zu langen. Oder bereite Dir einen gesunden Snack vor, den Du bedenkenlos essen kannst. Wie wäre es zum Beispiel mit ein paar Gemüsesticks und einem leckeren Avocado-Dip?

Wenn Du traurig bist, dann hilft Dir vielleicht ein tröstendes Gespräch mit einer Freundin oder eine liebevolle Umarmung von einem netten Menschen.

Und um Frust abzubauen, ist eine Runde Sport viel besser geeignet, als das Verdrücken einer Kekspackung.

Am besten legst Du Dir eine Liste mit Ideen an, die Du anstelle Deines gewohnten Verhaltens ausprobieren kannst. Dann brauchst Du in den entsprechenden Situationen nicht lange zu überlegen und weißt sofort, wie Du Dir helfen kannst.

f) Such Dir Gleichgesinnte

Erfolgreiche Suchtentwöhnungsprogramme wie z. B. auch das der Anonymen Alkoholiker legen sehr viel Wert auf die Unterstützung durch Gleichgesinnte. Es gilt in Fachkreisen als anerkannt, dass die Erfolgsaussichten steigen, wenn man den Entzug nicht allein bewältigen muss. Natürlich ist so ein Vorhaben wie der Zuckerentzug leichter durchzuziehen, wenn man ihn zusammen mit einem oder mehreren Gleichgesinnten angeht. Dann kann man sich gegenseitig unterstützen und motivieren. Geteiltes Leid ist schließlich halbes Leid und geteilte Freude gleich doppelt so stark.

Wenn Du also eine Freundin, Dein Partner oder Deine Tochter den Zuckerentzug mit Dir zusammen durchziehen möchte, umso besser. Auch ein „trockener Sugarholic", also jemand, der bereits selbst seine Erfahrungen mit der Zuckerentwöhnung gesammelt hat und Dir einen Schritt voraus ist, kann Dich prima während dieser Zeit unterstützen. Denn er weiß genau, was Du durchmachst und kann Dich viel besser verstehen als andere, die das selbst noch nicht erlebt haben. Selbst die netteste und einfühlsamste Freundin der Welt kann Dir nicht halb so gut beistehen, wenn sie persönlich kein Problem mit Zucker hat.

Leider hat nicht jeder Gleichgesinnte oder einen „trockenen Sugarholic" in seinem Umfeld. Dann hilft Dir das Internet vielleicht weiter. Suche darin nach entsprechenden Foren. Zum Beispiel gibt es auf Facebook und anderen Plattformen Gruppen, die sich mit dem Thema Zuckersucht und Zuckerentwöhnung beschäftigen und denen jeder beitreten kann. Eine Unterstützung durch Gleichgesinnte kann vieles einfacher machen.

Außerdem bin ich am Überlegen, ob ich nicht selbst eine Plattform für Betroffene anbieten möchte und für diese Zwecke ein nur für Teilnehmer einsehbares Forum auf meiner Seite www.inspiriert-sein.de eröffne. Die Idee ist, dass sich Gleichgesinnte darin austauschen und gegenseitig unterstützen können. Wenn Du daran Interesse hast, schreibe mir am besten eine Email an Selzer.M@gmx.de und ich gebe Dir Bescheid, wann´s los geht.

g) Wappne Dich im Umgang mit anderen

Ob Du andere in Dein Vorhaben einweihst, bleibt grundsätzlich Dir überlassen. Wie ich bereits angesprochen habe, kann es für manch einen sinnvoll sein, sich anderen mitzuteilen, um eine Art Druck zu erzeugen, der motivierend wirkt. Für einen anderen ist der Druck, der durch eine solche Bekanntmachung entsteht, eher kontraproduktiv. Allerdings wirst Du Deine Ernährungsumstellung zumindest nicht vor Deinem nahen Umfeld verbergen können. Jeder, der mit Dir im selben Haushalt wohnt, wird zwangsläufig davon erfahren und auch auf der Arbeit unter den Kollegen wird es sich nicht ganz vermeiden lassen, dass der ein oder andere Deine Veränderungen bemerkt. Und auch Freunde und Familie werden wissen wollen was los ist, wenn Du zum dritten Mal das Stück Kuchen zum Nachmittagskaffee ablehnst, das Du sonst so gerne gegessen hast oder nicht so wild darauf bist, in Dein Lieblingscafé oder -restaurant zu gehen wie sonst.

Mach Dich darauf gefasst, dass nicht jeder in Deinem Umfeld positiv auf Dein Vorhaben reagieren wird. Menschen, die kein Problem mit Zucker haben, halten es oft für übertrieben, überhaupt keinen Zucker mehr zu essen. Vielleicht spiegelt es ihnen auch ihr eigenes ungesundes Essverhalten vor, weshalb sie dann regelrecht allergisch reagieren, wenn Du ihnen von Deinem Vorhaben erzählst. Manchmal sind andere auch einfach nur neidisch, weil sie sich selbst wünschten, so viel Motivation zu haben und bewundern Dich insgeheim für Deinen Entschluss. Nimm es anderen daher nicht übel, wenn sie skeptisch oder ablehnend auf Dein Vorhaben reagieren oder es Dir sogar ausreden wollen. Selbst die beste Freundin kann hier zu einer Herausforderung werden. Andere mögen es nicht, wenn wir uns verändern. Je näher sie uns stehen, desto größer die Gefahr. Sie befürchten, dass die Änderung des Essverhaltens auch unsere Persönlichkeit verändert und damit auch Auswirkungen auf unsere Beziehung zu ihnen hat. Das ist denjenigen, die nicht so positiv auf unser Vorhaben reagieren, zwar nicht immer bewusst, doch insgeheim spüren sie, dass unsere Veränderung auch Konsequenzen auf die Verbindung mit ihnen haben könnte und reagieren deshalb so, wie sie reagieren. Sehe es ihnen nach. Vielleicht hätten wir selbst vor nicht allzu langer Zeit ähnlich reagiert, wer weiß?!

Jedenfalls kann es nicht schaden, Dir ein paar gute Argumente zurecht zu legen, damit Du im Ernstfall auf unangenehme Fragen und Reaktionen entsprechend reagieren kannst. Versuche zu verinnerlichen, warum Du diesen Entzug machen möchtest, damit Du bei Gesprächen mit anderen gut kontern kannst. Meistens lässt das Verurteilen anderer mit der Zeit nach und Du wirst bald Bewunderung für Dein Durchhalten ernten.

Typische Fragen, die Dir begegnen können und die passenden Antworten dazu:

F: Du und Deine Diäten! Wenn Du so weiter machst, landest Du noch in einer Essstörung.

Du: Die Zuckerentwöhnung ist keine Diät, es geht dabei nicht ums Abnehmen, sondern darum, meine Geschmacksnerven neu auszurichten und meine Biochemie ins Gleichgewicht zu bringen. Du brauchst Dir keine Sorgen zu machen. Ich esse ausreichend und viel, eben nur keinen Zucker. Das ist alles.

F: Aber wir brauchen doch Zucker! Zucker ist natürlich!

Du: Das stimmt unser Körper braucht Zucker. Allerdings brauchen wir ihn in Form von Glukose und die ist in allen Kohlenhydraten enthalten. Und da ich ja durchaus Kohlenhydrate esse, z.B. im Gemüse, in Quinoa oder Vollkornbrot, bekommen meine Zellen ausreichend Glukose.

F: So ganz ohne Zucker finde ich zu krass. Alles in Maßen hat noch niemandem geschadet. Verzicht führt zu nichts!

Du: Ich kann leider nicht nur etwas Zucker essen, ich muss es dann immer gleich übertreiben. Aber um zu lernen, maßvoll mit Zucker umzugehen, nehme ich mir diese Auszeit. Ich möchte wieder fähig sein, nur soviel Zucker wie nötig zu essen.

F: Ach, ein Stück Schokolade hat doch noch niemandem geschadet. Nun nimm schon und sei nicht so streng zu Dir.

Du: Nein danke, ich kann leider nicht nur ein Stück Schokolade essen. Ich habe die Erfahrung gemacht, dass ich dann immer weiter essen möchte, solange bis alles aufgefuttert ist. Ich bin aber schon gespannt, wie es sein wird, wenn ich die zuckerfreie Zeit hinter mir habe. Dann kannst Du mir gerne wieder Schokolade anbieten.

F: Ganz ohne Zucker? Das könnte ich nicht!

Du: Das musst Du auch nicht! Aber für mich ist es eine wichtige Erfahrung und ich würde mich freuen, wenn Du mich dabei unterstützt.

3. Zucker-Detox – Die ersten Tage ohne Zucker

Du bist startklar? Dann kann der Zucker-Detox nun also beginnen. Wie ich ja schon angedeutet habe, können vor allem die ersten Tage ohne Zucker eine Herausforderung sein. Dein System wird rebellieren, wenn Du ihm plötzlich jede Art von Zucker vorenthältst. Vor allem in den ersten Tagen kann Dir der körperliche Entzug ganz schön zu schaffen machen. Vielleicht bekommst Du Kopfschmerzen, kannst nicht gut schlafen, bekommst kalte Hände und Füße, fühlst Dich tagsüber gereizt, niedergeschlagen und nur wenig leistungsfähig. Auch Deine Laune wird nicht gerade die beste sein, sehr zum Leidwesen Deiner Umwelt. Es kann deshalb sinnvoll sein, den Zuckerentzug auf ein verlängertes Wochenende zu legen. Dann kannst Du Dir jederzeit eine Auszeit gönnen, Dich ins Bett kuscheln oder ein heißes Bad genießen.

Möglicherweise wirst Du den Zuckerverzicht in den ersten Tagen durch eine doppelte Portion beim Mittagessen oder zusätzliche Mahlzeiten kompensieren wollen. Das ist völlig normal. Genauso wie das ständige Gefühl, andauernd etwas essen zu wollen und nicht richtig satt zu werden. Deine Gedanken werden sehr wahrscheinlich verstärkt um das Thema Essen kreisen und Du wirst öfter mal den Impuls haben, etwas Naschen zu wollen. In solchen Situationen kann eine Ablenkung natürlich sehr hilfreich sein. Wenn Du weißt, dass Dir ein Tag allein zu Hause den Zuckerentzug unnötig schwer macht, ist es vermutlich besser, wenn Du den Zucker-Detox an einem ganz gewöhnlichen Arbeitstag beginnst, um möglichst viel beschäftigt zu sein. Welcher Tag für Dich am besten ist, kannst nur Du für Dich entscheiden. Schließlich kennst Du Dich selbst am besten.

Jedenfalls ist es vollkommen normal, wenn Stimmung und Leistungsfähigkeit in den ersten Tagen des Zuckerentzugs sinken, Dein Geist sehr aufs Essen fokussiert ist und Du Dich körperlich unwohl fühlst. All das kann, muss aber nicht auftreten. Je stärker Dein Zuckerkonsum bisher ausgefallen ist und je schneller Du auf den Entzug umstellst, umso größer ist die Wahrscheinlichkeit, dass Du Entzugserscheinungen bemerkst. Es kann aber auch sein, dass gar nichts passiert und Du den Zucker-Detox ohne großartige Symptome überstehst. Falls Beschwerden auftauchen, nimm sie mit Gelassenheit. Diese Symptome zeigen, dass Dein Körper dabei ist, sich vom Zucker zu befreien. Sie sind die Folge des abfallenden Blutzuckerspiegels, der sich erst wieder auf ein normales Maß einpendeln muss, wenn Du schnell verdauliche Kohlenhydrate aus Deinem Speiseplan streichst und Dich vollwertig ernährst. Innerhalb weniger Tage (bei den meisten dauert diese Phase vier bis sieben Tage) schwächen die Beschwerden ab und Du wirst Dich so gut wie schon lange nicht mehr fühlen – versprochen! Es dauert also nur ein paar Tage und Du bist durch das Gröbste durch. Halte also durch!!!

Aus rechtlichen Gründen möchte ich gerne darauf hinweisen, dass Du bei starken Symptomen einen Arzt oder Heilpraktiker aufsuchen solltest. Zucker gilt zwar nicht als eine Droge im klassischen Sinne und ich halte es auch für unwahrscheinlich, dass die Entzugssymptome eines Zuckerentzugs mit denen eines Alkohol- oder Heroinentzugs vergleichbar stark ausfallen, solltest Du aber Bedenken haben, ob das noch gesund ist, was Du erlebst, kläre das bitte mit einem medizinischen Experten ab. Es kann dann sinnvoll sein, den Entzug abzubrechen. Bevor Du Dich dann wieder an die Zuckerentwöhnung machst, solltest Du erst einmal die Tipps für Schritt-für-

Schritt-Umstellung beherzigen, damit der Entzug beim nächsten Mal nicht so stark ausfällt.

Es kann auch sein, dass Deine Haut in der ersten Zeit etwas unreiner wird. Das hängt mit der verstärkten Entgiftung Deines Körpers zusammen. Wenn Du keinen Zucker mehr isst und Dich vitalstoffreich ernährst, beginnt Dein Körper damit, eingelagerte Säureschlacken zu lösen und sie über die Haut auszuscheiden, denn Zucker und Weißmehlprodukte zählen zu den größten Säurebildnern überhaupt. Auch hier gibt es also keinen Grund zur Panik. Versuche einfach diese Erscheinungen als Start in Dein neues Leben zu begrüßen und freue Dich auf eine umfassende Verjüngung Deiner Zellen, die sich schon bald durch eine schöne und strahlende Gesichts- und Körperhaut zeigen wird.

Und auch, wenn Du Dich nach diesen ersten Tagen so gut fühlen wirst, wie schon lange nicht mehr, beginnt nun erst die tückische Zeit. Denn der Zuckerentzug wird Dich nicht nur körperlich, sondern auch emotional fordern. Jahrelang hast Du Zucker als Trostpflaster für Deine inneren Wunden benutzt und nun wird es Dir erbarmungslos abgerissen. Du hast Dich mit Zucker betäubt und wenn dieses Betäubungsmittel nun fehlt, wirst Du schonungslos mit den Empfindungen dahinter konfrontiert. Mach Dir bewusst, dass Du in den Zeiten des Entzugs immer mal wieder mit unangenehmen Gefühlen zu kämpfen haben wirst und auch schwierige Themen an die Oberfläche kommen können. Denn Zucker macht nicht nur körperlich, sondern auch psychisch abhängig. Seltsame Zustände können Dich überkommen. Vielleicht fühlst Du Dich wie in Watte gepackt, wirst dünnhäutiger und plötzlich überkommt Dich eine Woge der Traurigkeit, von der Du nicht weißt, woher sie stammt. Genauso gut kann es zu euphorischen Momenten kommen, in denen Du am liebsten die ganze Welt umarmen möchtest. All das ist ganz normal. Nimm diese Zustände so gut es geht an und beobachte sie einfach nur. So wie sie kommen, so gehen sie auch wieder. Hab Vertrauen!

Sicherlich wird es auch Momente geben, in denen Du glaubst, dass Du es ohne Süßigkeiten und andere Deiner Lieblingsspeisen nicht aushalten kannst. Daher ist es so wichtig, neben der Zuckerabstinenz auch an Glaubensmustern und den emotionalen Verstrickungen zu arbeiten. Natürlich zeige ich Dir, wie Du diese Bereiche angehen kannst und wie Du Versuchungen gekonnt widerstehen kannst. Bis dahin, vertrau darauf, dass es auch andere Lösungsmöglichkeiten gibt als nach Süßem zu greifen, um für Dein psychisches Wohlbefinden zu sorgen.

Tipps gegen Entzugserscheinungen

Die folgenden Maßnahmen können Deinen Körper beim Ausscheiden von Giftstoffen unterstützen und Dir damit helfen, mögliche Entzugssymptome – vor allem auf der körperlichen Ebene – zu lindern.

- Trinke während des Entzugs über den Tag verteilt unbedingt ausreichend Wasser. 1,5 – 2 Liter sollten es schon sein. Es gibt kein besseres Lösungsmittel als Wasser. Es nimmt die Giftstoffe in sich auf und schwemmt sie aus Deinem Körper.

- Trinke morgens ein warmes Glas Wasser mit dem Saft einer frischen Zitrone. Dieser Tipp stammt aus dem Ayurveda und beschleunigt die Entgiftung ebenfalls.

- Sobald Du Entzugssymptome wahrnimmst, nimm fünf bis zehn Presslinge der Chlorella-Alge zu Dir. Diese Mikroalge saugt Giftstoffe wie ein Schwamm auf und leitet sie über den Darm aus Deinem Körper. Vor allem bei Kopfweh kann Chlorella wahre Wunder wirken.

- Sobald Dir unwohl wird, Du Dich müde oder gereizt fühlst, können auch ein paar tiefe Atemzüge sinnvoll sein. Deine Zellen werden dann besser mit Sauerstoff versorgt und Schadstoffe können besser abgeatmet werden.

- Eine Wohltat für Körper und Seele sind sogenannte Basenbäder. Statt Badeschaum gibst Du Soda (Kaiser Natron) in Dein Badewasser. Dadurch wird es sehr basisch. Wenn Du lange genug darin badest (mindestens 30 Minuten, besser eine Stunde und länger), werden so durch das Prinzip der Osmose Säureschlacken aus dem Bindegewebe über Deine Haut ins Wasser abgegeben. Anschließend brauchst Du Dich nicht einmal einzucremen, so weich fühlt sich Deine Haut dann an. Neben Vollbädern kannst Du auch Fußbäder durchführen oder Dir über Nacht basische Strümpfe anziehen.

• Iss besonders in den ersten Tagen des Entzugs viel grünes Blattgemüse, Kräuter und Salate. Die im Blattgrün enthaltenen Bitterstoffe unterstützen Deinen Körper hervorragend bei der Entgiftung und die darin enthaltenen Mineralstoffe decken Deinen Bedarf an basischen wirkenden Mineralien.

• Nimm morgens nach dem Aufwachen oder abends vor dem Zubettgehen etwas Heilerde oder Zeolith in einem Glas Wasser gelöst zu Dir. Diese Stoffe binden Toxine und leiten sie über den Darm aus Deinem Körper aus. Solltest Du Verstopfung bekommen, setze die Präparate lieber ab.

• Beginne Deinen Tag mit Ölziehen. Diese Methode ist sanft, aber höchst effektiv, um Toxine aus zuleiten. Über die Mundschleimhaut kann unser Körper nämlich besonders gut entgiften. Nimm dazu einen Esslöffel Sonnenblumen- oder Kokosöl in den Mund und ziehe ihn für einige Minuten kräftig zwischen Deinen Zähnen hin und her. Nach 2 – 3 Minuten das Öl ausspucken (nicht unterschlucken!) und wiederhole das Ganze noch zweimal. Dann spülst Du Dir den Mund mit warmen Wasser aus, reinigst eventuell Deine Zunge mit einem Zungenschaber und putzt dann wie gewohnt Deine Zähne.

• Auch, wenn es sich ungewohnt anhören mag: Mache regelmäßig Einläufe. Dieses Thema hatten wir ja schon :-) Einläufe sind ein ideales Hausmittel zur Entschlackung des Darms. Viele Giftstoffe gelangen über unseren Darm nach draußen. Wenn hier etwas ins Stocken gerät, können die Schadstoffe über die Darmschleimhaut wieder in den Blutkreislauf gelangen und so zu einer Rückvergiftung führen. Ein Einlauf sorgt dafür, dass der Darminhalt sich schnell entleeren kann und Du Dich schnell wieder besser fühlst. Eine Anleitung zur Durchführung eines Einlaufs findest Du auf Seite 163.

- Bringe Deinen Körper einmal am Tag ins Schwitzen. Denn die Haut ist neben dem Darm das zweitgrößte Organ, über das unser Körper Gifte transportieren kann. Besser als passives Schwitzen in der Sauna ist aktives Schwitzen durch körperliche Betätigung.

- Geh früh ins Bett und gönne Deinem Körper so viel Schlaf wie möglich. In der Nacht entgiftet der Körper am besten.

- Massagen können ebenfalls die Entgiftung unterstützen und sind zudem sehr wohltuend. Wenn Du die Möglichkeit hast, Dir in den ersten Tagen des Entzugs eine professionelle Massage zu gönnen, dann tu das. Für eine Eigenmassage von Bauch und Darm massierst Du Deinen Bauch beginnend am rechten Beckenknochen hoch bis unter den Rippenbogen nach links dann wieder hinunter in kreisenden Bewegungen.

- Auch Entspannungsübungen wie Yoga, Stretching und Meditation können Dir dabei helfen, den Entzug gelassener zu durchstehen.

Ein paar Worte zum Abschluss:

Wenn Du es bis hier hin geschafft hast, kannst Du wirklich stolz auf Dich sein! Du hast den Schritt in ein zuckerfreies Leben gewagt. Ich jedenfalls bin wirklich stolz auf Dich! Das Schlimmste liegt bereits hinter Dir. Dennoch kann es in den nächsten Wochen immer mal wieder herausfordernd werden. Zum Beispiel dann, wenn ganz plötzlich Gelüste auftauchen, die sich nicht mit einem Stück Käse stillen lassen. Oder, wenn Du mit Freunden in Restaurants gehst oder zu irgendwelchen Feierlichkeiten eingeladen wirst. Selbst ganz alltägliche Angelegenheiten wie der Einkauf im Supermarkt können Dich auf die Zerreißprobe stellen. Doch auch damit lasse ich Dich nicht allein. In den folgenden Kapiteln zeige ich Dir, wie Du mit solchen und anderen Herausforderungen umgehen kannst und Deine Zuckerentwöhnung erfolgreich hinter Dich bringst.

Kapitel 7: Tipps für Einkäufe, Restaurantbesuche, Einladungen und für unterwegs

Die Versuchungen lauern in den nächsten Wochen überall. Besonders Einkäufe im Supermarkt, Restaurantbesuche und Einladungen werden Dich in der Zeit der Zuckerentwöhnung vor neue Herausforderungen stellen. Je besser Du darauf vorbereitet bist, desto gelassener kannst Du sie bewältigen. Anbei ein paar Tipps für Dich.

1. Einkaufen

Einkaufen im Supermarkt wird sich in der Zeit der Zuckerabstinenz etwas schwieriger gestalten und vermutlich ein bisschen länger dauern als sonst. Denn die Versuchungen lauern überall und das teilweise ganz schön versteckt. Gerade bei Fertigprodukten solltest Du die Zutatenliste ganz genau durchlesen und darauf achten, dass sich kein Zucker darin befindet. Das kann ganz schön knifflig sein, weil es inzwischen unzählige Begriffe und E-Nummern gibt, hinter denen sich isolierte Zuckerarten verstecken können. Am Ende des Buches findest Du dazu eine Liste mit den gebräuchlichsten Bezeichnungen für isolierte Zuckerarten, die Du Dir als kleine Hilfe gerne kopieren oder abschreiben und dann mit zum Einkaufen nehmen kannst.

> **Lass Dich nicht täuschen**
>
> Gerade in der zuckerfreien Zeit ist es wichtig, darauf zu achten, ob ein Nahrungsmittel Zucker enthält. Beim Blick auf die Verpackungen werden wir dabei als Verbraucher leider in die Irre geführt.
>
> So dürfen laut der europäischen Health-Claims-Verordnung von 2006 (diese Verordnung regelt die nährwert- und gesundheitsbezogenen Angaben über Lebensmittel in Europa) Produkte mit der Aufschrift „zuckerfrei" oder „ohne Zucker" bis zu 0,5 Gramm Zucker pro 100 g enthalten. Das klingt

nach nicht viel, ist aber doch irreführend. Nahrungsmittel mit Aufschriften wie „zuckerarm" oder „leicht" dürfen laut Gesetz sogar bis zu 2,5 Prozent aus Zucker bestehen. Ebenfalls kritisch zu betrachten sind Bezeichnungen wie „ohne Kristallzucker" oder „ohne Zuckerzusatz", denn das heißt nicht, dass hier kein Zucker drin steckt, sondern nur, dass bei der Verarbeitung kein Zucker zusätzlich zugefügt wurde. Das Produkt darf aber sehr wohl von Natur aus Zucker enthalten – und zwar unabhängig davon, wie hoch der Gehalt ausfällt. Mit „weniger süß" oder „weniger Zucker" darf eine Firma dann werben, wenn es vergleichbare Produkte gibt, die 30 Prozent oder mehr Zucker als ihre Variante enthalten. Auch diese Werbeslogans sind also keine Garantie für einen geringen Zuckergehalt.

Leider kann auch ein Blick auf die Zutatenliste täuschen. Hier müssen zwar Zutaten gemäß ihrer Menge angegeben werden, das heißt, je weiter vorne eine Zutat gelistet wird, desto mehr ist im Produkt enthalten. Doch auch das schützt uns nicht. Um zu verschleiern wie viel Zucker ein Produkt enthält, ist es inzwischen üblich, einfach verschiedene Begrifflichkeiten für Zucker zu verwenden. So ist auf einer Zutatenliste einer Packung Schokoladeneis eines bekannten Unternehmens zum Beispiel Folgendes zu lesen:

„Entrahmte Milch, Glukose-Fructose-Sirup, Molkenerzeugnis, Zucker, Pflanzenfett, Sahne (6,5 %), fettarmer Kakao (4,5 %), Kakaomasse (3 %), Emulgator (Mono- und Diglyceride von Speisefettsäuren, E442), Kakaobutter, Stabilisatoren (Johannisbrotkernmehl, Carrageen und Guarkernmehl), Butterfett, Aroma. Spuren: Nüsse und Erdnuss"

Der Begriff Zucker erscheint hier erst an vierter Stelle. Das klingt für ein Eis gar nicht mal so schlecht. Aber nur für den, der nicht weiß, dass sich auch hinter den weiter vorne befindlichen Begriffen wie „Glukose-Fructose-Sirup" und „Molkenerzeugnis" nichts anderes als Zucker verbirgt. Insgesamt versteckt sich hier Zucker also hinter den Begriffen an zweiter, dritter und vierter Stelle, so dass man kein Rechengenie sein muss, um zu wissen, dass das Eis vor allem aus einem besteht, aus Zucker!

Um wirklich herauszufinden, wie viel Zucker in einem Nahrungsmittel enthalten ist, bleibt uns als Verbraucher nichts anderes übrig als einen Blick auf die Nährwerttabelle zu werfen. Hier findest Du unter der Angabe „Kohlenhydrate" den echten Zuckergehalt. Das Schokoladeneis aus dem obigen Beispiel kommt auf einem Zuckergehalt von (na, was schätzt Du?) 28 Prozent! Zu bedenken gilt dabei, dass das Eis zu mehr als der Hälfte aus Wasser besteht!

Lass Dich beim Anblick der vielen Produkte, die Du in der Zeit der Zuckerentwöhnung meiden solltest, nicht entmutigen und stell sie konsequent zurück ins Regal. Schon bald wird Dir die zuckerfreie Zeit leichter fallen und Du wirst stolz auf Dich sein. Weite Deinen Blick lieber für all die Dinge, die Du bedenkenlos und mit Genuss zu Dir nehmen kannst. Suche Dir beim Kauf von Obst und Gemüse ganz bewusst die schönsten Exemplare aus, gönne Dir eine Packung Deiner Lieblingsnüsse (am besten ungesalzen) und ein Stück hochwertigen Käse, am besten in Rohkostqualität. Weil Du Schokolade, Chips und Co links liegen lässt, sparst Du automatisch jede Menge Geld, das Du in dieser Zeit mit bestem Gewissen in zuckerfreie Lebensmittel investieren solltest, die Dir Freude machen. Schau auch mal im Bioladen, im Reformhaus oder in der Drogerie vorbei, hier gibt es vieles zu entdecken, das Deinen zuckerfreien Speiseplan bereichern kann.

Falls Du schon genau weißt, dass Du beim Anblick des Süßigkeitenregals nicht widerstehen kannst, wäre es natürlich ideal, wenn Du nicht selbst einkaufen gehen müsstest. Vielleicht kannst Du Deinen Partner oder eine gute Freundin bitten, Dich – zumindest in den ersten Tagen des Zuckerentzugs – mit gesunden Lebensmitteln zu versorgen. Inzwischen bieten auch immer mehr Bauernhöfe oder andere Organisationen die Möglichkeit an, Obst, Gemüse und andere Nahrungsmittel in Form einer Gemüsekiste direkt zum Endverbraucher nach Hause zu liefern. Vielleicht gibt es ja auch für Dich die Möglichkeit, eine Gemüsekiste zu beziehen. Darüber hinaus ist der Einkauf auf einem Wochenmarkt viel weniger gefährlich als der im Supermarkt. Die Fülle an frischen Produkten aus der Region vermittelt Dir viel eher das Gefühl, aus einem riesigen

Angebot an zuckerfreien und gesunden Lebensmitteln auswählen zu können, statt Dich einschränken und auf alles verzichten zu müssen, wie es in der Regel beim Anblick des Sortiments in Supermärkten der Fall ist.

2. Restaurantbesuche

Zugegeben, es ist nicht ganz leicht, während der Zeit der Zuckerentwöhnung essen zu gehen. In gewöhnlichen Restaurants oder Cafés etwas ohne Zucker oder Weißmehl zu bekommen, könnte schwierig werden. Doch es ist nicht unmöglich.

Falls Du die Möglichkeit hast, das Restaurant selbst auszuwählen, entscheide Dich gegen Fast-Food-Ketten oder Franchise-Unternehmen, in denen die Gerichte nur noch aufgetaut und erwärmt, aber nicht frisch zubereitet werden. In solchen Restaurants wissen Servicepersonal und Küchenangestellten oft selbst nicht, aus welchen Zutaten die Gerichte bestehen und können nur selten Alternativen liefern.

Bevorzuge lieber Restaurants der gehobeneren Klasse oder kleine, eigenständige Betriebe, in denen noch wirklich gekocht wird. Hier wirst Du viel leichter etwas Passendes finden. Und die Wahrscheinlichkeit ist groß, dass man auf Deine individuellen Wünsche eingehen kann.

Wenn Du ungern nach einer „Extrawurst" fragen möchtest, könntest Du zum Beispiel Fleisch nur mit Beilagen, eine Ofenkartoffel mit Gemüse oder einen dressingfreien Salat mit Zitrone und Olivenöl bestellen. Soßen, Dressings und alles, was frittiert oder paniert ist, solltest Du besser meiden, weil sich hier oft Zucker versteckt. Bei der Bestellung erwähnst Du am besten direkt, dass Du kein Brot zum Essen wünschst, um dieser Weißmehlfalle zu entgehen. Wenn Du den Nachtisch nicht ausfallen lassen möchtest, könntest Du eine Käseplatte oder einfach noch eine Vorspeise wählen. Zum Abschluss des Essens kannst Du auch einen Espresso trinken, falls Kaffee Dir keine Probleme bereitet. Statt Alkohol, Limonaden und Säfte solltest Du Wasser, Sprudel oder einen Kräutertee bestellen.

Und natürlich hast Du das Recht nachzufragen, ob die Küche Sonderwünsche erfüllt. Die meisten Restaurants und Cafés sind solche Bitten ihrer Kunden inzwischen gewöhnt. Denk zum Beispiel an all die Lebensmittelallergien und -unverträglichkeiten unter denen immer mehr Menschen leiden. Statt ein Gericht ohne Zucker zu bestellen, ist es dann allerdings sinnvoller, die Bedienung ganz konkret darauf hinzuweisen, was Du essen kannst und was nicht. Ansonsten sind Missverständnisse vorprogrammiert. Wähle, falls möglich, bei Pasta oder Reis die Vollkornvariante oder bitte um ein Gericht aus Kartoffeln, Fleisch/ Fisch und Gemüse. Frage bei Soßen und Dips ganz konkret nach, ob sie Zucker oder andere Süßungsmittel enthalten oder bestelle sie vorsichtshalber gleich ab und bitte um ein gutes Öl und eine aufgeschnittene Zitrone, um Dein Essen zu verfeinern. Das schmeckt wirklich auch gut!

Um Dir die Frage nach einer Extrawurst etwas zu erleichtern, kannst Du natürlich auch ein wenig flunkern und eine Allergie oder eine Candida-Infektion vorschieben. Vielleicht hilft es, Dir bewusst zu machen, dass Du mit jeder Nachfrage nach einem zuckerfreien Essen dazu beiträgst, dass sich das Angebot in der Gastronomie verändert. Schließlich bestimmt auch hier die Nachfrage das Angebot. Als ich vor mehr als 20 Jahren Vegetarierin wurde, war es zum Beispiel noch ein Glücksfall, wenn ein Restaurant auch nur ein einziges Gericht speziell als vegetarisch ausgeschrieben hatte. Heute gehören vegetarische Alternativen zur Normalität und selbst die Nachfrage nach einem veganen Gericht irritiert kaum noch jemanden. Wie schön wäre es, wenn sich das Bewusstsein auch für ein zuckerfreies und vollwertiges Angebot verbreiten würde. Nicht nur wir Zuckersüchtigen würden davon profitieren, sondern jeder, dem seine Gesundheit am Herzen liegt. Wir können hier durch unser aktives Nachfragen also zum Vorreiter einer positiven Veränderung werden!

Natürlich kannst Du auch, falls das möglich ist, vorher im Restaurant anrufen und schon mal vorab nach einer zuckerfreien Möglichkeit fragen. So ersparst Du Dir das Nachfragen im Beisein Deiner Begleitung und ersparst auch der Bedienung, zwischen Küche und Tisch hin- und herzurennen, um Deine Fragen zu beantworten. Selbstverständlich kannst Du Dich auch durch ein großzügiges Trinkgeld erkenntlich zeigen und bleibst dann trotz Sonderwünsche als angenehmer Gast in Erinnerung.

3. Für unterwegs

Am besten hast Du, wenn Du länger unterwegs bist, immer einen Snack in Deiner Tasche, um bei plötzlich auftauchendem Hunger nicht genötigt zu werden, etwas Zuckerhaltiges zu kaufen oder im Schnellimbiss zu essen. Ein hartgekochtes Ei, eine Avocado, Nüsse oder Mandelmus haben sich gegen den gelegentlich auftauchenden kleinen Hunger bewährt. Auch ein grüner Smoothie lässt sich in Flaschen abgefüllt gut transportieren und dient Dir dann als gesunder Snack für zwischendurch. Falls Dich Obst nicht triggert, kannst Du natürlich auch einen Apfel oder eine Birne mitnehmen.

4. Zu Besuch

Du bist zu einem Geburtstag oder einer anderen Festlichkeit eingeladen? Am besten fragst Du direkt bei der Einladung, welches Essen dort serviert wird und ob es auch die Möglichkeit für ein zuckerfreies Essen gibt. Ein höfliches und zurückhaltendes Nachfragen ist normalerweise kein Problem, und falls es kein zuckerfreies Gericht gibt, findet sich auch eine andere Lösung. Vielleicht ist es ja möglich, dass Du Dir Dein eigenes Essen mitbringst oder erst zu der Feier kommst, wenn das Essen bereits vorbei ist. Falls Deine Gastgeber irritiert sein sollten, erkläre ihnen, dass Du gerade dabei bist, Deinen Körper vom Zucker zu entwöhnen bzw. erzähle ihnen zur Not die Geschichte von der Allergie oder der Candida-Diät. Wenn Du Besuch einlädst, bitte ihn nichts zu essen mitzubringen, sondern bereite lieber selbst etwas vor, das auch Du ohne Bedenken essen kannst. Die meisten werden vermutlich gar nicht bemerken, dass die angebotenen Gerichte keinen isolierten Zucker enthalten. Und falls doch jemand nachfragt, kannst Du ihn ja über Dein Experiment aufklären. Falls Dein Besuch sich nicht davon abbringen lässt, selbst etwas zu essen mitzubringen, dann kläre ihn darüber auf, was Du essen wirst und was nicht, damit es nicht hinterher zu Diskussionen kommt. Bleib Deinem Vorhaben treu, es ist ja nur für ein paar Wochen, schon bald wirst Du wieder „gesellschaftstauglicher" essen können.

Extratipp: Gedankenspiele

Um kritische Situationen besser zu meistern, kann es hilfreich sein, sie vorab in Gedanken durchzuspielen. Stelle Dir zum Beispiel vor, wie Du heute beim Treffen mit Freunden in einer Bar statt einer Cola ein Glas Wasser bestellst oder wie Du im Restaurant den Brotkorb unberührt an Dir vorüberziehen lässt. Diese Vorgehensweise wird in der Psychologie als sogenannte Absichtsimplantation bezeichnet. Dabei „implantieren" wir in unser Gehirn bestimmte „Wenn-Dann-Szenarien" und wie wir uns dabei verhalten wollen. Solche gedanklichen Übungen können uns dabei unterstützen, auch in Situationen des realen Lebens entsprechend zu handeln.

Diese Methode wird nicht nur in der Suchttherapie eingesetzt, sondern auch im Leistungssport. Es gehört zur Vorbereitung eines Spitzensportlers jeden Handgriff, jeden Bewegungsablauf bereits vor dem Event in Gedanken durchzugehen und zu visualisieren. Diese geistige Einstimmung stärkt die Entschlossenheit und kann auch uns Zuckersüchtigen in brenzligen Situationen helfen, uns auf die wahren Absichten zu besinnen und ihnen treu zu bleiben.

Kapitel 8: Tipps für den Umgang mit Gelüsten

Der häufigste Grund, weshalb viele die Zuckerentwöhnung nicht lange durchhalten, ist das Auftreten von Gelüsten. Wenn die Lust auf ein Stück Schokolade unwiderstehlich wird und sich nicht mit einem Stück Käse oder einer anderen zuckerfreien Alternative stillen lässt, wird es brenzlig. Wenn Du jetzt nicht gut vorbereitet bist, ist die Gefahr groß, dass Du rückfällig wirst. Und das wollen wir ja nicht. Daher möchte ich Dir gerne zeigen, wie Du mit akuten Gelüsten sinnvoll umgehen kannst.

1. Der Notfallplan

Es ist ganz natürlich, dass zwischendurch die Lust zum Naschen aufkommt. Wenn sich Deine Lust nicht durch ein Stück Käse oder einen anderen zuckerfreien Snack abmildern lässt, erinnere Dich daran, dass hinter vielen Gelüsten oft auch emotionale Bedürfnisse stecken, die sich durchs Essen nicht wirklich stillen lassen. Manchmal hilft ein Spaziergang an der frischen Luft oder ein Anruf bei einer lieben Freundin, um Dich auf andere Gedanken zu bringen. Frage Dich, was Du in diesem Moment wirklich brauchst. Ist es wirklich das Stück Schokolade oder viel eher ein einfühlsames Gespräch mit einem verständnisvollen Menschen oder eine liebevolle Umarmung? Auch Zähneputzen, den Mund mit Xylit auszuspülen, ein Blatt Stevia zu kauen oder eine höhere Macht (Gott, das Universum oder welchen Namen wir dieser höheren Macht auch geben möchten) um Hilfe zu bitten, sind erprobte Strategien im Umgang mit Gelüsten. Aus eigener Erfahrung kann ich Dir versichern, dass die meisten Heißhungerattacken nicht lange anhalten und Du nur wenige Minuten stark bleiben musst. Mit jedem Mal, wo es Dir gelingt, der Versuchung zu widerstehen, wächst Du ein Stück über Dich selbst hinaus. Dieses Gefühl von Stärke und Selbstvertrauen ist viel süßer als die süßeste Nascherei es jemals sein kann!

Und mach Dir bewusst, was auf dem Spiel steht. Je nachdem, wie lange Du schon zuckerfrei bist, hast Du das Schlimmste bereits überstanden. Wenn Du jetzt Zucker essen würdest, müsstest Du wieder von vorne beginnen. Lass Dir gesagt sein, es ist einfacher der Zuckerabstinenz treu zu bleiben, als nach einem Rückfall wieder hineinzufinden – ich spreche aus Erfahrung! Vielleicht helfen Dir diese Gedanken, jetzt nicht schwach zu werden.

Das könnte Dir auch helfen:

- Rufe eine Freundin an.
- Trinke ein großes Glas Wasser.
- Nimm ein paar tiefe Atemzüge.
- Geh eine Runde an die frische Luft.
- Dreh Deine Lieblingsmusik laut auf und tanze dazu.
- Trinke eine Tasse Tee.
- Iss etwas Deftiges (1 Stück Käse, Oliven, ein Ei, Grünkohlchips)
- Putze Deine Zähne.
- Lackiere Deine Fingernägel.
- Kaue zuckerfreies Kaugummi oder ein Blatt der Steviapflanze.
- Schau Dich im Spiegel an und frage Dich, ob Du jetzt wirklich etwas Süßes brauchst.
- Mach Dir klar, wie stolz auf Dich sein wirst, wenn Du jetzt widerstehst.
- Zieh Deine engste Hose an und setze Dich damit hin.
- Mache Dir bewusst, dass oft emotionale Gründe hinter dem Verlangen nach Süßem stehen. Frage Dich, wie Du Dich fühlst und was Du eigentlich bräuchtest.
- Gib Dir 30 Minuten, wenn Dein Verlangen danach noch da ist, kannst Du ihm immer noch nachgeben.
- Führe die folgende Klopftechnik aus oder halte Dich an das 3-Schritte-Programm, das ich Dir gleich vorstelle.

2. Klopfakupressur

Die sogenannte Klopfakupressur kann Dir bei aufkommenden Gelüsten schnell Erleichterung bringen. Sie geht auf den amerikanischen Psychologen Roger Callahan zurück, der sie im Rahmen seiner „Thought Field Therapy (TFT)" beschrieben hat. Angelehnt an die traditionelle chinesische Medizin wird dabei angenommen, dass es im Körper ein vorhandenes Energiesystem (Meridian-System) gibt, auf dem bestimmte Energiepunkte liegen. Wenn diese Punkte stimuliert werden, entspannt sich das Nervensystem. Dieses Wissen wird bei der TFT-Technik mit Elementen der Kinesiologie und des Neuro-linguistischen Programmierens (NLP) kombiniert.

Dabei geht man davon aus, dass negative Emotionen ihren Ursprung in einer Unterbrechung (Störung) des körpereigenen Energiesystems haben. Das Ziel ist es, diese Blockaden durch das Beklopfen der Meridianpunkte zu lösen, während der Patient sich auf sein Problem konzentriert. Das Klopfen der Punkte entspricht dem Prinzip der Akupunktur. Dadurch wird das Nervensystem beruhigt. Gleichzeitig werden themenspezifische Sätze gesprochen. Die dabei aufkommenden Gedanke, Gefühle und Körperwahrnehmungen (die in der Regel negativ erlebt werden und Stress auslösen) werden dadurch nicht „weggeklopft", sondern sozusagen vom Thema entkoppelt bzw. reduziert. Künftig kann man dann an das Thema denken, ohne, dass dabei die früheren Gedanken, Gefühle und Körperwahrnehmungen auftauchen. Nach Angaben erfolgreicher TFT-Behandler hat sich die Klopfakupressur bei folgenden Themen als wirksam erwiesen:

- Stress und Ängsten
- Phobien und Panik
- belastenden Erinnerungen, Traumata, posttraumatischen Belastungen
- Trauer, Wut, Schuldgefühlen
- körperlichen Symptomen wie chronischen Schmerzen
- Allergien und verschiedenen psychosomatischen Reaktionen

Auch bei Essensgelüsten und Essstörungen wird diese Klopftechnik mit großem Erfolg eingesetzt. Was dabei im Gehirn passiert, ist Folgendes: Durch das Aussprechen der Sätze, erinnern wir die themenspezifischen Konflikte (z. B. entsteht emotionaler Stress, weil wir Lust auf Süßes haben, unserer Lust aber nicht nachgeben möchten), verhindern aber durch das gleichzeitige Klopfen der Akupunkturmeridiane die körperlichen Reaktionen, die typischerweise mit dieser Situation verbunden waren. Unser Gehirn lernt sozusagen um. Nach Aussagen von Dr. Dietrich Klinghardt, einem der weltweit führenden Ärzte im Bereich der Behandlung von chronischen Erkrankungen und der Ausleitung von Umweltgiften, der diese Methode im Rahmen seiner Mentalfeld-Techniken anwendet, reicht es aus, dass ein bisher mit Stress verbundenes Ereignis für 33 Sekunden erinnert wird, ohne dass dabei die normalerweise verbundenen Reaktionen ausgelöst werden, um diese Ereignisse von den bisher typischen Gedanken und Gefühlen zu lösen. Die Klopftechnik kann uns also in kürzester Zeit von alten Mustern befreien!*

Wenn also das nächste Mal die Lust zum Naschen aufkommt, kannst Du die Klopftechnik einmal selbst ausprobieren. Schätze dafür zunächst auf einer Skala von 0 – 10 ein, wie hoch Deine Zuckerlust gerade ist und klopfe dann die Punkte (siehe Abbildung) in dieser Reihenfolge nacheinander durch:

- Kopfkrone (top of head)
- Augenbraue (eyebrow)
- Schläfe (side of eye)
- unter dem Auge (under eye)
- Oberkiefer (under nose)
- Unterkiefer (chin)
- Achsel (under arm)
- Brustbein (collarbone)
- Brust (sore spot)
- Handkante (karate chop)

---

*Mehr Infos zur Klopfakupressur findest Du auch im Buch „MentalFeldTechniken ganz praktisch" von Dr. med. Dietrich Klinghardt und Amelie Schmeer-Maurer, das im VAK Verlag erschienen ist.

Klopfe jeden Punkt 9-mal (dreimal im Dreivierteltakt des Walzers, also ein – zwei – drei). Beim ersten Durchgang denkst Du dabei an Deine Naschlust und konzentrierst Dich auf sie. Währenddessen organisiert sich Dein gesamtes System neu und Du erlebst wahrscheinlich bereits dann schon eine Erleichterung. Beim zweiten Durchgang klopfst Du die Punkte abermals in der beschriebenen Reihenfolge und summst oder brummst zusätzlich einen Ton Deiner Wahl. Durch das Summen wird Dein Stimmnerv aktiviert und dadurch der parasympathische Teil Deines Nervensystem angeregt, der eine beruhigende und entspannende Wirkung hat. Zum Abschluss klopfst Du die Punkte ein drittes Mal und wiederholst dabei immerzu folgenden Satz:

> *„Obwohl ich Lust auf etwas Süßes habe, achte ich mich und nehme mich so an, wie ich bin und entscheide mich, mit Freude und Gelassenheit den Weg in die Zuckerfreiheit zu gehen."*

Wenn Du alle Punkte durch geklopft hast, spüre in Dich hinein und schätze erneut, wie hoch Deine Zuckerlust nun ist. Wiederhole diesen Prozess bis Deine Lust im Idealfall verschwunden ist und Du auf der Skala bei null angekommen bist. Falls Du mit dieser Anleitung nicht zurecht kommst, findest Du ein sehr schönes Video zum Mitmachen einer etwas abgewandelten Form der Klopftechnik von meiner Kollegin und ebenfalls Zuckerentwöhnungsexpertin Ilga unter: www.youtube.com/watch?v=LwVrbL8twrg

Tapping Points

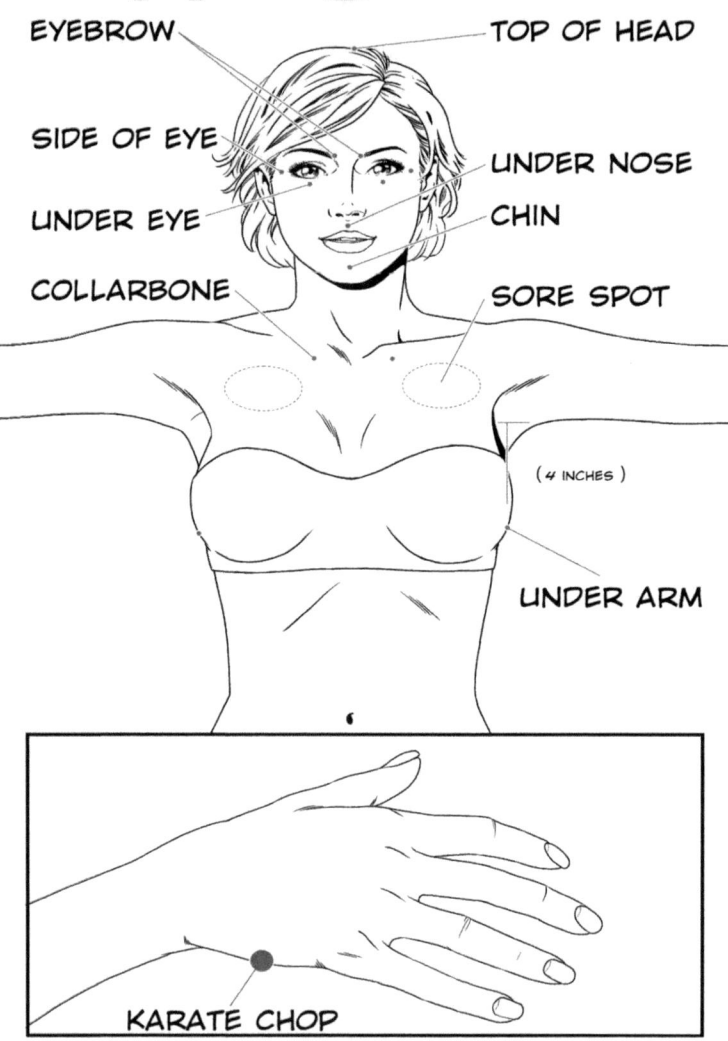

EYEBROW

TOP OF HEAD

SIDE OF EYE

UNDER NOSE

UNDER EYE

CHIN

COLLARBONE

SORE SPOT

(4 INCHES)

UNDER ARM

KARATE CHOP

www.thrivingnow.com/tapping

3. Ein 3-Schritte-Programm gegen die Macht der Gewohnheit

In der ersten Zeit der Zuckerentwöhnung ist die Rückfallgefahr besonders groß. Vor allem Situationen, in denen Du sonst ganz selbstverständlich genascht hast, werden zu einer Herausforderung. Denn die Macht der Gewohnheit kann hartnäckig sein. Das weiß wohl jeder, der schon einmal versucht hat, eine unliebsame Angewohnheit abzulegen. Auch Naschen kann zu einer Gewohnheit werden. Wenn wir etwas essen, das uns zufrieden macht und unsere Stimmung anhebt – zumindest für eine kurze Zeit –, wird diese Erfahrung als Erinnerung in unserem Gehirn abgespeichert. Je öfter wir die Erfahrung machen, dass wir uns durch bestimmte Speisen besser fühlen, desto stärker brennt sich diese Erfahrung in unserem Gehirn ein. Das macht uns dann empfänglich für bestimmte Signale, die unser Verlangen auslösen oder verstärken können und dadurch auch auf diese positiv besetzte Kopplung hindeuten. Solch ein positiv besetztes Signal kann das Straßenschild einer Fastfood-Kette sein, das Betrachten einer Werbeanzeige in der Zeitung, der Blick auf das Süßigkeitenregal im Supermarkt oder ein bestimmter Geruch, ein Gedanke, ein Gefühl, eine Uhrzeit, ein Wochentag oder der Besuch eines bestimmten Menschen. Das Problem dabei ist, dass solche Trigger (oder Hinweisreize, wie sie auch genannt werden) automatisierte Reaktionen auslösen können. Wir denken dann nicht mehr groß darüber nach, was wir tun, sondern tun einfach, was wir immer tun.

Solche Gewohnheitsmuster haben ihre evolutionsbiologische Berechtigung, weil wir so nicht jedes Mal abwägen müssen, wie wir uns entscheiden sollen. In unserem Fall führen sie aber dazu, dass wir trotz unseres Vorhabens der Zuckerentwöhnung dennoch zur Tafel Schokolade oder dem Stück Kuchen greifen wollen. Denn Gewohnheitsmuster lassen sich nur sehr schwer kontrollieren und sobald eine gewisse Schwelle überschritten ist, gibt es kein Halten mehr. Die gute Nachricht: Jeder von uns ist in der Lage, seine Gewohnheiten zu verändern!

Die drei folgenden Schritte, die auf den Erkenntnissen der kognitiven Verhaltenstherapie basieren, können Dir dabei helfen, Deine alten Gewohnheitsmuster zu durchbrechen. Sie wurden zwar nicht speziell zur Entwöhnung von Zucker entwickelt, werden aber überall dort, wo es darum geht, wieder die Kontrolle über das eigene Verhalten zu erlangen (Stichwort Suchttherapie) mit großem Erfolg eingesetzt. Es ist also sehr gut möglich, dass Dir diese drei Schritte auch bei der Zuckerentwöhnung helfen. Die drei Schritte lauten:

(1) Bewusstmachen der Trigger

(2) Finden und Einüben von Ersatzverhalten

(3) Neukonditionierung von Gedanken und Gefühlen

(1) Bewusstmachen der Trigger

Das Problem ist, dass wir oft spontan und impulsiv entscheiden, ob wir etwas Süßes essen oder nicht. Eigentlich wollten wir nur gesunde Sachen kaufen, doch an der Kasse fällt unser Blick zufällig auf die Packung Schokoriegel und schon landet sie wie ferngesteuert auf dem Kassenband und verschwindet kurze Zeit später in unserem Mund. Wir denken nicht immer darüber nach, wie wir uns entscheiden, sondern handeln impulsiv aus einer verankerten Gewohnheit heraus. Verantwortlich dafür sind die bereits erwähnten Trigger oder Hinweisreize. Sobald diese auftauchen (das können bestimmte Situationen, Tätigkeiten oder Gefühle sein) und unserem gewohnheitsmäßigen Verhalten freien Lauf lassen, haben wir kaum noch eine Chance. Selbst, wenn wir beginnen das Für und Wider abzuwägen, haben wir so gut wie verloren, weil wir damit unsere Aufmerksamkeit nur noch mehr auf den Reiz lenken.

Das Einzige, was in einem solchen Fall hilft, ist sich diese Trigger bewusst zu machen und ihnen dann ab sofort, entweder auszuweichen oder sich Ersatzhandlungen parat zu legen. Wir brauchen also Abwehrmaßnahmen, die uns von den triggernden Reizen ablenken, bevor es zur Auslösung der normalerweise üblichen Reaktionen kommt.

Als erstes solltest Du Dir also über Deine Trigger bewusst werden. In welchen Situationen, hast Du bislang sonst ganz selbstverständlich genascht? Diese Frage kennst Du ja bereits, trotzdem möchte ich Dein Augenmerk gerne noch einmal darauf lenken. Was sind die typischen Situationen, die Deine Naschlust bisher angestachelt haben?

Der Fernsehabend mit guten Freunden? Die Mittagspause auf der Arbeit? Das Gefühl, Dich nach einem anstrengenden Tag auf der Arbeit belohnen zu wollen? Die Sehnsucht nach mehr Abwechslung und Zeitvertreib? Die Auseinandersetzung mit Deinem Partner? Der Ärger über die Kinder? Stress? Eine bestimmte Uhrzeit oder ein spezieller Wochentag? Triggern Dich bestimmte Speisen? Kannst Du zum Beispiel nach einem Stück Schokolade nur noch schwer aufhören, bis die ganze Tafel aufgegessen ist? Oder sind es eher Gummibärchen oder Chips, die Dich willenlos machen? Verbindest Du bestimmte Tätigkeiten wie Autofahren, Fernsehen oder Bügeln ganz automatisch mit Naschen? Oder sind es eher Orte, die Dir gefährlich werden könnten, wie der Besuch im Supermarkt oder Deines Lieblingsrestaurants? Auch Gerüche können zum Trigger werden. Zum Beispiel der Duft einer Bäckerei oder die frisch gebackenen Kekse von der Oma.

Schreibe alle potentiellen Trigger, die Dir einfallen, stichwortartig auf und überlege Dir dann sinnvolle Alternativen, künftig damit umzugehen.

(2) Finden und Einüben von Ersatzverhalten

Regel Nummer 1 lautet: Falls Du dem Reiz ausweichen kannst, dann tu das! Statt den gewohnten Weg nach Hause einzuschlagen, mach lieber einen Umweg, um nicht an Deinem Lieblingsrestaurant vorbeizukommen. Statt den Einkauf selbst zu erledigen, bitte Deinen Partner das für die Zeit Deines Entzugs zu erledigen. Falls Dir Fernsehabende gefährlich werden könnten, könntest Du den Fernsehapparat ganz einfach öfter einmal ausgeschaltet lassen und stattdessen ein gutes Buch oder eine Zeitschrift lesen. Alles, was ablenkt ist erlaubt.

Wenn Du bestimmten Reizen nicht aus dem Weg gehen kannst, dann entziehe ihnen Deine Aufmerksamkeit. Denn je länger wir dem Reiz Aufmerksamkeit schenken, umso stärker wird er. Das Gute dabei ist allerdings, Reize halten in der Regel nicht lange an. Das heißt, wenn sie aus unserem Fokus rutschen, verschwindet auch das Verlangen ganz schnell wieder. Wenn Du also an einer Bäckerei vorbeikommst, wende Deinen Blick schnellstmöglich ab und gehe zielgerichtet daran vorbei. Oder halte Dich bei Feierlichkeiten nicht zu lange am Buffet auf. Wähle die Nahrungsmittel, die Dir gut tun und Dein Vorhaben unterstützen und kehre damit auf Deinen Platz zurück, ohne das ganze Buffet ausgiebig zu begutachten. Auch zu Hause kannst Du den Reizen und Verlockungen ausweichen. Statt mit Schokolade oder Gummibärchen könntest Du

Deinen Vorratsschrank mit Nüssen, Oliven, Käse oder Crackern füllen. Falls Du mit jemandem zusammen wohnst, bitte ihn, in der Zeit Deines Entzugs die Dinge, die Dich triggern könnten, nicht mit nach Hause zu bringen oder so aufzubewahren, dass Du sie nicht finden kannst.

Extratipp: Der Gedankenstopp

Sehr hilfreich in kritischen Situationen sind auch kurze prägnante Leitsätze, auch Affirmationen genannt. Sobald die Versuchung auftaucht, sage Dir:

- Das ist es nicht wert!
- Zucker, nein danke!
- Stopp!
- Achtung Gefahr!
- Zucker macht mich unglücklich.
- Zucker hilft mir nicht wirklich.
- Schwach werden ist keine Option.
- Finger weg!
- Ich entscheide selbst!
- Ich bin frei von Zucker!
- Meine Heilung hat begonnen!
- Durchhalten ist viel süßer.

Diese Technik nennt man Gedankenstopp. Es geht dabei darum, nicht auf den Lockruf des Reizes zu reagieren, indem man sich mithilfe eines kurzen Ausrufs dagegen sperrt. Je prägnanter, umso besser. Ähnlich wie Du beim Fernsehen den Sender wechseln kannst, schaltest Du beim Gedankenstopp einfach Dein Gedankenprogramm um. Und weil die Energie der Aufmerksamkeit folgt, kann diese Technik wirklich weiterhelfen.

Wenn Du einem Reiz nicht aus dem Weg gehen kannst, überlege Dir, wie Du anders als sonst reagieren könntest. Bereite Dir für die Mittagspause am Arbeitsplatz ein selbst gemachtes und gesundes Essen vor. Nimm für unterwegs ein paar Nüsse oder ein Stück Käse mit, damit Du etwas zum Knabbern hast, wenn zwischendurch Gelüste aufkommen. Und wie bereits erwähnt, sind Handarbeiten für lange Fernsehabende hervorragend geeignet, Deine Hände zu beschäftigen und sie damit vor der Versuchung zu bewahren, in die Chips- oder Gummibärchentüte zu langen.

Wenn es bestimmte Gefühle sind, die Deine Zuckerlust triggern, frage Dich, was Du in solchen Momenten wirklich brauchst. Mach Dir klar, dass sich Dein emotionales Wohlbefinden nicht wirklich durchs Essen stillen lässt. Ruf lieber einen guten Freund an, der Dich tröstet. Gönne Dir eine Massage, wenn Du Dich nach Entspannung sehnst. Vielleicht ist auch ein Spaziergang an der frischen Luft oder ein wenig Yoga jetzt das Richtige für Dich.

Fertige Dir am besten eine Liste mit Deinen Ersatzstrategien an, die Du immer bei Dir hast, damit Du in kritischen Situationen nicht lange überlegen musst, was Du statt des Naschens tun kannst.

(3) Neukonditionierung von Gedanken und Gefühlen

Ein neues Verhalten solange einzuüben, bis es zu einer neuen Gewohnheit geworden ist und damit genauso automatisiert abläuft, wie zuvor das alte Verhalten, erfordert Durchhaltevermögen und Motivation. Mache Dir klar, dass sich mit jedem Mal, bei dem Du Deinem alten Verhalten nicht nachgibst und stattdessen etwas Neues ausprobierst, neue Strukturen in Deinem Gehirn ausbilden. Je öfter Du etwas Neues machst, umso stärker werden diese neuen Strukturen, bis es Dich schließlich keine zusätzliche Energie mehr kostet, Dich entsprechend zu verhalten. Du hast dann eine neue Gewohnheit erworben, die Dir behilflich dabei sein wird, Dich von alten Gewohnheiten zu lösen. Allerdings braucht diese Umstrukturierung etwas Zeit, und es wird währenddessen möglicherweise auch Rückschläge geben. Doch lass Dich dadurch nicht entmutigen, sondern motiviere Dich zusätzlich, indem Du Dir neue Gedanken aneignest und damit neue Gefühle mit dem Naschen verbindest.

Anstatt zu denken: „Ach ein Stück Schokolade hat noch niemandem geschadet!", könntest Du auch sagen: „Ich weiß, wie schnell aus einem Stück die ganze Tafel wird, daher lasse ich lieber ganz die Finger davon!". Oder „Wenn ich jetzt widerstehe, bin ich stolz auf mich!"". Auch das Erinnern an die negativen Langzeitfolgen, die das ständige Naschen mit sich bringt, kann Dir helfen, einer Versuchung zu widerstehen. Bestärke Dich darin, dass Du die freie Wahl hast und jeden Moment selbst entscheiden kannst, ob Du Gelüsten nachgibst oder nicht. Sage Dir z. B. „Das schmeckt zwar zuckersüß, aber nur für einen Augenblick. Die freie Wahl abzulehnen, ist langfristig viel, viel süßer."

Es gibt unzählige Möglichkeiten Deine Gedanken und Gefühle neu zu konditionieren. Du könntest Dich zum Beispiel auch über die skrupellose Nahrungsmittelindustrie aufregen, die offensichtlich nicht müde darin wird, Produkte zu entwickeln, die unsere natürlichen Instinkte aushebeln, nur um uns zu treuen Konsumenten und Verbrauchern zu machen – und dabei sogar in Kauf nimmt, dass wir übergewichtig und krank werden. Vermutlich fällt es Dir dann leichter, nicht mehr länger als Opfer bei dieser Manipulation mitmachen zu wollen. Oder schau Dir kritische Dokus und Reportagen über Zucker an und die zum Teil unwürdigen Bedingungen von Arbeitern auf Zuckerrohrplantagen und Kakaobohnenfarmen.* Auch Kinderarbeit ist dort leider keine Seltenheit. So vergeht Dir vielleicht eher die Lust – zumindest auf herkömmliche Süßigkeiten ohne Fair Trade- und Biosiegel.

Die Macht der Imagination nutzen

In seinem Vortrag „Süchte und das Gehirn" erklärt Dr. med. Timothy Jennigs, dass Sucht kein kognitives Problem, sondern ein Problem emotionaler Bindung ist. Es bringt daher nichts, Süchtigen noch mehr Fakten über die negativen Auswirkungen ihres Suchtmittels darzulegen. Stattdessen brauchen sie Unterstützung dabei, eine neue Einstellung zu ihrem Suchtmittel zu erlangen. Solange ein Raucher beim Gedanken an eine Zigarette dahin schmachtet oder uns Zuckersüchtigen beim Anblick von Süßem das Wasser im Munde zusammenläuft, solange haben wir es schwer, unser Verhalten zu ändern. Der amerikanische Arzt rät dazu, die Kraft der Imagination auszunutzen und empfiehlt Rauchern zum Beispiel, sich vorzustellen, wie sie

---

*Ein paar interessante Doku-Empfehlungen habe ich Dir am Ende des Buches zusammengestellt.

beim Griff in die Zigarettenschachtel in eine Ansammlung von Würmern und Kakerlaken greifen. Analog dazu könnten wir uns vorstellen, dass unsere Süßigkeiten verdorben und verschimmelt sind. Oder, was tatsächlich vorkommen soll, Blut von Tieren und Insekten in Schokolade enthalten ist. Egal, was wir uns dabei vorstellen, wichtig ist, dass der Gedanke uns anekelt und uns der Appetit vergeht.

Kapitel 9: Wenn es doch passiert – Der Umgang mit Ausrutschern und Rückfällen

Schon 14 Tage ohne Zucker liegen hinter mir. Ich bin stolz auf mich! Die Zuckerentwöhnung läuft wirklich gut. Als Ausgleich für die Mühen der letzten Tage könnte ich mir heute ja ruhig einmal etwas Besonders gönnen. Ein bisschen Honig kann ja nicht schaden. „Einmal ist keinmal!", flüstert mir die Stimme der Versuchung ermunternd in mein Ohr. Mit dieser Stärkung im Rücken genehmige ich mir einen ganz kleinen Klecks Honig. Hm, lecker. Dieses Mal bleibt es bei dem einen Klecks. Ich bin stolz auf mich. „Es geht also doch!", freue ich mich.

Als ich am nächsten Tag wieder Lust auf etwas Süßes bekomme, beschließe ich, mir aufgrund der positiven Erfahrung von gestern, erneut einen Klecks Honig zu gönnen. Der von gestern hat ja nicht geschadet. Heute fällt der Klecks schon etwas großzügiger aus. „Macht ja nichts", rede ich mir ein. Doch ganz leise dämmert es mir, dass ich nicht ganz ehrlich zu mir bin.

Am dritten Tag sind aus dem Klecks dann schon zwei große Löffel geworden und es fällt mir richtig schwer, nicht noch mehr Honig zu naschen. Am vierten Tag gibt es kein Halten mehr. Ich fahre in den Supermarkt und kaufe mir meine Lieblingsschokolade.

Und wieder bin ich in die Zuckerfalle geraten.

So oder ähnlich spielte es sich ab, wenn mich ein Rückfall einholte. Meist begann alles ganz harmlos mit einer kleinen Ausnahme, die sich dann peu-à-peu zu einem richtigen Rückfall entwickelte. Zu Beginn betrachtete ich solche Vorfälle als Scheitern. Es kam mir vor, als ob ich versagt hätte. Inzwischen habe ich meine Sichtweise geändert. Meiner Meinung nach gehören Rückfälle einfach dazu. Ich jedenfalls kenne niemanden, der bei seinem Weg aus der Zuckersucht von Rückfällen verschont geblieben wäre. Auch bei mir war das nicht anders. Vor allem dann, wenn die Zuckerentwöhnung ganz gut verlief, ich mich an den Alltag ohne Süßes gewöhnt hatte und ich mir (zu) sicher war, dass eine Ausnahme ja nicht schaden könne. Oder dann, wenn ich in emotional schwierigen Situationen oder bei hormonellen Schwankungen (Stichwort Eisprung und Menstruation) ein Auge zudrückte, ging der Schuss oft nach hinten los, und schneller als mir lieb war, landete ich wieder in der Zuckerfalle.

Gut zu wissen: Der Unterschied zwischen Ausnahme und Rückfall
In meinen Augen gibt es einen Unterschied zwischen einer Ausnahme und einem Rückfall. Während es sich bei einer Ausnahme um eine einmalige – vielleicht auch noch um eine zweimalige – Angelegenheit handelt, bedeutet ein Rückfall, dass man für mehrere Tage, Wochen oder sogar Monate wieder in alte Essensmuster hineinrutscht.

---

1. Eine Ausnahme kommt selten allein

Heute weiß ich, dass eine Ausnahme selten allein kommt – vor allem zu Beginn der Zuckerentwöhnung. „Einmal ist keinmal" stimmt hier leider nicht. Im Gegenteil, die meisten Rückfälle beginnen mit einer scheinbar harmlosen Ausnahme. Sobald Du also glaubst, Du könntest Dir heute ruhig mal eine Ausnahme genehmigen, um Dich für Dein Durchhalten und Deine Disziplin zu belohnen oder, weil Du Deinen Gastgeber nicht vor den Kopf stoßen möchtest oder einfach, um Dir das Leben zu versüßen (ein Grund findet sich immer :-), sollten Deine Alarmglocken klingeln. Denn bereits eine einzelne Ausnahme kann die Lust auf Mehr entfachen, und es ist dann oft unverhältnismäßig schwer, wieder die Kurve zu kriegen. Wenn die guten Vorsätze erst einmal gebrochen sind, fällt die nächste Ausnahme in der Regel nämlich bedeutend leichter. Es wird dann erfahrungsgemäß eine Weile dauern, bis Du so weit bist, um einen neuen Anlauf in die Zuckerfreiheit zu wagen. Bei mir jedenfalls war das so.

In Phasen, in denen es mir ohne Zucker gut ging, konnte ich mir kaum vorstellen, mich jemals wieder so gehen zu lassen, wie zu süchtigen Zeiten. Ich blickte einer Ausnahme deshalb gelassen entgegen. Doch leider musste ich immer wieder die Erfahrung machen, dass bereits eine einzelne Ausnahme, gerade zu

Beginn der Zuckerentwöhnung, meinen Heißhunger auf Zucker wieder voll entfachte und es mir schwer fiel, der Zuckerfalle wieder zu entkommen. Es lohnt sich also, aufkommende Gelüste zu ignorieren, wegzuklopfen und ihnen zu widerstehen. Meist verschwinden sie nach wenigen Minuten sowieso wieder.

Solltest Du doch mal „schwach" werden und etwas Zuckerhaltiges essen, mache bitte nicht den Fehler, einen einzelnen Ausrutscher direkt als Scheitern zu betrachten. Dann läufst Du nämlich viel eher Gefahr, Dein Vorhaben komplett über Bord zu werfen, ganz nach dem Motto „Jetzt ist es ja eh zu spät" und rechtfertigst damit weitere „Grenzüberschreitungen". Sollte es bei Dir dennoch so weit kommen, dass Du von Deinem Plan abweichst und etwas isst, was Du eigentlich während der Zuckerentwöhnung vermeiden wolltest, sind Vorwürfe fehl am Platz. Ein schlechtes Gewissen hilft Dir jetzt auch nicht weiter. Nimm an, was passiert ist und schiebe den Gedanken, dass Du versagt hast und Dein Projekt gescheitert ist, ganz weit weg von Dir. Sonst wird aus einer Ausnahme schnell ein Rückfall. Die Kunst hierbei ist, es bei *einer* Ausnahme zu belassen. Doch das ist gerade in der Anfangszeit der Zuckerentwöhnung sehr schwierig. Warum?

2. Wieso die Anfangszeit der Zuckerentwöhnung so tückisch ist

Wie wir ja bereits wissen, sind Esssüchte immer auch an ein Ungleichgewicht in unserer Biochemie gekoppelt. Vielleicht erinnerst Du Dich noch an das Belohnungssystem, das durch künstlichen Zucker überstimuliert wird. In Folge dessen werden deutlich mehr Glücksbotenstoffe ausgeschüttet, als das eigentlich normalerweise der Fall wäre. Die Rezeptoren, an denen diese Glücksbotenstoffe andocken müssen, passen sich dieser Überstimulation an und stumpfen so mit der Zeit ab. Wenn wir uns nun von einem potentiellen Suchtstoff entwöhnen, reguliert sich unsere Bio-Chemie wieder und wird ins Gleichgewicht gebracht. Dabei regenerieren sich auch die Rezeptoren und werden wieder sensibler. Wenn wir dann nur wenige Tage nach dem Entzug zu unserem Suchtmittel greifen, reagieren wir stärker als zuvor auf die Substanz, da unsere Rezeptoren wieder empfänglicher für die Reizwirkung sind und sensibler auf die Flut von Glücksbotenstoffen reagieren. Der Kick, den wir dann erleben, ist dann um einiges stärker als sonst, und die Gefahr ist groß, dass wir uns danach nicht länger beherrschen können.

Wenn die ersten, oft schwierigen Tage des Entzuges mit ihren typischen Symptomen wie Kopfschmerzen, Antriebslosigkeit, Lustlosigkeit, Gereiztheit, verminderte Belastbarkeit usw. überstanden sind, und wir glauben, der Entzug liefe ganz gut, kann es passieren, dass wir übermütig werden. Wenn wir dann leichtsinnig einen Ausrutscher zulassen, passiert das Tückische: Wir reagieren deutlich sensibler auf Zucker als zuvor. Schnell landen wir wieder in der Zuckerfalle und das wäre nach den bisherigen Bemühungen sehr schade.

Erschwerend kommt hinzu, dass wir in der Zeit der Entwöhnung, also während der Phase, in der sich unsere Hirnchemie wieder reguliert, nur schwer durch andere Dinge als durch weniger stark reizende Dinge Befriedigung erfahren. Das hängt damit zusammen, dass Tätigkeiten wie „gesundes" Essen, körperliche Betätigung, kreative Beschäftigung, Sex und andere Vergnügungen, die uns aus Sicht der Evolution normalerweise glücklich machen sollen, zwar ebenfalls zu einer Ausschüttung von Glücksbotenstoffen führen, jedoch nicht in der Menge, in der das unsere Suchtstoffe vorher getan haben. Wir geraten dann in einen Zustand, den Suchtexperten als Dopaminmangelzustand bezeichnen. Das Leben erscheint uns trostlos und leer und die Versuchung ist groß, es uns durch ein Stück Schokolade zu versüßen. Erst, wenn sich die Rezeptoren wieder vollständig regeneriert haben, können uns die Tätigkeiten und Nahrungsmittel, die natürlicherweise zur Ausschüttung von Glücksbotenstoffen führen, wieder mit Freude und Sinn erfüllen. Bis dahin kann das Gefühl der Leere auftreten und genau das macht die Phase des Entzugs so unangenehm und tückisch. Das Einzige, was hier helfen würde, wäre der erneute Konsum der Suchtmittel – und das wollen wir ja nicht!

Interessant zu wissen:
Laut dem Suchtexperten Dr. med. Dipl. Thomas Redecker in einem Interview mit dem Suchthilfe e.V. (www.youtube.com/watch?v=u7Jrmyerpnc) braucht der Körper nach einem jahrelangem Alkoholmissbrauch acht bis zwölf Wochen bis sich die Nervenzellen wieder an die natürliche Situation

angepasst und ihre Schutzschicht abgebaut haben. Bis dahin, so der Experte, sei das Leben weniger lebenswert und kein Verfahren oder Medikament könne hier helfen. Wer von seiner Sucht wirklich loskommen möchte, dem bleibt, nach Ansicht des Experten, nichts anderes übrig als durch dieses dunkle Tal hindurch zu gehen. Denn dieser neurobiologische Heilungsprozess ist von außen nicht beeinflussbar. Heilung, also die Anpassung der Nervenzellen, kann nur dann passieren, wenn man lange genug abstinent bleibt.

Die Veränderungen im Gehirn, die durch ein abhängiges Verhalten ausgelöst werden, machen es einem Süchtigen nicht gerade leicht, von seiner Sucht loszukommen. Ein jeder, der seine Sucht überwinden möchte, muss eine Phase überbrücken, in der die normalen Dinge des Lebens einfach keinen richtigen Spaß machen. Gerade in dieser Zeit ist das Risiko groß, wieder rückfällig zu werden, um sich die guten Gefühle zurückzuholen.

Die gute Nachricht: Wenn wir lange genug abstinent bleiben, normalisieren sich die Verhältnisse in unserem Gehirn wieder und dann erfahren wir auch wieder Belohnungs- und Glücksgefühle durch die von der Natur aus dafür vorgesehenen Verhaltensweisen wie „gesunde" Nahrungsaufnahme, Sex, berufliche Erfolge, soziale Kontakte usw. Wenn sich unser Gehirn von der dauerhaften Überstimulation durch unsere Suchtstoffe erholt hat, erfüllen uns auch diese natürlichen Dinge wieder mit Freude und Spaß und unser Verlangen nach Süßem schrumpft von allein.

Nie wieder Süßes ist doch auch keine Lösung, oder?
Das soll nicht bedeuten, dass Du nie wieder etwas Süßes essen darfst, sondern nur, dass Du Dir während der Zuckerentwöhnung gründlich überlegen solltest, ob sich eine Ausnahme wirklich lohnt. Denn nur während einer Phase der Abstinenz kann sich unser Belohnungssystem wieder zu seinem normalen Zustand regulieren. Im Laufe der Zeit wird es Dir sicher gelingen, auch mal ein Stück Kuchen oder einen Schokoriegel zu essen, ohne dadurch einen Rückfall auszulösen. Bei mir hat der Weg bis dorthin allerdings seine Zeit gebraucht. Und je tiefer Du in der Zuckerfalle gefangen bist, umso länger wird es

vermutlich dauern, bis Du mit Ausnahmen entsprechend umgehen kannst. Habe daher ein wenig Geduld und sei nicht zu streng mit Dir, wenn es anders kommt als geplant.

3. Manchmal ist Widerstand zwecklos

Ich will ehrlich sein und daher gestehe ich: Es ist mir passiert.
Am 45. Tag meines Zuckerentwöhnungsexperiments habe ich Weißmehl-Pizza und eine Tafel Schokolade gegessen!

Wenn ich mit diesem Geständnis jemanden enttäusche, dann tut mir das leid. Doch ich bin auch nur ein Mensch und manchmal ist Widerstand einfach zwecklos. Die gute Nachricht: Mein Experiment der Zuckerentwöhnung geht natürlich weiter. Denn ich wäre nicht ich, wenn ich mich von einem Rückfall unterkriegen lassen würde.

Diese Worte stammen aus meinen Blog-Tagebuch, das ich anlässlich meines Zuckerentwöhnungsexperiments geführt habe. Ich zitiere mich hier selbst, weil ich damit verdeutlichen möchte, dass auch ein Rückfall keine Katastrophe ist und das Leben anschließend weiter geht. Statt Rückfälle als Niederlage zu betrachten, sollten wir sie als Etappen auf dem Weg aus der Zuckerfalle annehmen. Nur selten verläuft die Zuckerentwöhnung geradlinig und gelingt beim ersten Anlauf. Viel häufiger sind Rückfälle ein Teil des Loslass-Prozesses und gehören eben dazu. Wer es schafft, von heute auf morgen beim ersten Versuch mit suchtähnlichen Verhaltensmustern ein für allemal aufzuhören, dem gratuliere ich von Herzen. Ich habe bisher allerdings noch niemanden kennengelernt, der das von sich behaupten könnte. Ich betrachte Rückfälle daher nicht als Scheitern. Sie gehören meiner Beobachtung zufolge einfach dazu. Die Kunst ist es, nach einem Rückfall wieder die Motivation für einen Neustart zu sammeln.

Zudem hat jeder Rückfall auch sein Gutes. Denn er schenkt uns die Möglichkeit, uns zu reflektieren und noch besser kennen zu lernen. Was ist schief gelaufen? Welche Anzeichen kann ich im Nachhinein vielleicht erkennen, die den Rückfall schon frühzeitig angedeutet haben? Was brauche ich beim nächsten Mal, um besser gewappnet zu sein? Außerdem wird die Zuckerentwöhnung mit jedem Rückfall leichter.

Bei meinen ersten Versuchen mich vom Zucker zu entwöhnen und ohne Nudeln, Weißbrot und Süßigkeiten auszukommen, fiel meine Laune erst einmal ganz schön in den Keller. In den ersten Tagen des Entzugs wurde ich geradezu unerträglich für mein Umfeld. Ich litt unter dem Gefühl, nicht richtig satt zu werden und es gab nur einen Gedanken in meinem Kopf: „Ich will Nudeln und Schokolade!" Damals fiel mir die Entwöhnung von Zucker und Weißmehl wirklich nicht leicht. Jeder Versuch, meinen Gelüsten zu widerstehen, kostete mich enorme Anstrengung und Willenskraft. Heute ist das anders. Heute finde ich problemlos und ganz ohne Entzugssymptome in eine zuckerfreie Ernährung zurück – und zwar auch dann, wenn ich es mal ein paar Tage lang am Stück nicht so genau genommen habe. Es ist, als ob ich bloß einen Schalter in meinem Kopf umlegen müsste. Den inneren Kampf von früher gibt es nicht mehr. Eine tolle Erfahrung!

Lass Dich von Rückfällen also nicht entmutigen, mit jedem Mal wird der Ausstieg aus der Zuckerfalle leichter. Zudem schenkt Dir jeder Rückfall die Möglichkeit, in Dich zu gehen, nach innen zu lauschen und mehr über Dich und die Hintergründe Deines Essverhaltens herauszufinden. Ein Rückfall bedeutet deshalb auch immer die Chance zu tieferen Erkenntnissen. Zudem wird es bei jedem Versuch ohne Zucker oder andere Suchtstoffe auszukommen, wesentlich einfacher. Du weißt immer besser, was auf Dich zukommt, kennst die tückischen Hürden der Anfangszeit und kannst bereits auf erste zuckerfreie Phasen zurückblicken. Und egal, wie kurz oder lang diese Phasen bisher angehalten haben, jede Phase stärkt das Vertrauen in die eigenen Kräfte und langsam, aber sicher weißt Du, dass Du auch ohne Zucker auskommen kannst, und dass es Dir nach den ersten zuckerfreien Tagen sogar deutlich besser geht. Keine Stimmungstiefs wegen den Blutzuckerschwankungen, keine unkontrollierten Essattacken, dafür ein deutlich verbessertes Körper- und Selbstwertgefühl und viel mehr Lebensenergie. Solche Erfahrungen liefern die besten Motivationsschübe für einen Neubeginn ins zuckerfreie Leben. Du wirst wahrscheinlich ähnliche Erfahrungen machen – davon bin ich überzeugt!

Frühwarnzeichen für Rückfälle – Hier sollten Deine Alarmglocken klingeln

Wie Du inzwischen weißt, glaube ich, dass in jedem von uns Zuckersüchtigen ein Teil wohnt, dem es ganz und gar nicht gefällt, wenn wir versuchen, der Zuckerfalle zu entkommen. Ich nenne ihn gerne den inneren Saboteur oder auch den inneren Verführer. Mit all seiner Kraft wird Dein innerer Verführer probieren, Dein Vorhaben zu sabotieren. Mach Dich auf Widerstand gefasst! Früher oder später versucht dieser Teil, Dir einen Floh ins Ohr zu setzen, der Dir zuflüstert „Ach ein Stück Schokolade hat doch noch niemandem geschadet!", „Nur heute – ausnahmsweise" oder „Das hast Du jetzt verdient!" – und ehe Du Dich versiehst, steckst Du Dir tatsächlich ein Stück Schokolade in den Mund.

Da ist es besser, wenn Du auf solche und ähnliche Einflüsterungen Deines inneren Saboteurs vorbereitet bist, um nicht auf seine Verführungskünste hereinzufallen. Ganz nach dem Motto „Gefahr erkannt, Gefahr gebannt!". Anbei ein paar typische Beispiele, mit denen unser innerer Verführer uns in die Zuckerfalle locken möchte.

So will Dein innerer Saboteur Dich in Versuchung führen

- **Die Alles-egal-Falle**

  Kennst Du Tage, an denen alles schief läuft und eine „Alles-egal-Haltung" in der Luft liegt? Solche Tage wird es auch in der Zeit der Zuckerentwöhnung geben. Du fühlst Dich leer, sinnlos und willst Dich einfach nur einlullen. Der perfekte Zeitpunkt für Deinen inneren Saboteur, um Dir „Heute ist es eh egal!" einzuflüstern. Morgen ist ja auch noch ein Tag, um mit der Zuckerentwöhnung weiter zu machen.

  Solche Gedanken und Stimmungen sind kritisch und können einen Rückfall auslösen. Sobald Du sie wahrnimmst, versuche Dich abzulenken, rufe Dir Dein Warum für den Zuckerentzug in Erinnerung und suche Dir eventuell auch Unterstützung bei Gleichgesinnten.

Es ist wirklich nicht einfach, in solchen Momenten standhaft zu bleiben, aber Du kannst es schaffen. Ich glaube an Dich!

- **Die Ausnahmefalle**

  Wenn Du bereits ein paar Wochen erfolgreich ohne Zucker hinter Dich gebracht hast, es Dir so richtig gut geht und Du glaubst, das Gröbste nun hinter Dir zu haben, sei wachsam. Gerade dann wittert Dein innerer Saboteur seine Chance. Um Dich zu verführen, wird er Dir in den Kopf setzen, dass Du erreicht hast, was Du wolltest und Du jetzt ruhig mal eine kleine Ausnahme machen könntest. Vielleicht ein Stück Kuchen zum Nachmittagskaffee oder ein Stück Schokolade zum Nachtisch. Mach das lieber nicht! Denn wie Du weißt, kann der erste Bissen zu einem Rückfall führen.

- **Die Glaubensfalle**

  „Süßes ist ein unglaublicher Genuss – und so ganz ohne Süßes ist das Leben nicht lebenswert", flüstert Dir Dein innerer Saboteur ins Ohr. Das ist Selbstbetrug, denn als Zuckersüchtiger bist Du gar nicht in der Lage, Süßes zu genießen. Glaubst Du nicht? Dann achte doch einmal darauf, wie häufig Du Süßes wirklich genießt? Oft sind es nur die ersten Bissen, danach muss es dann schnell gehen, bis die Packung Kekse endlich leer gefuttert ist, oder?!

  Vielleicht isst Du manchmal sogar Dinge, die Dir gar nicht so gut schmecken. Ist das Genuss? Menschen, die nicht süchtig sind, können einen Schokoriegel oder ein Stück Kuchen langsam auf der Zunge zergehen lassen, bewusst genießen und sind dann befriedigt. Als Zuckersüchtiger kannst Du das nicht – zumindest jetzt *noch* nicht. Ohne Reue zu genießen ist da kaum möglich.

- **Die Gesellschaftsfalle**

  Stell Dir vor, die Zuckerentwöhnung läuft prächtig, Du fühlst Dich prima und hast kaum noch Gelüste auf Süßes. Ausgerechnet jetzt bist Du zu einem Geburtstag oder einer Party eingeladen. Um unnötige Diskussionen zu vermeiden und auch, weil Du keine Lust darauf hast, ständig Dein eigenes Essen mitzubringen oder einfach, weil Du dazu gehören möchtest, bist Du bereit, eine kleine Ausnahme zu machen. „Einmal ist keinmal", bestärkt Dich die innere Stimme Deines Zuckermonsters. Doch denke bitte dran, dass es den meisten viel leichter fällt, einen Abend lang den Versuchungen der Lebensmittelindustrie zu widerstehen, als nach einer Ausnahme wieder zurück zu einem zuckerfreien Leben zu finden.

Übrigens ist es unseren Mitmenschen oft gar nicht wirklich wichtig, ob wir mit ihnen zusammen essen, trinken und feiern. Die Hauptsache ist, dass sie selbst tun und lassen dürfen, was sie für richtig halten. Solange wir ihnen kein schlechtes Gewissen einreden, ihre Lieblingsgerichte verteufeln und sie missionieren wollen, sondern aus unserer inneren Überzeugung heraus handeln, interessiert unser Essverhalten kaum jemanden.

- **Die Gewichtsfalle**
Seit zwei Wochen isst Du nun schon keinen Zucker mehr und ernährst Dich vollwertig, dennoch will die Anzeige auf der Waage nicht runter gehen. Das ist frustrierend. Dein innerer Saboteur nutzt diese Gelegenheit und versucht Dir einzureden, dass der ganze Verzicht ja doch nichts bringt. Dabei ist die Zuckerentwöhnung in erster Linie nicht dazu da, um abzunehmen. Hier geht es vor allem darum, die biochemischen Prozesse in Deinem Körper wieder ins Gleichgewicht zu bringen und Dich unabhängig und frei vom Zucker zu machen.

Gerade in den ersten Wochen kann es passieren, dass Du das Weniger an Süßigkeiten durch andere Dinge kompensierst und daher nicht so schnell abnimmst, wie Du Dir vielleicht erhoffst. Das heißt nicht, dass Du nicht abnehmen wirst, sondern nur, dass Du Geduld haben und Dir nicht zu viel auf einmal vornehmen solltest.

Vielleicht ist es besser, Dich während der ersten vier Wochen der

Zuckerentwöhnung überhaupt nicht zu wiegen. Ich bin generell kein großer Fan von Waagen. Dein Körpergewicht kann von Tag zu Tag großen Schwankungen unterliegen. Sinnvoller ist es, Deine Umfänge zu messen oder anhand Deiner Kleider zu überprüfen, ob Du abgenommen hast. Aber auch das würde ich Dir in der ersten Zeit des Zuckerverzichts nicht empfehlen, weil – wie bereits erwähnt – die Gewichtsabnahme in den ersten Wochen oft langsamer von statten gehen kann, als wir uns das erhoffen.

Hab stattdessen Vertrauen. Dein Gewicht wird, sofern Du übergewichtig sein solltest, sehr wahrscheinlich ganz von alleine sinken, so ganz nebenbei, wenn Du lange genug bei meinen Ernährungsempfehlungen bleibst. Und falls Du trotzdem nicht abnimmst, bin ich gerne bereit, einen Blick auf Deine Ernährung zu werfen und Dir Tipps zu geben. Doch alles zu seiner Zeit. Jetzt geht es erst einmal um die Überwindung der Zuckersucht, das Abnehmen kann warten oder passiert nebenbei.

Mach Dir klar, egal in welcher Form Dein innerer Saboteur Dich verführen möchte, es bist nicht Du, der Zucker möchte, es ist lediglich ein bestimmter Anteil in Dir, nämlich Dein überstimuliertes Belohnungssystem. Das Belohnungssystem versucht uns sozusagen klarzumachen, dass Zucker und andere isolierte Kohlenhydrate lebensnotwendig für uns sind und wir ohne keinen Spaß und keine Freude mehr im Leben haben können. Bei der Zuckerentwöhnung geht es darum, dass Du als Gesamtpersönlichkeit über alle in Dir wohnenden Anteile wieder die Kontrolle gewinnst und Entscheidungen triffst, die für Dein körperliches, geistiges und seelisches Dasein gesund und förderlich sind.

Das Belohnungszentrum bedient sich allerlei Tricks, um Dich davon zu überzeugen, dass Du weiterhin Zucker essen sollst. Sobald Du jedoch weißt, dass all die verlockenden Stimmen in Deinem Kopf lediglich auf Deiner veränderten Biochemie basieren, die sich bis auf die Verstandes- und Gefühlsebene auswirkt, kannst Du dieses Spiel distanziert beobachten. Mit diesem neuen Verständnis für Deine Situation brauchst Du Dich nicht mehr länger mit Deinen Gelüsten zu identifizieren und kannst ab dann viel leichter „Nein" zu diesen Stimmen in Deinem Kopf sagen. Du kannst sie beobachten und wahrnehmen, brauchst ihnen aber nicht mehr zu folgen. Das bist nicht „Du", der da zu Dir spricht, es ist nur Dein innerer Saboteur. Schenke ihm nicht zu viel Macht über Dich, Du bist der Herr im Haus!

Streng genommen ist Dein innerer Saboteur noch nicht einmal eine Teilpersönlichkeit von Dir, sondern vielmehr ein Programm, das Deinem Belohnungssystem entspringt. Wie Du ja weißt, hat die Natur dieses Belohnungssystem geschaffen, um unser eigenes Überleben und das unserer Art zu sichern. Es belohnt deshalb alle Tätigkeiten, die in irgendeiner Form unser Überleben oder das Überleben unseres Nachwuchses oder Clans fördern, mit schönen Gefühlen. Essen gehört auch dazu, ganz besonders der Konsum von einfachen Kohlenhydraten und Zucker. Denn Zucker kann im Körper schnell in Energie umgewandelt werden, und die brauchen wir für unser Überleben.

Problematisch ist dabei jedoch, dass Zucker in natürlichen Nahrungsmitteln nicht isoliert und auch nicht in einer solchen Menge vorkommt, wie es in Süßigkeiten oder Teigwaren aus Auszugsmehl der Fall ist. In der Natur gibt es keine Lebensmittel, die so eine große und konzentrierte Menge an einfachen Kohlenhydraten enthalten. Deshalb ist unser Belohnungssystem, wie auch unser gesamter Stoffwechsel, dafür nicht ausgerichtet. Unser ganzer Körper ist geradezu überfordert mit großen Mengen an Zucker und unser Belohnungssystem wird dadurch vollkommen überreizt und überstimuliert. Es reagiert viel stärker als normalerweise auf diese unnatürlichen Reize und wir gewöhnen uns bei regelmäßigem Zuckerkonsum an die unnatürlich starke Ausschüttung von Glücksbotenstoffen. Das hat zur Folge, dass alles, was bei uns weniger starke Glücksgefühle auslöst, keine Befriedigung mehr verschafft und wir deshalb süchtig nach Zucker werden. Das Leben kommt uns trist, einseitig und im schlimmsten Fall sogar sinnlos vor, wenn wir keinen Zucker mehr essen.

Bei der Lust auf Süßes kämpfen wir also streng genommen gar nicht gegen einen Persönlichkeitsanteil in uns, sondern gegen einen Überlebenstrieb unseres manipulierten Belohnungssystems. Dieser Teil ist an sich also bloß ein lebloses, biologisches Programm, das die Natur ursprünglich dazu erschaffen hat, um unser Überleben zu sichern, und das nun leider durch das Junk Food von heute in die Irre geleitet wird. Und wer will sich schon von einem manipulierten Programm steuern lassen?!

Kapitel 10: Jetzt geht's in die Tiefe – Glaubensmuster und emotionale Verstrickungen auflösen

Gehörst Du zu denjenigen, denen der Zuckerentzug einfach nicht gelingen will? Schaffst Du es einfach nicht, die Zeit der Entwöhnung durchzuhalten, egal wie viele Anläufe Du auch nimmst? Von ein paar Wochen ohne Zucker kannst Du nur träumen? Du scheiterst meistens schon in den ersten Tagen? Dann mach Dir bitte keine Vorwürfe. Es kann sein, dass Du tiefer als andere in der Zuckerfalle gefangen bist und Du für dauerhaften Erfolg auch an Deinen Glaubensmustern und emotionalen Verstrickungen in Bezug auf die Zuckersucht arbeiten musst.

Ich spreche hier aus Erfahrung. Auch ich habe viele Jahre lang sehr tief in der Zuckerfalle gesteckt. Gefühlte 763 Zuckerentwöhnungsanläufe habe ich seit meinem 14. Lebensjahr hinter mich gebracht und kaum einen davon hielt ich lange durch. Immer wieder bin ich der Zuckerfalle auf den Leim gegangen. Zwischenzeitlich stand ich kurz davor, die Hoffnung aufzugeben und mich der Zuckersucht zu ergeben. Erst, als mir bewusst wurde, auf welchen Denkmustern mein Essverhalten basierte und welche emotionalen Gründe hinter meinen Gedanken und Absichten steckten, gelang es mir, meine Naschlust nach und nach immer besser in den Griff zu bekommen.

Auch heute gut zwanzig Jahre später würde ich längst nicht zu behaupten wagen, dass ich die Zuckersucht vollkommen überwunden hätte. Zwar brauche ich heute im Alltag keinen Zucker mehr und kann gelegentliche Ausnahmen ganz gut wegstecken, doch ich bin mir auch bewusst, dass aus einer Ausnahme ganz schnell ein Rückfall werden kann. Ganz besonders dann, wenn ich in emotional schwachen Momenten zu einem Schokoriegel greife und versuche, meine Stimmung durchs Essen anzuheben. Inzwischen kann ich allerdings gelassen damit umgehen, wenn mich die Zuckerfalle doch mal wieder erwischt. Mühelos und ganz ohne Entzugserscheinungen finde ich dann schnell wieder zu einer Ernährung zurück, die mir auf allen Ebenen gut tut und mit der ich mich rundum wohl fühle. Das ist mehr als ich vor einigen Jahren jemals zu träumen gewagt hätte. Die Arbeit an meinen Glaubensmustern und emotionalen Themen war dabei ein entscheidender Schritt in die richtige Richtung. Es ist also sehr gut möglich, dass dieses Kapitel Dir helfen kann, falls es Dir ähnlich schwer fällt, aus der Zuckerfalle zu entkommen.

1. Blockierende Glaubenssätze auflösen

Jeder von uns hat Glaubenssätze abgespeichert, die er entweder aus eigenen Erfahrungen gewonnen oder oft schon in frühster Kindheit von seinen Eltern oder anderen Erziehungspersonen übernommen hat. Alles, was wir erleben, wird durch diese Glaubensmuster gefiltert und dann in Gefühle und Gedanken umgesetzt. Wenn wir zum Beispiel davon überzeugt sind, dass Geld nur durch harte Arbeit zu erreichen ist, dann werden wir das Geld nicht auf der Straße finden – und wenn doch, wird es uns ein anderer vor der Nase wegschnappen. Oder anders ausgedrückt, wir haben einfach kein Glück, wenn es darum geht, auf einfache Weise an Geld zu kommen, doch meistens nur, weil wir aufgrund unserer Denkmuster in Bezug auf Geld unsere Chancen nicht erkennen und nicht nutzen. Unsere Glaubenssätze arbeiten also wie eine Art Filter durch die wir die Welt und das, was in ihr geschieht, wahrnehmen. Eine objektive Wahrnehmung kann es daher gar nicht geben. Das, was wir glauben, hat einen sehr großen Einfluss darauf, was wir wahrnehmen und auch darauf, wie wir uns entscheiden und verhalten. Unsere Glaubenssätze werden sozusagen zu unseren Lebensregeln und beeinflussen unser gesamtes Empfinden, Denken und Verhalten.

Das Problem dabei ist, dass Glaubenssätze ähnlich wie Computerprogramme funktionieren. Wenn sie sich erst einmal in die Nervenbahnen unseres Gehirns eingebrannt haben, sie sozusagen auf unserer Festplatte installiert sind, spulen sie sich immer wieder automatisch ab. Dieser Prozess läuft dabei so unbewusst ab, dass wir ihn kaum bemerken. Gedanken und Gefühle tauchen dann auf und wiederholen sich, ohne, dass uns das bewusst wäre. Das klingt vermutlich ein wenig unheimlich und verrückt, und genau das ist es auch. Viel gravierender ist allerdings, dass wir unsere Gedanken für wahr halten und nicht anders können als ihnen zu folgen. Dabei muss das, was wir denken und glauben oder wovon wir überzeugt sind, noch lange nicht wahr sein!

In Bezug auf Zucker haben wir viele solcher Gedankenmuster abgespeichert, die eigentlich nicht den Tatsachen entsprechen. „Süßes ist ein Genuss", „Einem Stück Kuchen kann ich nur schwer widerstehen", „Ein Leben ohne Süßes ist öde und langweilig", „Ein Stück Schokolade hat noch niemandem geschadet", „Der Mensch braucht Zucker", „Zucker ist Balsam für die Seele", „Ohne Süßigkeiten fehlt mir ein wichtiger Teil in meinem Leben", „Ich schaffe es nicht, der Zuckerfalle zu entkommen" – mit solchen und ähnlichen Glaubenssätzen rechtfertigen wir unsere Sucht und machen uns den Ausstieg unnötig schwer.

Solange wir Glaubenssätze dieser Art in Bezug auf Zucker mit uns herum tragen und diese auf der Ebene unseres Unterbewusstseins ablaufen und ihre Wirkung entfalten, haben wir keine andere Chance, als uns entsprechend zu verhalten. Aufgrund der neuronalen Straßenbahnen, die unsere Glaubensmuster in unserem Gehirn bilden, können wir nicht anders, als ihnen zu folgen. Glücklicherweise kann unser Gehirn umlernen und wir können alte Glaubensmuster löschen und durch neue ersetzen. Diese Fähigkeit unseres Gehirns bezeichnen Wissenschaftler als Neuroplastizität. Indem wir alte Glaubenssätze aufdecken, sie als veraltet und als nicht mehr hilfreich entlarven und durch neue Glaubenssätze ersetzen, bilden sich in unserem Gehirn neue Vernetzungen, die neues Denken, Fühlen und Handeln möglich machen.

Du kannst Dir das in etwa so vorstellen: Je öfter wir einen Gedanken denken, desto besser wird die entsprechende Straße im Gehirn ausgebaut, und je seltener wir eine bestimmte gedankliche Tätigkeit ausüben, desto weniger vernetzt sind die dafür zuständigen Nervenbahnen im Gehirn. Durch die Arbeit an Deinen Glaubenssätzen hilfst Du Deinem Gehirn also dabei, neue Wege auszubauen, die Dich dabei unterstützen, alte Verhaltensmuster zu durchbrechen. Die Arbeit an der Zuckersucht beginnt hier sozusagen im Gehirn.

Dabei gehen wir wie folgt vor:

→ Zunächst machen wir uns die einschränkenden Glaubenssätze be wusst

→ Dann überprüfen wir die alten Glaubenssätze auf ihren Wahrheits gehalt und entlarven sie sozusagen als unwahr bzw. unpassend für unsere heutige Situation.

→ Daraufhin entwickeln wir neue, förderliche Glaubenssätze,

→ die wir in einem letzten Schritt verfestigen, also in unserem Gehirn verankern, so dass sie zu unseren neuen Wahrnehmungsfiltern wer den, die unser Leben auf eine förderlichere Weise beeinflussen.

a) Mache Dir Deine einschränkenden Glaubenssätze bewusst

Zunächst solltest Du Deine bisherigen einschränkenden Glaubenssätze aufspüren. Nimm Dir dazu ein paar Minuten und denke über Deine abgespeicherten Glaubenssätze in Bezug auf Zucker nach. Notiere sie am besten auf einem Blatt Papier.

Typische Glaubenssätze von Zuckersüchtigen sind:

- Zucker macht mich glücklich.
- Süßes ist ein Genuss.
- Ich brauche Zucker.
- Ohne Zucker fehlt mir etwas im Leben.
- Der Mensch braucht Zucker.
- Ich bin zuckersüchtig.
- Ein bisschen Zucker hat noch niemandem geschadet.
- Die Menge macht das Gift.
- Ich kann nicht ohne Zucker.
- Ich schaffe den Ausstieg einfach nicht.

b) Entlarve Deine alten Glaubenssätze

Wenn Du Deine Glaubensmuster gefunden hast, geht es jetzt daran, sie zu entlarven. Dabei geht es darum, sie auf ihren Wahrheitsgehalt hin zu überprüfen und zu erkennen, dass sie einfach nicht stimmen. Vielleicht haben sie Dir in der Vergangenheit geholfen, mit schwierigen Situationen besser zurecht zu kommen oder sie fühlten sich früher stimmig an, doch es ist wichtig, zu erkennen, dass sie für Dein jetziges Ich und Deine heutige Situation einfach nicht mehr passen. Dazu gibt es zwei sehr hilfreiche Methoden. Einmal das Umwandeln der Glaubenssätze in ihr Gegenteil und zum anderen die Paradoxie hinter ihnen aufzudecken. Gleich wirst Du verstehen, was damit gemeint ist.

→ Formuliere das Gegenteil Deiner Glaubenssätze

Es klingt zunächst überraschend, doch sehr häufig sind auch die Umkehrungen unserer Glaubenssätze wahr. Wenn Du also abgespeichert hast, dass Süßes zu essen Genuss bereitet und gut tut, überlege Dir, ob das wirklich stimmt. Ist es nicht auch so, dass Du maximal die ersten Bissen genießt und dann anschließend ein Stück nach dem anderen gedankenlos herunterschlingst, nur damit die Packung leer ist? Isst Du nicht manchmal auch Dinge, die Dir eigentlich gar nicht so gut schmecken, einfach, weil gerade nichts besseres da ist oder sich die Gelegenheit bietet? Fühlst Dich danach wirklich wohl und gut? Ist es nicht auch so, dass Dich hinterher ein schlechtes Gewissen plagt und Dein Körper sich alles andere als gut anfühlt? Deine Glaubenssätze auf diese Weise zu entlarven, kann Dir dabei helfen, die alten Denkstrukturen in Deinem Gehirn zu durchbrechen.

Überlege Dir also, ob Deine Glaubenssätze wirklich stimmen, oder, was oft der Fall ist, nicht auch das Gegenteil davon zutrifft.

- Aus „Süßes zu essen bereitet mir Genuss und tut mir gut." wird so vielleicht ein „Dieses Hochgefühl hält meist nur für einen kurzen Moment an und hat seinen Preis. Hinterher fühle ich mich schlecht und mache mir Vorwürfe. Diese Ohnmacht und Hilflosigkeit will ich endlich durchbrechen."

- Und ein „Ich esse Süßes, weil es mir schmeckt." lässt sich umwandeln in „Süßes schmeckt mir zwar tatsächlich, aber meist genieße ich nur die ersten paar Bissen. Anschließend esse ich weiter, weil ich weiter essen muss. Süßes zu essen ist zu einer Art Zwang geworden. Manchmal esse ich sogar Dinge, die mir gar nicht so gut schmecken, nur um meinen Naschdrang zu befriedigen. Das ist kein Genuss, das ist Sucht!"

- Ein „Ohne Süßigkeiten fehlt mir ein wichtiger Teil in meinem Leben" könnte auch bedeuten, „Süßes zu essen hat mir tatsächlich geholfen, die Leere in manchen Aspekten meines Lebens nicht fühlen zu müssen. Jetzt ist es allerdings an der Zeit, mich diesem Gefühl zu stellen und zu schauen, wie ich wieder mehr Sinn und Abwechslung in mein Leben integrieren kann – und zwar fernab von Essen."

- „Ein Stück Schokolade hat noch niemandem geschadet", das mag sein, „aber ich weiß, dass es bei mir nicht bei dem einen Stück bleibt. Ehe ich mich versehe, habe ich die ganze Tafel aufgegessen. Danach fühle ich mich schlecht und mich plagt ein schlechtes Gewissen. Besser fange ich gar nicht erst an zu naschen."

- Hinter einem „Ich bin zuckersüchtig und schaffe den Ausstieg aus der Zuckerfalle sowieso nicht" versteckt sich vielleicht ein „Sicher habe ich ein anderes Verhältnis zu Süßem als die meisten anderen und sicher reagiere ich stärker auf Zucker als andere. Trotzdem verstecke ich mich gerne hinter dem Begriff der Zuckersucht, nur, damit ich die Verantwortung für mein Essverhalten verleugnen kann. Dabei gibt es so viele Menschen, denen es ähnlich geht wie mir und die ihre Naschlust dennoch in den Griff bekommen haben. Ich bin der Zuckerfalle also nicht hoffnungslos ausgeliefert. Auch ich werde den Ausstieg schaffen!"

→ Decke die Paradoxie hinter Deinen Glaubenssätzen auf

Solange wir unsere Glaubenssätze nicht hinterfragen, halten wir sie für wahr und unser Geist muss sich nach ihnen richten. Dabei sind sie oft paradox. Wir glauben, wir brauchen Süßes, um uns besser zu fühlen, wissen aber andererseits, dass es eigentlich unsinnig ist, Süßigkeiten zu naschen, um unsere emotionale Stimmung zu beeinflussen. Um die Paradoxie unserer Glaubenssätze aufzudecken, kann das Fragen nach ihrem Nutzen hilfreich sein. Dadurch erkennen wir, dass unsere momentanen neuronalen Verkettungen (Denkmuster) unlogisch und damit überholt sind. Es fällt unserem Gehirn dann viel leichter, die alten Glaubenssätze abzulegen und durch neue zu ersetzen.

Frage Dich also einmal, was der Vorteil davon ist, dass Du entsprechend denkst. Welchen Nutzen ziehst Du daraus, dass Du glaubst, ohne Süßes nicht leben zu können oder zuckersüchtig zu sein. Stelle Dir diese Frage dann wieder und wieder, bis Du am Ende der Fahnenstange angekommen bist. Zugegeben, es fällt erst mal schwer zu erkennen, dass blockierende Glaubenssätze auch einen Nutzen haben sollen, und die Übungsanleitung hat schon so manches Fragezeichen hervorgerufen. Zum besseren Verständnis daher ein paar Beispiele.

Beispiel 1:
Nehmen wir an, Du hast den Glaubenssatz: „Ohne Süßes kann ich nicht leben." verinnerlicht. Frage Dich, welchen Nutzen Dir dieser Glaube bringt. Vermutlich betrachtest Du Süßes als einen guten Freund, der immer verfügbar ist, wenn man ihn braucht. Sobald Du Dich schlecht fühlst, steckst Du Dir einfach ein Stück Schokolade in den Mund und es geht Dir besser. Wirklich eine einfache und vor allem bequeme Strategie, Deine Stimmung anzuheben. Du benutzt Süßes dann als Mittel, um Dich besser zu fühlen – das ist also der Nutzen dahinter.

Der innere Dialog dazu könnte wie folgt aussehen:
> F: Was macht Süßes so überlebenswichtig?
> A: Es ist überall verfügbar.
> F: Was bringt es, dass es überall verfügbar ist?
> A: Ich kann es immer essen und mich auf es verlassen.
> F: Was bringt es Dir, Süßes zu essen?
> A: Ich fühle mich danach besser.
> F: Was nutzt es Dir, Dich besser zu fühlen?
> A: Ich brauche die negativen Emotionen in mir nicht zu spüren.
> F: Was ist der Vorteil davon, die negativen Emotionen nicht spüren zu müssen?
> A: Ich komme mir besser vor und habe mehr Energie.

Um die Paradoxie Deines alten Glaubensmusters aufzudecken, mach jetzt die Rückkopplung, gehe die Sätze wie folgt in umgekehrter Richtung wieder durch:

> Damit ich mich besser fühle und mehr Energie habe, darf ich negative Emotionen nicht spüren. Um negative Emotionen nicht zu spüren, brauche ich etwas, das mir hilft, mich besser zu fühlen. Um mich besser zu fühlen, muss ich Süßes essen, das überall verfügbar ist.

Verkürze jetzt Deine Schlussfolgerung, indem Du den zuletzt heraus gearbeiteten Nutzen nimmst und in einem Kausalzusammenhang mit Deinem Glaubenssatz bringst. In diesem Beispiel lautet die verkürzte Schlussfolgerung:

> Damit ich mich besser fühle und mehr Energie habe, muss ich Süßes essen, das überall verfügbar ist.

Ist das wirklich wahr? Würdest Du diese Erkenntnis einem Kind als Lebensweisheit mit auf den Weg geben?

Beispiel 2:

Nehmen wir nun den Glaubenssatz „Ich bin zuckersüchtig". Dieser Glaubenssatz ist besonders tückisch. Denn solange wir davon überzeugt sind, zuckersüchtig zu sein, können wir der Zuckerfalle nicht entkommen. Es ist also an der Zeit, diesen Glauben zu verabschieden. Fragen wir uns, welchen Nutzen uns dieser Glauben bringen könnte. Kann es sein, dass wir unsere Sucht als Ausrede dafür benutzen, die Verantwortung für unser Verhalten zu übernehmen? Oder, dass unsere Sucht uns davor bewahrt, die Leere bzw. Sinnlosigkeit in unserem Leben zu spüren? Durch die Sucht haben wir ein Thema, auf das wir unsere Aufmerksamkeit und unsere Energie richten können. Fürchten wir uns vielleicht vor den Themen, die an die Oberfläche kommen könnten, wenn wir die Zuckersucht hinter uns ließen?

Der innere Dialog dazu könnte zum Beispiel so aussehen:

> F: Was ist der Vorteil davon zuckersüchtig zu sein?
>
> A: Wenn ich zuckersüchtig bin, habe ich eine Ausrede. *(Wozu ist hier zunächst egal, die Antworten müssen nicht in sich logisch sein. Es geht einfach darum, aus dem Bauch heraus zu antworten und weiter und weiter nach dem Nut-*

zen zu fragen, bis Du das Gefühl hast, am Ende der Fahnenstange angekommen zu sein.)

F: Was ist der Nutzen davon?

A: Wenn ich eine Ausrede habe, bin ich nicht verantwortlich.

F: Was ist das Positive daran, nicht verantwortlich zu sein?

A: Wenn ich nicht verantwortlich bin, bin ich nicht schuld.

F: Was ist der Vorteil daran, nicht schuld zu sein?

A: Wenn ich keine Schuld habe, brauche ich keine Angst zu haben, abgelehnt zu werden.

F: Was ist der Nutzen davon, nicht abgelehnt zu werden?

A: Wenn ich nicht abgelehnt werde, werde ich gemocht.

F: Was ist das Positive daran, gemocht zu werden.

A: Ich fühle mich geliebt.

Rückkopplung:

> Um mich geliebt zu fühlen, muss ich gemocht werden. Damit ich gemocht werde, darf ich nicht abgelehnt werden. Um nicht abgelehnt zu werden, darf ich nicht schuldig sein. Damit ich nicht schuldig bin, darf ich keine Verantwortung haben. Damit ich nicht verantwortlich bin, muss ich eine Ausrede haben. Um eine Ausrede zu haben, bin ich zuckersüchtig.
>
> Kurzform: Um mich geliebt zu fühlen, muss ich zuckersüchtig sein.

Krass, oder? Frage Dich wieder, ob so ein Glaubenssatz wahr sein kann und ob Du ihn einem Kind als Lebensweisheit mit auf den Weg geben würdest.

Beispiel 3:

Der Dialog könnte mit dem gleichen Glaubenssatz „Ich bin zuckersüchtig" aber auch ganz anders aussehen, zum Beispiel so:

F: Was ist der Vorteil davon, zuckersüchtig zu sein?

A: Wenn ich zuckersüchtig bin, bin ich abhängig und unfrei.

F: Was ist das Positive daran, abhängig und unfrei zu sein?

A: Ich bin gebunden und habe etwas, an dem ich mich festhalten kann.

F: Was ist der Nutzen davon, Dich an etwas festhalten zu können?
A: Ich fühle mich stabiler und sicherer.
F: Was ist der Nutzen davon, sich stabiler und sicherer zu fühlen?
A: Ich fühle mich gut und brauche keine Angst zu haben.

Rückkopplung:

Um mich gut zu fühlen und keine Angst zu haben, muss ich mich stabil und sicher fühlen. Um mich stabil und sicher zu fühlen, brauche ich etwas, an dem ich mich festhalten kann. Um etwas zu haben, an dem ich mich festhalten kann, muss ich abhängig und unfrei sein. Um unfrei zu sein, muss ich zuckersüchtig sein.

Kurzform: Um mich gut zu fühlen und keine Angst zu haben, muss ich zuckersüchtig sein.

Ist das wirklich so? Ist dieser Glaubenssatz wirklich wahr? Würdest Du ihn einem Kind als Lebensweisheit mit auf den Weg geben?

Diese Übung kannst Du mit nahezu allen Glaubenssätzen durchführen. Sie führt fast immer zu eindrucksvollen Verknüpfungen, die eigentlich absurd sind. Es ist wirklich irre, was dabei so herauskommen kann. Durch diese Übung lässt sich der Ursprung unserer Muster relativ leicht aufdecken. Sobald uns diese neuronalen Verknüpfungen bewusst werden und wir die darin unwahren Glaubensmuster erkennen, können sie sich allmählich auflösen. Wichtig ist dazu allerdings, dass Du die Übung auch wirklich mit Deinen eigenen Beispielen machst. Es lohnt sich!

c) Finde neue, förderliche Glaubenssätze

Wenn Du nun also erkannt hast, dass Deine bisherigen Glaubenssätze nicht zwangsläufig wahr und vielleicht sogar absurd sind, folgt nun der Schritt, neue Glaubenssätze zu finden, die besser zu Deiner jetzigen Wahrheit passen und Dich beim Ausstieg aus der Zuckersucht unterstützen. Dabei solltest Du Deine neuen Glaubenssätze frei und positiv formulieren. Nicht, weil unser Unbewusstes keine Verneinungen verstehen könnte, sondern, weil Verneinungen oft ein Gefühl von Abneigung hervorrufen. Entscheidend ist nämlich, dass sich Dein neuer Glaubenssatz rundum gut anfühlt und Du beim Gedanken daran in eine positive Stimmung versetzt wirst. Verneinungen können dabei hinderlich sein. Formuliere statt „Ich bin nicht zuckersüchtig" besser etwas wie „Ich bin frei von Zucker." oder „Ich kann frei entscheiden, ob ich Süßes esse."

Anbei ein paar Beispiele:

Alter Glaubenssatz	Neuer Glaubenssatz
Ich habe keine Kontrolle.	Ich habe die Wahl und treffe gute Entscheidungen.
Ich bin zuckersüchtig.	Ich bin frei./Ich befreie mich.
Ich schaffe das nicht.	Ich bin stark und erzeuge meine eigene Realität.
Süßes ist ein Genuss.	Süßes ist schädlich für meinen Körper.
Ein Stück Schokolade hat noch niemandem geschadet.	Für eine bestimmte Zeit esse ich gar keine Schokolade, um meinen Körper wieder ins Gleichgewicht zu bringen, anschließend kann ich wieder frei entscheiden, ob ich Süßes esse.
Ich brauche Zucker und kann nicht ohne.	Ich achte auf die Bedürfnisse meines Körpers und gebe ihm das, was er wirklich braucht. Ich meide Dinge, die meinem Körper schaden.
Ich muss immer alles aufessen.	Ich liebe und achte meinen Körper und finde das richtige Maß beim Essen.
Ich habe Lust auf ein Stück Kuchen.	Für eine Weile richte ich mich nach den Ernährungsempfehlungen für Zuckersüchtige anstatt auf meine Gelüste zu achten.

d) Festige Deine neuen Glaubenssätze

Wenn Du passende Formulierungen gefunden hast, die Du gerne als neue Glaubenssätze abspeichern möchtest, musst Du nur noch Dein Gehirn dazu bringen, umzulernen. Das geht zum Beispiel durch Wiederholungen. Indem

Du Deine gefundenen Formulierungen oft genug wiederholst, verändern sich die Bahnen in Deinem Gehirn und es entstehen neue Glaubenssätze, die Dir beim Ausstieg aus der Zuckersucht helfen. Dazu müsstest Du die neuen Sätze jedoch sehr oft wiederholen und es würde ziemlich lange dauern, bis sie fest in Deinem Gehirn verankert wären und Du Dich automatisch an ihnen orientieren würdest. Eine Abkürzung bietet hier die Methode des Klopfens, die wir bereits in dem Kapitel über den Umgang mit akuten Gelüsten angesprochen haben. An dieser Stelle möchte ich Dir gerne eine etwas abgewandelte Form der Klopftechnik vorstellen, wie sie auch Dr. Dietrich Klinghardt und Amelie Schmeer-Maurer in ihrem Buch „MentalFeldTechniken – ganz praktisch" zur kraftvollen Verankerung von Glaubenssätzen empfehlen.

Such Dir dazu eine Deiner neuen Formulierungen aus und sprich sie laut aus, während Du gleichzeitig im Wechsel mit der Faust der einen Hand auf die Innenfläche der anderen Hand klopfst und zwar klopfst Du im Walzertakt (Dreivierteltakt: 1, 2, 3 – 1, 2 ,3 – 1, 2, 3 usw.). Du klopfst also drei Schläge links, drei Schläge rechts. Durch diesen Wechsel wird das Gehirn besonders lernfähig. Wiederhole das für ein bis zwei Minuten mehrmals am Tag. Dadurch lernt Dein Gehirn besonders schnell um. Das Klopfen und Aussprechen der Sätze beschleunigt die Neubildung und Neuvernetzung von Nervenzellen im Hirn und alte Muster können schneller durch neue ersetzt werden. Du führst Dein Gehirn damit also auf neue Bahnen, die es Dir ermöglichen, anders zu denken und zu fühlen und dadurch schließlich auch anders zu handeln.

Noch einmal im Überblick

Mentalarbeit bedeutet:

- Mache Dir Deine einschränkenden Glaubenssätze bewusst.
- Entlarve Deine alten Glaubenssätze.
- Finde neue, förderliche Glaubenssätze.
- Festige Deine neuen Glaubenssätze.

2. Emotionale Verstrickungen auflösen

Je nachdem, wie tief Du in der Zuckerfalle gefangen bist, kann es sein, dass Du für einen dauerhaften Erfolg auch an den emotionalen Verstrickungen in Bezug auf Dein Essverhalten arbeiten musst. Vor allem dann, wenn Du es gewohnt bist, Dein emotionales Wohlbefinden durchs Naschen zu beeinflussen, Essen also zu einer Art Ersatzstrategie geworden ist, um Dein emotionales Gleichgewicht herzustellen oder aufrecht zu erhalten, kann das folgende Kapitel sehr hilfreich für Dich sein. Denn im Falle einer emotionalen Verstrickung hinterlässt der Zuckerentzug ein großes Loch. Auf einmal kannst Du Deine inneren Wunden nicht mehr länger mit Schokolade und anderen Süßigkeiten zukleben, sondern wirst schonungslos mit all den unangenehmen Gefühlen konfrontiert, die Du sonst so gerne einfach „weggenascht" hast. Um in emotional schwierigen Momenten nicht schwach zu werden, erfordert es ein gewisses Know-How, das ich Dir gerne mit auf den Weg geben möchte.

Durch den Zuckerentzug erhältst Du dabei sozusagen die Chance, an Dir selbst zu arbeiten. Denn hinter jeder Sucht stecken ganz bestimmte Gründe und Ursachen. Wenn Du verstehst, nach was Du Dich eigentlich sehnst und schließlich erkennst, dass Essen Dir dabei nicht wirklich helfen kann, kannst Du neue Strategien entwickeln, um den Hunger Deiner Seele auf eine umfassende und sinnvolle Weise zu stillen. Erst dann wird es möglich sein, dass Du Essen nicht länger als Ersatzbefriedigung für Dein emotionales Wohlbefinden zweckentfremden musst.

Um die emotionalen Verstrickungen hinter Deiner Zuckersucht aufzudecken, empfehle ich Dir die folgenden fünf Schritte durchzugehen:

> → Lerne echten Hunger von emotionalem Hunger zu unterscheiden. (Körperhunger/Seelenhunger)
> → Entlarve die wahren Hintergründe Deiner Essenslust.
> → Nimm Deine Gefühle an.
> → Überlege Dir alternative Strategien im Umgang mit Deinen Bedürfnissen
> → Führe ein einfühlsames Gespräch mit Deinem inneren Saboteur.

a) Lerne echten Hunger von emotionalem Hunger zu unterscheiden

Du kennst das sicherlich: Eigentlich hast Du Dir vorgenommen, nichts Süßes zu essen, doch sobald es auf der Arbeit etwas stressiger zugeht, Du Dich nach einer Auseinandersetzung mit Deinem Partner traurig fühlst oder Dich die Unordnung der Kinder mal wieder nervt, hast Du das Gefühl, es ohne etwas zu naschen nicht länger auszuhalten. An sich ist das ganz natürlich. Schließlich hat die Natur es so eingerichtet, dass die Nahrungsaufnahme als überlebenswichtiger Vorgang Genuss und Freude bereitet. Bereits wenn wir als Baby gestillt oder gefüttert werden, bedeutet das nicht nur physische Nahrung für unseren Körper, sondern auch immer eine Portion Fürsorge und Zuwendung. Essen hat also nicht nur den Zweck, unseren Magen zu füllen, sondern kann auch unser psychisches Wohlbefinden beeinflussen.

Problematisch wird das allerdings, wenn wir Essen als eine Art Hauptstrategie einsetzen, um unsere Gefühlswelt zu regulieren und nicht gelernt haben, mit unangenehmen Gefühlen angemessen umzugehen. Dann kann jeder Anlass, der uns aus dem emotionalen Gleichgewicht bringt, unsere Zuckersucht triggern und das Verlangen nach etwas Essbarem auslösen. So geraten wir schnell in einen Kreislauf, bei dem wir die Kontrolle über unser Essverhalten verlieren. Denn Essen kann uns zwar kurzfristig satt und zufrieden machen, ist aber nicht in der Lage, unser emotionales Wohlbefinden langfristig zu stabilisieren. Traurigkeit lässt sich nun mal nicht durch eine Tafel Schokolade auflösen und Frust nicht durch eine Tüte Chips abbauen – so funktioniert das einfach nicht. Um an diese emotionalen Verstrickungen heranzukommen, kann es sehr hilfreich sein, zwischen echtem Hunger und emotionalem Hunger zu unterscheiden.

Am besten legst Du Dir dazu ein Ernährungstagebuch an und beobachtest Dein Essverhalten eine Woche lang ganz genau. Vor jedem Essen fragst Du Dich, wieso Du jetzt essen möchtest. „Habe ich wirklich Hunger oder will ich mich durchs Essen einfach nur besser fühlen? Und wenn ja, wie fühle ich mich vor dem Essen und wie würde ich mich gerne fühlen?"

Damit Du echten körperlichen Hunger besser von dem Hunger Deiner Seele abgrenzen kannst, anbei ein paar Kriterien, wie Du sie voneinander unterscheiden kannst:

→ Wie tritt der Hunger in Erscheinung?

Körperlicher Hunger stellt sich im Vergleich zum Hunger Deiner Seele eher langsam ein. Anfänglich macht er sich nur sanft bemerkbar, bis Du schließlich ein richtiges Grummeln oder Ziehen im Bauch verspürst. Emotionaler Hunger dagegen taucht plötzlich auf. Selbst, wenn Du erst kurz vorher etwas gegessen hast, scheint Dein Körper erneut nach Nahrung zu verlangen. Dein Verstand wird vielleicht einwenden, dass es doch gar nicht sein kann, dass Du schon wieder Hunger hast und dennoch lässt das Verlangen nach Nahrung einfach nicht nach.

→ Womit gibt sich der Hunger zufrieden?

Wer wirklich Hunger hat, begnügt sich mit vielem. Natürlich hat jeder von uns seine ganz bestimmten Vorlieben, sind diese aber nicht verfügbar, gibt man sich auch mit anderen Dingen zufrieden. Schließlich geht es bei echtem Hunger in erster Linie ja darum, satt zu werden. Ganz anders dagegen, wenn Du emotional hungrig bist. Hier weißt Du oft sehr genau, nach welcher Speise Du verlangst. Wenn also der sehnsüchtige Wunsch nach einem Stück Kuchen, einem Schokoriegel oder sonst einem Produkt auftaucht und sich dieser „Hunger" durch andere Dinge nicht besänftigen lassen will, hast Du es sehr wahrscheinlich mit psychischem Hunger zu tun. Selbst, wenn Du versuchst, dieses Verlangen mit anderen Lebensmitteln zu stillen, bleibt es bestehen – und zwar solange, bis es bekommen hat, was es wollte.

→ Das Gefühl danach

Wenn Du echten Hunger mit der richtigen Nahrung stillst, fühlst Du Dich anschließend satt und zufrieden. Die Nahrungsaufnahme war ja schließlich notwendig. Isst Du dagegen, um Deine emotionalen Bedürfnisse zu befriedigen, leidest Du hinterher vermutlich an einem schlechten Gewissen und machst Dir Vorwürfe. Das wirkt sich dann natürlich auch auf Deine Stimmung aus und Du fühlst Dich alles andere als glücklich und zufrieden.

→ Sonstige Besonderheiten

Stillst Du Dein körperliches Bedürfnis nach Nahrung, fällt es in der Regel nicht allzu schwer, zu merken, wann es genug ist. Sobald der Bauch voll ist, meldet sich das Sättigungsgefühl und Du kannst die Gabel aus der Hand legen, egal, ob noch etwas auf dem Teller liegt. Emotionaler Hunger hingegen hat uns im Griff. Er bringt uns dazu, spät abends nochmal zur Tankstelle zu fahren, um eine ganz spezielle Sorte Schokolade, Kekse, Gummibären oder Chips zu besorgen, und das, obwohl die Vorratsschränke zu Hause mit vielen anderen Dingen gefüllt sind. Bei emotional gesteuertem Essen werden aufkommende Sättigungsgefühle überhört oder überhaupt nicht wahrgenommen. Erst, wenn alles aufgegessen ist oder der Bauch vom Überessen schmerzt, können wir aufhören. Das ist typisch für emotional gesteuerten Hunger.

Physischer (echter) Hunger = Hunger des Körpers

- beginnt langsam
- gibt sich mit vielem zufrieden
- löst nach dem Essen Wohlgefühle aus
- haben wir unter Kontrolle

Psychischer (emotionaler) Hunger hingegen = Hunger der Seele

- beginnt abrupt
- hält sich an keine Regeln
- weiß genau, was er möchte
- führt häufig zu schlechtem Gewissen und Selbstvorwürfen
- hat uns unter Kontrolle

b) Entlarve die emotionalen Themen hinter Deinem Essverhalten

Wenn Du jetzt also erkennst, dass Dich Deine Emotionen zum Essen verleiten, liegt der nächste Schritt darin, herauszufinden, welche Bedürfnisse genau dahinter stecken. Emotional gesteuerter Hunger kann viele Gründe haben. Bei dem einen ist es hauptsächlich Langeweile oder die Sehnsucht nach Abwechslung, bei einem anderen hilft Essen über das Gefühl von Einsamkeit und Traurigkeit hinweg. Und manchmal dient die Nahrungsaufnahme auch als Ausgleich für den alltäglichen Frust oder, um sich nach einem stressreichen Tag zu belohnen und zu entspannen.

→ Die verschiedenen Typen von Emotionsessern

Um Dir die Sache zu erleichtern, habe ich die meiner Erfahrung nach häufigsten Gründe für emotionales Essen in Form von bestimmten Typ-Merkmalen zusammengefasst. Die Aufzählung ist dabei sicher nicht vollständig. Fühle Dich also frei, die Liste zu ergänzen und Deinen eigenen Typus zu kreieren. Sehr häufig kommt es vor, dass wir gleichzeitig Anteile von mehreren Typen in uns tragen.

(1) Der Frustesser

Vielleicht bist Du ein typischer Frustesser, der Essen dazu benutzt, Gefühle wie Wut, Ärger, Schuldgefühle oder Ängste zu unterdrücken. Diese Gefühle sind nicht nur unangenehm, sondern in unserer Gesellschaft auch nicht gerne gesehen. Stattdessen wird erwartet, dass wir unserer gesellschaftlichen Rolle entsprechend „funktionieren" und dabei auch noch möglichst freundlich und zuvorkommend sind. Für einen angemessenen und authentischen Ausdruck unseres Frustes und unserer Sorgen bleibt da nur wenig Raum. Kein Wunder also, dass viele von uns nicht gelernt haben, mit solchen Gefühlen richtig umzugehen. Damit wir sie erst gar nicht spüren müssen, übertünchen wir sie dann lieber mit einer großen Portion unserer Lieblingsnahrung.

(2) Der Geborgenheitsesser

Oder isst Du vielmehr, weil Du Dich nach Verständnis, Annahme und Geborgenheit sehnst? Wenn wir uns traurig, niedergeschlagen oder einsam fühlen, dienen süße oder fettige Kalorienbomben als Ersatz für zwischenmenschlichen Kontakt. Zucker, Weißmehl, Frittiertes, aber auch tierisches Eiweiß triggern das Belohnungssystem und steigern die Ausschüttung von Glücksgefühlen und geben uns sozusagen eine innere Umarmung.

(3) Der Stressesser

Auch Stress kann die Zuckerlust triggern. Heutzutage sind die Terminkalender voll und ständig gibt es etwas Wichtiges zu erledigen. Für Erholung und Entspannung bleibt da nicht viel Raum. Alles muss produktiv sein und schneller gehen. Eine Pause einlegen und Luft schnappen, scheint in unserer Leistungsgesellschaft nicht gerne gesehen. Um diesem Dauerstress gerecht zu werden, greifen wir zu Aufputschern wie Kaffee, Nikotin oder schnell verfügbaren Kohlenhydraten in Form von Weißmehl und Zucker. Hauptsache es geht schnell und liefert einen Energieschub. Leere Kalorienbomben sind hier am wirkungsvollsten.

Am Abend sind wir dann so aufgedreht, dass es uns schwer fällt, runterzukommen und zu entspannen. Eine reichhaltige Mahlzeit kann hier hilfreich sein. Durch einen vollen Magen fließt das Blut, das wir tagsüber für unsere Denkvorgänge gebraucht haben, aus unserem Kopf in unseren Verdauungstrakt, wodurch wir geistig träge und müde werden, und es uns dadurch besser gelingt, das Gedankenkarussell abzustellen. Zudem kommt es häufig vor, dass wir Essen als eine Art Seelennahrung zweckentfremden, um mit dem alltäglichen Stress besser zurechtzukommen und sozusagen als Belohnung brauchen zum Ausgleich für die Strapazen des Alltages.

(4) Der Bequemlichkeitsesser

Es kann auch sein, dass Du isst, um das Bedürfnis Deines Körpers nach Bewegung nicht fühlen zu müssen. Der Mensch ist ein Bewegungstier und nicht dafür geschaffen, einen Großteil seiner Wachzeit sitzend oder stehend zu verbringen. Nach einem anstrengenden Arbeitstag im Büro, an der Kasse oder etlichen Stunden vor dem Bildschirm sollten wir zum Ausgleich für genügend Bewegung sorgen. Oft fehlt uns aber die Energie, um dann noch einen längeren Spaziergang zu machen, ins Fitnessstudio zu gehen oder zu Hause ein wenig Sport zu treiben.

Statt unseren über den Tag hin angestauten Bewegungsmangel durch körperliche Aktivität abzubauen, sorgen wir dann ganz einfach auf eine andere Art und Weise für unser emotionales Gleichgewicht und greifen zu den Verführungen der Lebensmittelindustrie. Mit einem vollen Magen lässt sich auch das letzte Fünkchen Bewegungslust und Aktivität überdecken. Jetzt können wir endlich unseren wohl verdienten Feierabend genießen und es uns auf der Couch bequem und gemütlich machen.

(5) Der Ablenkungsesser

Oder benutzt Du Essen, um Dich von Langeweile und Eintönigkeit abzulenken, sozusagen als Zeitvertreib? Um Dir Wartezeiten zu verkürzen, langweilige Tätigkeiten zu versüßen oder vielleicht sogar, um die innere Leere und Sinnlosigkeit in Deinem Leben nicht so arg zu spüren? Es ist doch viel bequemer, noch ein zweites Stück Kuchen, eine große Portion Pommes oder eine Tüte Schokobons zu essen, als sich mit tiefgründigen Fragen nach dem Sinn des Lebens zu beschäftigen und für mehr Abwechslung und Abenteuer im Alltag zu sorgen.

(6) Der Unsicherheitsesser

Möglich auch, dass Du im Essen mehr Standhaftigkeit und Erdung suchst. In der heutigen Zeit ist vieles ungewiss. Der Job steht auf der Kippe, Partnerschaften halten selten für den Rest des Lebens und auch auf Rente und Versicherungen ist kein Verlass mehr. Überall wird gekürzt und der kleine Bürger durch Preiserhöhungen stranguliert. Da liegt es auf der Hand, Zuflucht, Halt und Stabilität in einem ständig verfügbaren Begleiter wie dem Essen zu suchen.

(7) Der Euphorieesser

Es mag sich vielleicht seltsam anhören, doch ich habe die Erfahrung gemacht, dass viele von uns auch dann die Kontrolle über ihr Essverhalten abgeben, wenn sie von starken Glücksgefühlen übermannt werden. Ein geschäftliches Projekt ist geglückt, eine wichtige Prüfung bestanden oder man hat einen Sechser im Lotto erzielt. Wenn überschäumende Gefühle auftauchen, kann Nahrung einen wieder auf den Teppich bringen oder als Belohnung für das geglückte Projekt dienen.

→ **Das verrät Dir Deine Lieblingsspeise**
Jetzt hast Du sicher einen ersten Eindruck, welche Emotionen typischerweise hinter Deinem Essverhalten stecken können. Ein Blick auf Deine Lieblingsspeisen kann Dir weitere vertiefende Erkenntnisse liefern.

(1) Die Lust auf Zartes, Cremiges, Schmelzendes
Gelüstet es Dich in emotional schwierigen Situationen nach etwas Süßem, Cremigen und Schmelzendem, dann sehnst Du Dich vermutlich nach warmen, beruhigenden und Trost spendenden Gefühlen. In Momenten, in denen Du unbedingt ein Softeis, einen Milchshake, einen Sahnepudding oder auch Milchschokolade brauchst, also etwas, das Du auf der Zunge zergehen lassen und ohne viel zu kauen herunterschlucken kannst, fühlst Du Dich vermutlich ängstlich, unsicher, gestresst, besorgt, einsam oder traurig.

Liebeskummer und zwischenmenschliche Probleme sind typische Auslöser für solch ein Verlangen. Auch die Sehnsucht nach dem verlorenen Paradies und der Wunsch, sich die Welt zu versüßen, sind für uns Zuckersüchtige typisch und führen zu dem Verlangen nach etwas Zartem, Sanftem und Süßem, das uns einlullt und die harte Welt da draußen etwas angenehmer macht.

(2) Die Lust auf Knackiges und Körniges
Wenn Du Dich gefrustet, verärgert und wütend fühlst, hast Du vermutlich eher Lust auf etwas Knackiges, auf etwas, in das Du so richtig schön hinein beißen kannst, um Deine Zähne so richtig einsetzen zu können, die aus psychologischer Sicht auch als Aggressionswerkzeug gedeutet werden. Chips, Cookies, Kerne, Nüsse oder Nussschokolade sind die dafür typischen Gelüste.

(3) Die Lust auf Teigwaren
Die Lust auf Teigiges wie Brot, Nudeln, Pizza und ganz allgemein nach kohlenhydratreichen Speisen deutet auf den Wunsch nach mehr

Erdung hin. Mehlspeisen liegen schwer im Magen und vermitteln ein Gefühl von Stabilität und Standhaftigkeit. Ähnlich kann es sein, wenn es bei Dir weniger darum geht, was Du isst, sondern vielmehr die Menge entscheidend ist. Wenn Du also nur dann befriedigt bist, wenn Dein Bauch so richtig voll ist. Dann steckt dahinter vielleicht der Versuch, Dich schwer und gewichtig zu machen, Dich zu erden und zu stärken.

Durch den vollen Magen wird der Schwerpunkt in die Körpermitte verlagert, das kann den Impuls für stärkende Gefühle geben. Ein voller Magen wirkt gleichzeitig auch entspannend, weil das Blut für die Verdauungsarbeit im Bauchbereich benötigt wird und dafür dann aus dem Kopf nach unten fließt. Gerade Menschen, die viel mit dem Kopf arbeiten oder den ganzen Tag unter Stress stehen, empfinden das als sehr erleichternd. Möglicherweise versuchen wir uns durch ein großes Essvolumen, auch etwas einzuverleiben, das uns in einem anderen Lebensbereich fehlt?

(4) Die ständige Lust zu essen

Auch hinter dem Eindruck ständig etwas essen zu müssen, kann der Wunsch nach Erdung stecken. Denn Nahrung, vor allem, wenn sie salzig ist, hat etwas Beruhigendes und hilft uns dabei, wieder auf den Boden der Tatsachen zu kommen. Es könnte aber auch sein, dass Du als ständiger Esser Dein Essen als eine Art Zeitvertreib benutzt. Vielleicht möchtest Du Dir durchs Naschen und Knabbern das Verrichten unliebsamer Aufgaben versüßen, Wartezeiten verkürzen oder die Langeweile des Alltags vertreiben?

(5) Die Lust auf einen Energiekick

Manchmal haben wir auch einfach nur zu wenig Energie und sehnen uns nach einem schnellen Kick, der uns anregt und stimuliert. Ein Milchkaffee, eine Cola oder auch ein Schokoriegel zählen dann zu unseren Favoriten. In solchen Momenten fühlen wir uns vermutlich niedergeschlagen, überfordert und antriebslos. All das sind nach Kenntnissen der indischen Heilkunst Ayurveda Hinweise darauf, dass unser

Kapha-Dosha im Ungleichgewicht ist. Helfen würde uns hier vielleicht das Anhören aktivierender Musik in einer hohen Lautstärke, eine anregende Massage oder eine Tasse Tee mit scharfen Gewürzen.

Möglicherweise sind es bei Dir auch ganz andere Gründe oder gleich mehrere Bedürfnisse auf einmal, die sich hinter Deinem emotionalen Hunger verstecken. Die Lebensmittelindustrie ist geschickt in der Erfindung von Kreationen, die die unterschiedlichsten Bedürfnisse gleichzeitig ansprechen. Wer abends abgespannt von der Arbeit nach Hause kommt, sehnt sich erst einmal nach Erholung und Entspannung. Kommen dann noch Konflikte mit dem Chef oder den Kollegen hinzu, brauchen wir gleichzeitig ein Ventil, um unseren Frust abzubauen. Da beim alltäglichen Stress zwischenmenschliche Bedürfnisse, wie die Sehnsucht nach Geborgenheit oder bereichernden Gesprächen, oft zu kurz kommen, wäre es natürlich auch wunderbar, wenn das Essen dann auch noch diesen Mangel ausgleichen könnte. Gelüste auf Speisen wie Schokolade mit Nüssen oder Vanilleeis mit Keksstückchen sind daher keine Seltenheit. Durch die Süße bekommen wir Geborgenheit, an den Nüssen können wir unseren Frust abbauen und durch die vielen Kalorien werden wir beruhigt und entspannt. Auch ein Ritual bestehend aus mehreren Gängen, die wir nacheinander essen, kann dazu dienen, während einer Mahlzeit gleich mehrere Emotionen zu bedienen.

→ **Eine Reise in die Vergangenheit**

Sehr aufschlussreich darüber, welche Emotionen hinter unserem Essverhalten stecken, kann auch eine Reise in die Vergangenheit sein. Viele unserer heutigen Vorlieben stammen aus weit vergangenen Tagen. Wurden wir als Kinder mit bestimmten Speisen belohnt, ruhiggestellt oder getröstet, ist es nicht unwahrscheinlich, dass wir damit auch heute noch Trost, Geborgenheit und Belohnung verbinden. Manchmal verknüpfen wir mit Essen auch eine ganz bestimmte Atmosphäre oder Erinnerung an liebe Personen. Gab es früher zu besonderen Anlässen etwas Bestimmtes zu essen, beispielsweise leckere Apfelpfannkuchen bei der Oma, Knödel mit Braten an Festtagen oder Kinderschokolade zu Ostern und Weihnachten, sehnen wir uns vielleicht in Wirklichkeit nach der damals vorherrschenden Stimmung und Atmosphäre, wenn wir Lust auf diese Gerichte verspüren. Es geht dann weniger um die Speise selbst, sondern vielmehr um das Gefühl, das wir damit verbinden. Es ist kein Zufall, dass wir bestimmte Dinge besonders mögen und andere weniger.

Noch einmal im Überblick:
Emotional gesteuerter Hunger, das steckt dahinter

Um es noch einmal auf den Punkt zu bringen: Am häufigsten sind es folgende Gefühle, die hinter emotional bedingtem Hunger stecken:

- Trauer, Einsamkeit, Niedergeschlagenheit
- Wut, Aggression, Ärger, Zorn, Ungerechtigkeit,
- Angst, Schuldgefühle
- Euphorie, „Über-Glück"
- innere Leere, Sinnlosigkeit, Gefühlslosigkeit, Langeweile
- Stress, Anspannung

oder anders ausgedrückt: Hinter emotional gesteuertem Hunger steckt häufig die Sehnsucht nach:

- Trost, Geborgenheit, Zärtlichkeit, Kontakt, Liebe
- Gerechtigkeit, Respekt, Achtung, Frieden, Harmonie
- Sicherheit, Stabilität
- Ausgeglichenheit
- Sinn, Fülle, Lebendigkeit, Abwechslung, Abenteuer
- Entspannung, Ruhe, Sicherheit

Wie Du also siehst, gibt es verschiedene Themen, die hinter emotional gesteuertem Hunger stecken können. Meine Ausführungen dazu sind mit Sicherheit nicht vollständig oder abschließend. Sie sollen Dir lediglich einen kleinen Überblick über die vielfältigen Möglichkeiten geben, Essen als Ersatz für emotionale Bedürfnisse zu verwenden. Vielleicht kommt Dir beim Durchlesen und Nachdenken das ein oder andere Beispiel bekannt vor oder Du entdeckst noch ganz andere Gelegenheiten, bei denen Deine Zuckersucht aus emotionalen

Gründen getriggert wird. Am besten hältst Du Deine Erkenntnisse schriftlich fest, damit sie nicht wieder in Vergessenheit verraten.

→ Selbstbeobachtung

Falls es Dir schwer fällt, die emotionalen Verstrickungen hinter Deinem Essverhalten zu durchschauen, rate ich Dir, Dein Essverhalten eine Woche lang zu beobachten. Nimm Dir dazu vor dem Essen einen Moment und frage Dich, wieso Du gerade jetzt gerne essen möchtest. Bist Du wirklich hungrig oder möchtest Du Dich emotional besser fühlen? Was genau möchtest Du jetzt gerne essen? Nach welchem Geschmack, welcher Konsistenz und welchem Mundgefühl sehnst Du Dich und welche Gefühle könnten damit in Verbindung stehen? Nimm Dir auch nach dem Essen kurz Zeit und achte darauf, wie Du Dich fühlst. Geht es Dir nun wirklich besser? Bist Du nun satt und zufrieden oder plagt Dich ein schlechtes Gewissen? Hast Du mehr gegessen als Du eigentlich gebraucht hättest? Hat Dir die Speise gegeben, was Du Dir von ihr erhofft hast? Indem Du darauf achtest, wie Du Dich vor und nach dem Essen fühlst, kannst Du erkennen, welche Emotionen Deine Naschlust typischerweise wecken.

Sinniere dabei ruhig auch mal über Deine Lieblingsgerichte und -produkte. Wann haben sich diese Vorlieben entwickelt? Und was verbindest Du damit? Wurdest Du damit früher vielleicht getröstet, belohnt oder gab es sie nur zu besonderen Anlässen? Sehnst Du Dich vielleicht nach der damals speziell vorherrschenden Stimmung oder nach dem Gefühl der Verbundenheit, das Du dabei erlebt hast?

c) Nimm Deine Gefühle an

Egal, mit welchen Gefühlen Du durch den Zuckerentzug konfrontiert wirst, kämpfe nicht dagegen an, sondern lasse sie erst einmal zu und nimm sie an. Diese Gefühle haben einen guten Grund und ihre absolute Berechtigung. Es gibt keine schlechten Gefühle. Gefühle können zwar sehr unangenehm und schmerzhaft sein, sie sind deshalb aber nicht schlecht. Jedes unserer Gefühle hat eine wichtige Aufgabe. Gefühle sind die Sprache unseres Emotionalgehirns, das uns mit ihrer Hilfe auf etwas hinweisen möchte.

Unangenehme Gefühle haben den Sinn, uns vor einer Gefahr zu warnen, uns auf einen Mangel hinzuweisen oder ein offenes Bedürfnis anzuzeigen. Doch solange wir sie als schlecht beurteilen, nur, weil sie sich unangenehm anfühlen, landen wir in einem Teufelskreis. Denn sobald wir etwas als schlecht oder sogar schlimm beurteilen, geht unser Emotionalgehirn davon aus, dass es sich hierbei um einen lebensbedrohlichen Missstand handelt, der um jeden Preis beseitigt werden muss. Unsere Gefühle übernehmen dann sozusagen die Steuerung und es geht nur noch darum, sie auszuschalten. Und da wir gelernt haben, dass Süßigkeiten und andere schnell verdauliche Kohlenhydrate uns zumindest kurzfristig besser fühlen lassen, wird der Wunsch etwas essen zu wollen übermächtig. Wenn wir Gefühle hingegen als das betrachten, was sie in Wirklichkeit sind, nämlich als Werkzeuge unseres Emotionalgehirns, die alle eine wichtige Aufgabe erfüllen, fällt es viel leichter, sie einfach nur anzunehmen und nicht um jeden Preis bekämpfen zu wollen.

Frust hat zum Beispiel die Aufgabe, Dich darauf hinzuweisen, dass Deine Strategie nicht zielführend ist und Du vielleicht etwas Neues ausprobieren solltest, um an Dein Ziel zu gelangen. Möglich ist auch, dass sich hinter Deiner Unzufriedenheit ein zu hoher Anspruch an Dich selbst oder jemand anderen verbirgt. Besonders von uns selbst erwarten wir oft viel zu viel und sind dann frustriert, wenn es nicht so klappt, wie wir das gerne hätten. Angst, Sorgen und Beklemmungen weisen uns darauf hin, dass uns etwas sehr wichtig ist und uns am Herzen liegt. Vielleicht ist auch eine Gefahr im Anmarsch, der wir uns besser stellen sollten, um ihr nicht ausgeliefert zu sein. Mangelgefühle wie Leere und Sinnlosigkeit spiegeln uns unseren Wunsch nach Fülle und Reichtum. Wenn wir uns einsam oder traurig fühlen, ist das ein Zeichen dafür, dass zwischenmenschliche Nähe gerade zu kurz in unserem Leben kommt. Jedes Gefühl, egal wie unangenehm es auch ist, hat also seinen Sinn und seine Berechtigung!

d) Finde alternative Strategien für den Umgang mit Deinen Bedürfnissen

Wenn Du nun also weißt, welche Gründe hinter Deinem emotional gesteuerten Hunger stecken, ist es sinnvoll, Dir in einem nächsten Schritt zu überlegen, wie Du diese Bedürfnisse auf angemessene Weise stillen kannst. Schokolade ist nur ein sehr schwacher Ersatz, wenn Du Dich eigentlich nach Verständnis und zwischenmenschlicher Nähe sehnst. Und auch Stress, Frust und Langeweile lassen sich viel besser durch andere Aktivitäten als durch Essen befriedigen.

- Fühlst Du Dich traurig, allein oder niedergeschlagen, bringt ein Telefonat mit einem guten Freund, eine Umarmung von einem lieben Menschen oder einfach das ungehemmte Zulassen Deiner Traurigkeit Dir sicher viel mehr als das pausenlose Füllen mit süßen Kalorien. Übe Dich darin, Dich Deinen Gefühlen zu öffnen und traue Dich ruhig, sie gegenüber anderen ehrlich anzusprechen. Nur so hast Du die Chance, ehrliches Mitgefühl und Verständnis zu bekommen. Das wird Dich auf einer ganz anderen Ebene befriedigen, als der Versuch, Nähe, Trost und Geborgenheit im Essen zu finden. Auch das bewusste Erinnern an einen „süßen" Moment aus der Vergangenheit, eine sanfte, entspannende Massage, beruhigende Musik oder eine Tasse milden Tee aus Süßholz können Dir in niedergeschlagen Momenten, in denen Du Dich nach weichen, warmen Gefühlen sehnst, vielleicht weiterhelfen.

- Wenn Du Dich gefrustet, verärgert und wütend fühlst, dann bringt es mehr, Deine angestaute Energie auf angemessene Weise zu entladen, als Dir an Nüssen, Cookies oder Crackern die Zähne auszubeißen. Übermäßige Frustration und Spannung können auch sehr gut durch körperliche Aktivität abgebaut werden. Erlaubt ist alles, was Spaß macht, niemandem schadet und so richtig schön anstrengend ist. Sportliche Betätigung wie Sprints, Treppenlaufen, Kniebeugen, Sprünge und Boxen am Sandsack eignen sich ideal, um überschüssiges Adrenalin und aufgestaute Wut und Frustration abzubauen. Auch ein Gang ins Fitnessstudio, Tanzen zu Deiner Lieblingsmusik oder Fahrradfahren mit Höchstgeschwindigkeit helfen, überschüssige Negativenergien loszuwerden.

- Wenn es Dir gut tut und Du niemanden verschreckst, schreie so laut und so lange Du kannst – auch das ist ein gutes Ventil überschüssige Energie abzulassen. Oder schreibe einen Brief an den Menschen, der Dich wütend gemacht hat und sage ihm, was Du von seinem Verhalten hältst. Du brauchst den Brief ja nicht abzuschicken :-) Langfristig könnte Dir auch ein Kommunikationskurs weiterhelfen, bei dem Du lernst, Frust und Ärger auf angemessene, aber nicht verletzende Weise auszudrücken.

- Benutzt Du Essen vor allem, um Dich von der Langeweile und Leere in Deinem Leben abzulenken, dann überlege Dir alternative Aktivitäten, die wieder mehr Spannung in Dein Leben bringen. Dann brauchst Du Essen nicht länger als Ersatz zu missbrauchen, um Dich über die innere Leere hinwegzutrösten. Wie wäre es zum Beispiel mit einem Picknick im Grünen, einer zweitägigen Wanderung mit einer Übernachtung im Freien oder einem Candle-Light-Dinner mit anschließender Wohlfühlmassage? Auch ein neues Hobby kann wieder mehr Farbe und Abwechslung in Dein Leben bringen. Überlege Dir Aktivitäten und Unternehmungen, die Du schon immer mal gerne machen wolltest und plane sie fest in Deinen Terminkalender ein. Selbst die langweiligsten Tätigkeiten werden Dir viel besser von der Hand gehen, wenn Du weißt, dass anschließend eine Verabredung mit einem lieben Menschen wartet oder am Wochenende ein Ausflug ins Grüne ansteht. Es geht darum, die Leere im Leben wieder mit mehr Sinn statt mit Essen zu füllen.

- Als typischer Belohnungsesser besteht Deine Aufgabe darin, Belohnungen fernab vom Essen zu finden. Statt Dich mit einem Restaurantbesuch bei Deinem Lieblingsitaliener zu belohnen, könntest Du Dir auch einen guten Film anschauen, einen Saunatag einlegen oder Dir eine Stunde in der Badewanne gönnen.

- Wenn Du Halt und Stabilität im Essen suchst und Dich selbst als unsicher erlebst, stehst Du vor der Aufgabe, Dich mit den Themen

Selbstwert und Selbstbewusstsein auseinanderzusetzen. Besorge Dir hierzu gute Literatur oder besuche entsprechende Vorträge. Es kann auch helfen, Dich mehr mit Deinen Stärken und Talenten auseinanderzusetzen. Jeder Mensch hat seine Qualitäten, hat ganz besondere Fähigkeiten und kann deshalb auch zu einer Bereicherung für sich und sein Umfeld werden. Unsere Qualitäten zu verleugnen und unser Licht unter den Scheffel zu stellen, würde bedeuteten, die Geschenke der Schöpfung abzulehnen. Wir können unsere Talente und Vorzüge stattdessen auch dankbar annehmen und sie mit Stolz und Demut in unser Leben integrieren und dadurch vielleicht auch andere inspirieren, es genauso zu machen.

Falls Du Deine Talente noch nicht kennst, gilt es, Dich für sie zu öffnen und sie zu entdecken. Viele, die sich selbst als unsicher und zurückhaltend empfinden, sind zum Beispiel fantastische Zuhörer. Vielleicht kannst Du auch schön singen oder musizieren, bist toll darin, komplizierte Zusammenhänge für andere einfach und leicht verständlich auszudrücken, hast ein Händchen für Tiere oder Pflanzen oder kannst gut organisieren. Mache Dir Deine Stärken bewusst und baue sie gezielt aus. Was immer auch zu Deinen besonderen Talenten und Fähigkeiten gehört, nimm sie an als Geschenk des Universums und vergeude sie nicht, das wäre viel zu schade.

Gut zu wissen:
Eine gute Erdung hilft Dir dabei, stabiler zu werden. Ein einfacher Tipp aus dem Ayurveda dazu lautet, mehr Wurzelgemüse wie Karotten, Rote Beete oder Kartoffeln zu essen. Wurzelgemüse wächst unter der Erdoberfläche und soll dadurch energetisch unsere Verwurzelung mit der Erde stärken und unsere Erdung, Stabilität und Bodenständigkeit verbessern. Auch Barfußgehen über Wiesen, Waldböden oder andere natürliche Flächen kann Deine Erdung stärken.

- Als typischer Stressesser führt kein Weg daran vorbei, neue Strategien zu entwickeln, um mit den Herausforderungen des Lebens besser zurecht zu kommen. Vielleicht helfen Dir dabei ja Entspannungstechniken wie Feldenkreis, Meditation, Qi Gong oder Yoga? Übe Dich darin, gelassener zu werden, reduziere potentielle Stressquellen und gib Aufgaben auch mal an andere ab, um Dich selbst zu entlasten. Gönne Dir regelmäßige Auszeiten, auch wenn es nur ein halbstündiger Spaziergang an der frischen Luft ist.

Am besten erstellst Du Dir eine Liste mit mindestens fünf, besser noch zehn Ideen, mit denen Du emotionalen Hunger fernab vom Essen stillen kannst. So brauchst Du in kritischen Situationen nicht lange zu überlegen, was Du tun könntest, um Deine Stimmung auf angemessene und „erwachsene" Art anzuheben. Allerdings weiß ich aus eigener Erfahrung, dass es schwierig sein kann, diesen neuen, wenn auch vernünftigen Ideen zu folgen und die alten Muster hinter sich zu lassen. Was mir dabei sehr geholfen hat, ist die Aussöhnung mit mir und meinen alten Mustern.

e) Söhne Dich mit Deinem inneren Saboteur aus

Sicher erinnerst Du Dich an unseren alten Bekannten: den inneren Saboteur – an den Teil in uns, der mit unserem Ausstieg aus der Zuckerfalle gar nicht so einverstanden ist. Vielleicht, weil er befürchtet, eine wichtige Strategie zu verlieren, um unsere Stimmung anzuheben oder, weil er Angst davor hat, überflüssig zu werden, wenn wir lernen auf angemessene Weise für unser emotionales Wohlbefinden zu sorgen. Solange die verschiedenen Anteile in uns nicht an einem Strang ziehen, kann es schwierig bis hin zu unmöglich werden, die Zuckersucht hinter uns zu lassen. Es kann sehr hilfreich sein, ein einfühlsames Gespräch mit dem Widersacher in uns zu suchen, ihn verstehen zu lernen und mit ihm zusammen, eine Strategie zu entwickeln, mit der wir es gemeinsam schaffen, der Zuckerfalle zu entkommen. Denn erst, wenn sich unser Widersacher wirklich verstanden fühlt, wird er bereit sein, unsere Bedenken anzuhören, die wir haben, wenn wir unser psychisches Wohlbefinden weiterhin durchs Naschen anheben wollen. Erst dann steht der Weg offen, eine Strategie zu finden, mit der unser gesamtes Ich einverstanden ist.

Einfühlung kann heilsam sein

Wenn wir erkennen, dass wir Essen zur Verbesserung unserer Stimmung benutzen, können wir für diese Erkenntnis eigentlich dankbar sein. Unser innerer Genießer, wie ich den inneren Saboteur in diesem Fall gerne bezeichne, ist am Werk und möchte uns lediglich darauf hinweisen, dass unser emotionales Gleichgewicht gestört ist. An sich eine sinnvolle Aufgabe, die er da übernimmt, findest Du nicht auch? Anstatt diesen Teil von uns als Verursacher für unsere Probleme abzulehnen, sollten wir ihm mit Achtung und Mitgefühl gegenübertreten. Unser innerer Genießer möchte uns nicht schaden, sondern – ganz im Gegenteil – dazu beitragen, dass wir uns wieder besser fühlen. Dafür dürfen wir ihm ruhig dankbar sein. Allerdings sollten wir ihm auch mitteilen, dass wir nicht vollkommen glücklich damit sind, wenn unsere Stimmungslage vorwiegend durch Nahrung reguliert wird. Auch Gesundheit, Figur und Vitalität sind wertvolle Ziele, die uns am Herzen liegen.

Es kann Wunder wirken, wenn wir unserem Genießer von dem schlechten Gewissen und den Selbstvorwürfen erzählen, die uns plagen, wenn wieder mal in die Zuckerfalle getappt sind. Besser wäre es doch, wenn wir eine für alle Seiten zufriedenstellende Lösung finden könnten.

• Was spricht gegen einen kleinen Mittagsschlaf oder einen Spaziergang, wenn wir uns nach Ruhe und Erholung sorgen? Hinterher können wir uns ja immer noch mit einer leckeren, nährstoffreichen Mahlzeit verwöhnen.

• Oder was hält Dein innerer Genießer von einem neuen Haarschnitt oder einem neuen Kleidungsstück, wenn Du Dich eigentlich nach Abwechslung sehnst? Um die Langeweile zu vertreiben und mehr Aktivität in Dein Leben zu bringen, informiere Dich am besten noch heute über das Freizeit- und Kurs-Angebot in Deiner Umgebung. Was spricht dagegen, Dich innerhalb der nächsten sieben Tage für einen Zeichen-, Sprach-, Koch-, oder Yogakurs oder einen interessanten Vortrag anzumelden?

- Frust und Stress lassen sich viel effektiver durch Sport und körperliche Bewegung abbauen, als durch den Verzehr unserer Lieblingsspeisen. Dem sollte auch Dein innerer Genießer zustimmen können.

- Lässt er trotz einfühlsamer Worte und verschiedener Vorschläge nicht davon ab, etwas essen zu wollen, kann er sich vielleicht mit der Idee anfreunden, ein neues Rezept oder ein Gericht mit weniger Zucker auszuprobieren. Selbst das ist bereits ein riesiger Schritt in die richtige Richtung. Überlege Dir für solche Fälle mögliche Alternativen zu Deinen herkömmlichen Lieblingsgerichten. Statt Fertigprodukte zu kaufen, fange lieber an selbst zu kochen, da weißt Du nicht nur, was drin ist, sondern mit ein bisschen Übung schmeckt das selbst zubereitete Essen auch viel besser als ein Fertiggericht oder ein Imbiss einer Fastfood-Kette. Statt Schokolade als Stimmungsaufheller zu benutzen, teste doch einmal, wie sich ein selbst gemachter Shake aus zwei frischen Bananen, Vanille, Zimt und Mandelmilch auf Deine Laune auswirkt. Und statt einem Burger aus dem Schnellimbiss kannst Du Dir zu Hause leckere Bratlinge mit Vollkornbaguette machen, ganz ohne schnell verdauliche Kohlenhydrate.

Das sind nur zwei spontane Ideen aus dem Bereich des Möglichen. Lass Dich durch die schier unendliche Vielfalt an zuckerfreien Möglichkeiten in Kochbüchern und auf Food-Blogs inspirieren, und notiere Dir Rezepte, die Du irgendwann einmal ausprobieren möchtest, am besten sofort. Auch im letzten Kapitel dieses Buches warten ein paar süße Rezeptideen auf Dich, die ganz ohne herkömmlichen Zucker auskommen.

Achte künftig also auf die Bedürfnisse Deines inneren Genießers, höre ihn an und verurteile ihn nicht. Danke ihm vielmehr dafür, dass er Dir zeigt, dass Deine Seele Pflege braucht. Verschweige ihm aber auch nicht, dass der Ausstieg aus der Zuckerfalle sehr wichtig für Dich ist und Du gerne neue Wege gehen möchtest, als ständig zu Naschen oder andere ungesunde Nahrungsmittel in Dich hineinzustopfen. Bitte Deinen inneren Genießer um Mithilfe bei der Suche nach Wegen und Möglichkeiten, die Deine Stimmung anheben und im besten Fall nichts mit dem Thema Essen zu tun haben oder zumindest deutlich weniger Zucker enthalten als gewohnt. Indem Du regelmäßig solch eine einfühlsame Verbindung zu Deinem inneren Genießer herstellst, wird es nicht lange dauern, bis aus dem anfänglichen Widersacher ein Freund wird, mit dem Du gemeinsam an einem Strang ziehst. Dann beginnt die Zuckerentwöhnung so richtig Spaß und Freude zu machen!

Bewusstes Sich-Ausleben kann Wunder bewirken

Sollte es dennoch Momente oder Phasen geben, in denen es Dir nicht gelingt, die neuen Strategien zu befolgen und in denen Du in alte Verhaltensmuster zurück fällst, ist das auch okay – auch das gehört dazu. Der Weg zu einem harmonischen Essverhalten verläuft, wie so vieles im Leben, häufig nicht geradlinig, sondern wellenförmig. Was wir als Rückschlag empfinden, ist lediglich ein Tal, das es zu durchschreiten gilt, um neuen Schwung zu gewinnen für den nächsten Anlauf, bei dem wir dann noch höhere Berge erklimmen können. Für solche Momente und Phasen möchte ich Dich gerne vorbereiten und Dir ebenfalls eine Möglichkeit an die Hand geben, bewusst damit umzugehen. Wenn sich Dein innerer Genießer nicht durch Einfühlung von seinen gewohnten Mustern abbringen lässt oder Du einfach mal keine Lust dazu hast, Dir selbst Einfühlung zu schenken (auch das kann passieren), dann gib Dich dem Essensgenuss einfach mal hin und zwar völlig bewusst und ohne irgendwelche Abstriche.

In einem solchen Fall solltest Du Dir genau die Dinge gönnen, auf die Du im Moment am meisten Lust hast. Genieße jeden einzelnen Bissen in vollen Zügen, bleibe mit Deiner Aufmerksamkeit beim Essen und lass Dich nicht durch den Fernseher, Tischgespräche oder das Handy ablenken. Es gilt in diesem Moment den größtmöglichen Genuss aus dem Essen zu ziehen und sich diesen durch nichts und niemanden verderben zu lassen. Kaue jeden Bissen gründlich, lege dazwischen das Besteck aus der Hand und konzentriere Dich allein auf den Geschmack und das Mundgefühl. Werfe auch Dein schlechtes Gewissen über Bord. Hier geht es um den Moment und nicht um das Danach!

Spüre dabei immer mal wieder in Dich hinein. Schmeckt es Dir so gut, wie Du Dir erhofft hast? Brauchst Du wirklich noch einen Bissen oder reicht es jetzt?

Bist Du mit Deiner Aufmerksamkeit noch beim Essen? Nimm Dir auch anschließend ein paar Momente Zeit, um in Dich hinein zu spüren. Sei offen dafür, herauszufinden, ob die Nahrungsaufnahme wirklich so befriedigend war, wie Du es Dir erhofft hast. Wie geht es Dir während des Essens und wie fühlst Du Dich danach? Wie ist Dein Energielevel jetzt nach dem Essen? Fühlst Du Dich fit und leistungsstark oder eher müde und ausgelaugt? Wie geht es Deinem Bauch und Deinen Verdauungsorganen? Spannt die Bauchdecke, zwickt die Hose oder fühlst Du Dich rundum wohl?

Es geht hier nicht darum, zu bewerten, was Du beobachtest, sondern einfach nur darum, wahrzunehmen, was hier und jetzt gerade ist und das dann auf Dich wirken zu lassen. Vielleicht machst Du beim bewussten Schlemmen ja auch die Erfahrung, dass der erwartete Genuss eigentlich doch gar nicht so groß ist, wie Du in Deiner Erinnerung abgespeichert hast. Vielleicht schmecken Dir die früheren Lieblingsspeisen gar nicht mehr so gut, wie erhofft oder Du bist plötzlich schon nach der Hälfte Deiner gewohnten Menge satt und zufrieden gestellt. Durch solche Erfahrungen wirst Du beim nächsten Mal offener, etwas anderes auszuprobieren oder die Menge von Anfang an zu reduzieren. Es ist wirklich erstaunlich, welche Veränderungen sich ganz von selbst einstellen, wenn wir damit beginnen, unser Verhalten und seine Auswirkungen vorurteilslos zu beobachten.

Mir selbst ist dabei zum Beispiel aufgefallen, dass mir all die süßen Sachen, nach denen ich mich immer zu sehnen geglaubt habe, viel zu klebrig und zu trocken waren. Durch ein bewusstes In-mich-Hinein-Spüren bemerkte ich, dass ich eigentlich Lust auf etwas Kühles, Frisches und Prickelndes hatte. Saftschorle war dazu genau das Richtige. Ab sofort verschaffte ich mir dann also meine kulinarische Befriedigung durch einen Liter Orangensaftschorle. Und sowohl meine innere Harmonie als auch mein Gewicht dankten es mir.

Vielleicht darf es auch einfach statt der doppelten Portion Nudeln mit Extrakäse ein großer Salatteller mit einem leckeren Dressing und ofenfrischem Vollkornbaguette sein? Ich bin schon gespannt darauf, welche Erfahrungen Du mit dem bewussten In-Dich-Hinein-Lauschen machen wirst.

Ein kleiner Spickzettel
So kommst Du sicher durch emotional gesteuerte Essensgelüste

- Wenn die Lust zu essen aufkommt, halte kurz inne und frage Dich nach dem Warum. Ist es körperlicher oder emotionaler Hunger?

- Falls Du bemerkst, dass Du Dich durchs Essen besser fühlen möchtest, formuliere ganz klar, wie Du Dich jetzt gerade fühlst und wie Du Dich gerne fühlen möchtest.

- Frage dann Deine Vernunft, was sie vorschlagen würde, um Dein Bedürfnis fernab vom Essen zu befriedigen.

- Bitte nun Deinen inneren Genießer diese Strategie auszuprobieren.

- Wenn Du anschließend immer noch den Wunsch verspürst, etwas essen zu wollen, oder sich Dein innerer Genießer nicht auf die neue Strategie fernab vom Essen einlassen möchte, teste zunächst einmal, ob sich das Verlangen durch eine zuckerfreie(re) Alternative stillen lässt.

- Falls das nicht funktionieren sollte oder Du einfach mal keine Lust hast, Dich mit Deinem Inneren zu verbinden und Alternativen auszuprobieren, quäle Dich bitte nicht und iss das, was Dein Herz begehrt. Manchmal ist auch genau das die Lösung. Bleibe dann beim Essen bewusst und achtsam und lausche in Dich hinein. Sei gespannt auf die Veränderungen, die sich dabei oft ganz nebenbei auf wundersame Weise einstellen.

Und bitte beherzige künftig Folgendes:

Egal, was passiert, egal, wie schwierig sich Dein Weg aus der Zuckerfalle gestaltet, wirf das schlechte Gewissen und die ganzen Selbstvorwürfe über Bord. Niemand von uns ist perfekt, jeder einzelne von uns ist auf seinem persönlichen Weg zu sich selbst. Bei dem einen zeigen sich Schwierigkeiten beim Thema Ernährung und Gewicht, ein anderer raucht oder trinkt zu viel, versteckt sich hinter seiner Arbeit oder was auch immer. Jeder hat sein individuelles Päckchen zu tragen und bei jedem gibt es ungelöste Themen, die bearbeitet werden wollen. Packen wir unser Thema, also das der Naschlust, frohen Mutes an und ich garantiere Dir, dass Du nicht nur riesige Schritte heraus aus der Zuckerfalle machen wirst, sondern eines Tages der Zuckersucht sogar dankbar dafür sein wirst, dass sie Dir die Chance bot, Dich selbst besser kennen zu lernen und Dich dadurch weiter zu entwickeln!

Kapitel 11: Nie wieder Süßes ist doch auch keine Lösung – Süße Alternativen für das Leben nach der Zuckerentwöhnung

Du hast die Zuckerentwöhnung erfolgreich hinter Dich gebracht? Respekt! Du kannst stolz auf Dich sein. Auch, wenn ich Dir dazu rate, solange wie möglich dem zuckerfreien Leben treu zu bleiben, denke ich, dass irgendwann der Zeitpunkt kommen wird, an dem Du Dir wieder etwas mehr Süße gönnen möchtest. Denn ein Leben so ganz ohne Süßes ist für die meisten nicht erstrebenswert. Damit Du dann nicht gleich wieder zu herkömmlichen Süßigkeiten aus raffiniertem Zucker greifen musst, möchte ich Dir in diesem Kapitel zeigen, welche gesünderen Alternativen es zu Zucker gibt und Dir zum Abschluss ein paar Rezepte an die Hand geben, sozusagen als Bonus für die gesunde Naschkatze.

Allerdings – und das möchte ich Dir nicht verschweigen – gibt es in meinen Augen leider keine perfekte Zuckeralternative. Entweder enthalten die Ersatzprodukte immer noch zu viel Zucker oder sie wurden chemisch so stark aufbereitet, so dass sie aus ganzheitlicher Sicht nicht wirklich zu empfehlen sind. Es gibt zwar auch ein paar wenige natürliche Alternativen, die jedoch dann häufig einen mehr oder weniger starken Beigeschmack haben, den nicht jeder als angenehm empfindet. Zudem verfügen sie über andere Backeigenschaften als Zucker, so dass sie nicht 1 : 1 wie Zucker verwendet werden können und darüber hinaus auch noch verhältnismäßig teuer sind. Einen perfekten Ersatz für Zucker gibt es also leider nicht.

Meiner Meinung nach gibt es darum auch nur eine einzige wahre Lösung: Die Geschmacksnerven von zu viel süß entwöhnen und das ankonditionierte Verlangen nach starker Süße wieder auf ein natürliches und gesundes Maß zu reduzieren. Denn dann verschwindet der tägliche Bedarf nach Süßigkeiten ganz von allein und Süßes bleibt das, wozu es gedacht ist, ein besonderer Genuss für besondere Anlässe.

1. Gesündere Alternativen für Zucker
a) Vollwertzucker

Vollrohrzucker ist das einzige wirkliche vollwertige Zuckerrohrprodukt, das auch zum Süßen geeignet ist. Hierbei wird das Zuckerrohr lediglich zu Saft gepresst, anschließend gefiltert und dann zu Sirup eingekocht und nach dem Abkühlen vermahlen. Man bezeichnet Vollrohrzucker deshalb auch als getrockneten Zuckerrohrsaft. Somit ist Vollrohrzucker nicht raffiniert. Er enthält sämtliche Vitalstoffe des Ursprungsprodukts wie z. B. Eisen, Magnesium, Kalzium und B-Vitamine und gilt als das hochwertigste Produkt unter den hergestellten Zuckerarten.

Allerdings hat Vollrohrzucker aufgrund des hohen Melasseanteils einen relativ starken Eigengeschmack und ist wegen seiner braunen Farbe nicht bei allen Bäckern und Köchen beliebt. Außerdem gilt zu bedenken, dass auch hier der Mineralgehalt lediglich fünf Prozent ausmacht und keine Faserstoffe mehr enthalten sind, die den Anstieg des Blutzuckerspiegels verlangsamen würden. In meinen Augen ist Vollrohrzucker daher als ein Genuss- und nicht als ein Nährmittel zu betrachten, das Du in möglichst kleinen Mengen und möglichst selten verwenden solltest.

> **Interessant zu wissen:**
>
> *Melasse* fällt sozusagen als Abfallprodukt bei der Zuckerherstellung an. Da hier jedoch noch Mineralien und Spurenelemente enthalten sind, wird Melasse gerne als gesundes Nahrungsergänzungsmittel angepriesen. Allerdings ist ihre Süßkraft im Verhältnis zu Zucker deutlich geringer und sie verfügt über einen starken und teilweise bitterlich herben Eigengeschmack, den nicht jeder als angenehm empfindet.
>
> Bei *braunem Zucker*, auch *Rohzucker* genannt, wird der Kristallisationsprozess vorzeitig unterbrochen. Er wird dadurch nicht vollständig von der Melasse befreit, die ihm seine charakteristische braune Farbe verleiht. Im braunen Zucker sind zwar noch geringe Spuren von Melasse enthalten, die jedoch

keine nennenswerte Menge an Vitalstoffen liefern. Aus ernährungsphysiologischer Sicht ist brauner Zucker deshalb nicht wertvoller als weißer Kristallzucker. Brauner Zucker ist einfach ein Auszugszucker mit einem geringeren Reinheitsgrad.

Rohrrohrzucker wird ähnlich wie Vollrohrzucker hergestellt. Allerdings wird dem Vollrohrzucker danach durch Zentrifugation die Melasse, die ihm seine braune Farbe verleiht und seinen Gehalt an Mineralien, Vitaminen und Enzymen liefert, fast vollständig entzogen. Übrig bleibt ein heller, pulverförmiger Zucker, der sich von gewöhnlichem Haushaltszucker lediglich durch seinen minimalen Mineralgehalt von 0,3 – 1 % unterscheidet. Rohrrohrzucker ist daher keine wirklich gute Alternative zu herkömmlichem Haushaltszucker.

b) Honig

Auf der Suche nach möglichst natürlichen Alternativen zu Zucker, stößt man relativ schnell auf Honig. Wird Honig von einem verantwortungsvollen Imker bei schonenden Temperaturen hergestellt, handelt es sich tatsächlich um ein vollwertiges Naturprodukt. Im Gegensatz zu raffiniertem Zucker enthält insbesondere kaltgeschleuderter Honig sogar noch eine kleine Menge Vitamine, Enzyme und Mineralstoffe. Backwaren verleiht Honig eine ganz eigene Note, die von den meisten Menschen als angenehm empfunden wird.

Doch auch Honig und mit Honig gesüßte Produkte bleiben gerne an den Zähnen kleben, werden von den Bakterien im Mundraum zu Milchsäure verdaut und können deshalb ebenso wie Haushaltszucker zu Karies führen. Auch bei der Beeinflussung des Blutzuckerspiegels schneidet Honig kaum besser ab als Haushaltszucker und sollte daher, wenn überhaupt, nur sparsam eingesetzt werden. Für strikt vegan lebende Menschen kommt Honig schon wegen seines tierischen Ursprungs nicht in Frage.

c) Trockenfrüchte

Bei der Herstellung von Trockenfrüchten wird dem frischen Obst lediglich das Wasser entzogen. Dadurch konzentriert sich der Zuckergehalt. Der Ballaststoffgehalt bleibt davon unberührt, wodurch der enthaltene Zucker den Blutzuckerspiegel nicht ganz so schnell ansteigen lässt, wie isolierter Zucker. Im Vergleich zu raffiniertem Haushaltszucker sind Trockenfrüchte also weit aus weniger verarbeitet und können mit gutem Gewissen als Naturprodukt bezeichnet werden.

Prinzipiell kann man aus allen Früchten Trockenobst herstellen. Besonders beliebt sind getrocknete Datteln, Rosinen, Feigen, Aprikosen, Ananasstücke, Bananenscheiben und Apfelringe. Aufgrund ihres süßen Geschmacks werden sie gerne pur genascht oder zum Süßen von Smoothies oder Soßen verwendet. Auch zum Backen sind sie geeignet. Dazu weicht man die Trockenfrüchte in Wasser ein und zerkleinert sie dann mithilfe einer leistungsstarken Küchenmaschine. Das Einweichwasser nimmt mit der Zeit eine intensive Süße an und kann ebenfalls als natürliche Zuckeralternative verwendet werden.

Ich gebe Datteln manchmal in meine Shakes und Smoothies oder benutze sie, um leckere Rohkostkuchen herzustellen. Die Süße der Datteln reicht absolut aus, um daraus einen süßen Hochgenuss zu bereiten. Allerdings haben Datteln eine ähnlich hohe glykämische Last wie Zucker. Der in ihnen enthaltene Zucker schießt also fast genauso schnell ins Blut, wie reine Saccharose. Andere Trockenfrüchte schneiden da ein wenig besser ab. Zudem kleben Trockenfrüchte, insbesondere wenn sie pur gegessen werden, an den Zähnen und bieten Kariesbakterien damit optimale Bedingungen. Gelegentlich verwendet sind sie in meinen Augen jedoch eine deutlich naturbelassenere Alternative zu herkömmlichen Haushaltszucker und diesem in jedem Fall vorzuziehen.

d) Dicksäfte

Dicksäfte sind stark konzentrierte, dickflüssige Fruchtsäfte, die im Gegensatz zu Sirup sowohl kalt durch Auspressen als auch durch Einkochen gewonnen werden. Sie lassen sich zum Beispiel aus Birnen, Äpfeln, Datteln, oder Weintrauben herstellen. Aus fünf bis sieben Litern Saft erhält man etwa einen Liter hochkonzentrierten Dicksaft. Im Vergleich zu Fruchtsäften sind Dicksäfte konzentrierter und haben damit ein intensiveres Aroma, aber auch einen höheren Fruchtzuckergehalt.

Wenn bei der Herstellung zu hohe Temperaturen zum Einsatz kommen, zum Beispiel, weil die Dicksäfte noch zusätzlich pasteurisiert oder sterilisiert werden, geht der Vitamingehalt verloren.

Dicksäfte kann man in Bioläden und Reformhäusern kaufen oder im Internet beziehen. Sie stellen jedoch aufgrund ihres hohen Fruchtzuckeranteils keine wirklich gesunde Alternative für Zucker dar und sollten nur sehr sparsam verwendet werden.

e) Ahornsirup

Als Ahornsirup bezeichnet man den eingedickten Saft des Ahornbaumes, der meist aus Kanada stammt. Es handelt sich also um ein relativ natürliches Produkt. Von der Zusammensetzung her ist er mit Vollwertzucker zu vergleichen. Das heißt, Ahornsirup enthält ähnlich viel Glukose und Fruktose sowie eine kleine Menge Vitalstoffe. Weil die Fruktose hier in freier Form vorliegt und nicht wie beim Kristallzucker zu Saccharose miteinander verbunden ist, ist die Süßkraft von Ahornsirup etwas stärker, man kommt also mit weniger aus. Dennoch bleiben die Nachteile ähnlich hoch wie beim Verzehr von Zucker oder Vollwertzucker. Auch Ahornsirup ist eine Süßigkeit, die nur sparsam verwendet werden sollte. Beim Kauf solltest Du auf Bioprodukte zurückgreifen, weil günstige Alternativen oft mit Zuckerwasser gepanscht sind, wodurch die kleinen Vorteile gegenüber herkömmlichen Haushaltszucker ganz verloren gehen.

f) Agavensirup

Agavensirup erfreut sich in der alternativen Ernährungs- und Gesundheitsszene großer Beliebtheit. Er gilt als 100 % natürlich und damit als gesunde Alternativen für Zucker. Dabei besteht Agavensirup zu 70 – 90 % aus Fruchtzucker! Fruchtzucker in solch konzentrierter Menge kennt der Körper nicht und kann bei übermäßigem Genuss zu Fettstoffwechselstörungen und Leberschäden führen. Immer mehr Experten wie z. B. auch der amerikanische Dr. Robert Lustig warnen gerade vor dem in Zucker enthaltenen Fruchtzucker und betrachten die enthaltene Glukose, also den Traubenzucker, als das geringe Übel. Daher am besten die Finger ganz weglassen vom Agavensirup.

g) konzentrierte Glukose-Produkte

Hierzu gehören Produkte wie Dextrose (Traubenzucker), Reis-. Malz- oder Gerstensirup. Solche Glukosekonzentrate sind frei von Fruktose und damit auch für Menschen mit Fruktoseunverträglichkeit verwendbar. Geschmacklich werden sie von den meisten als angenehm empfunden und können auch sehr gut zum Backen verwendet werden. Sie bestehen jedoch fast nur aus reinen Glukosemolekülen, die den Blutzuckerspiegel in die Höhe schießen lassen und ähnlich viele Kalorien wie Haushaltszucker liefern. Aufgrund ihrer konzentrierten Form sind sie für den dem menschlichen Organismus alles andere als ideal.

h) Kokosblütenzucker

Kokosblüten stellen neben Zuckerrohr und -rüben eine weitere und relativ neue Quelle für die Gewinnung von Zucker dar. Um aus Kokosblüten Zucker zu gewinnen wird der Blütennektar der Kokospalme durch spezielle Gefäße, die an der Palme angebracht werden, aufgefangen, anschließend gekocht und zu einem Granulat, dem Kokosblütenzucker, weiterverarbeitet. Aufgrund seines angenehm karamellartigen Aromas (nein, Kokosblütenzucker schmeckt nicht nach Kokos), seines höheren Mineralstoffgehalts und seines im Vergleich zu herkömmlichen Zucker geringeren Verarbeitungsgrades, ist Kokosblütenzucker vor allem in der Naturkostszene sehr beliebt. Er kann 1 : 1 wie herkömmlicher Zucker verwendet werden und ist auch zum Backen geeignet.

Mit einem glykämischen Index von nur 35 wird Kokosblütenzucker verhältnismäßig insulinarm verstoffwechselt und kann deshalb auch von Diabetikern verwendet werden. Allerdings enthält Kokosblütenzucker mit 86,9 g Saccharose auf 100 g ähnlich viel Saccharose wie herkömmlicher Haushaltszucker und es stellt sich die Frage, ob der oft angegebene niedrige Glyx-Wert nicht angezweifelt werden sollte. Zumal es bisher nur eine einzige Quellenangabe für den glykämischen Index von Kokosblütenzucker gibt, die von einem philippinischen Ernährungsforschungsinstitut stammt.[*] In der Standardtabelle für den

---

[*]www.coconutpalmsugar.com/Glycemic_Index_Explained.html

glykämischen Index* ist Kokosblütenzucker nicht aufgeführt. Insofern ist der Wert von 35 also durchaus anzweifelbar.

Unabhängig von der Frage nach seinem glykämischen Index besteht Kokosblütenzucker zu einem hohen Anteil aus Fruchtzucker, der in der Leber zu Fett abgebaut wird, enthält ähnlich viele Kalorien wie Industriezucker und sollte aus gesundheitlicher Sicht, wenn überhaupt, nur sparsam verwendet werden. Zudem ist dieser Zucker verhältnismäßig teuer und ich frage mich, wodurch er dem Vollrohrzucker aus heimischen Zuckerrüben so weit überlegen sein soll, außer in seinem niedrigen Glyx-Wert, falls dieser stimmen sollte.

Ausführungen über Palmzucker spare ich mir an dieser Stelle, da für ihn ähnliches gilt wie für Kokosblütenzucker.

i) Yacon-Produkte
Die Yacon-Wurzel stammt aus Südamerika und hat einen süßlichen Geschmack. Sie lässt sich zu Pulver oder Sirup verarbeiten. Dazu werden die Wurzeln gepresst und der dabei gewonnene Saft eingedickt wird. Süßungsmittel aus Yacon bestehen zu rund 50 % aus Fructooligosacchariden, sogenannten Präbiotika, also unverdaulichen Kohlenhydraten (Ballaststoffen), die im Darm nicht verdaut werden können, aber den nützlichen Darmbakterien als Nahrung dienen. Dadurch lassen Yacon-Produkte auch den Blutzuckerspiegel nicht stark ansteigen und sind auch für Diabetiker geeignet. Hinzu kommt, dass Süßungsmittel auf der Basis von Yacon nur ein Drittel der Kalorienmenge liefern wie Haushaltszucker, weshalb sie in den USA sogar als Diät-Wundermittel angepriesen werden. Sirup und Pulver der Pflanze sollen süß und fruchtig schmecken und an den Geschmack von Birnen erinnern. Ich selbst habe noch keine Produkte aus Yacon ausprobiert.

Allerdings ist Yacon nicht wasserlöslich und deshalb nicht geeignet, um Getränke zu süßen. Zum Backen kann Yacon jedoch anstelle von Zucker verwendet werden. Sowohl der Sirup als auch das Pulver der Pflanze sind allerdings recht teuer und enthalten immerhin noch rund 25 % freien Fruchtzucker. Ge-

---

*Atkinson et al.: International table of glycemic index and glycemic load values: 2008

legentlich verwendet sind Yacon-Produkte sicher eine gute Alternative zu herkömmlichem Haushaltszucker, nur übertreiben solltest Du es damit auch nicht.

j) Stevia

Bestimmt hast Du schon von der aus Südamerika stammenden Süßpflanze Stevia gehört, deren Blätter so süß wie Zucker schmecken. Die Einwohner Südamerikas verwenden die Pflanze mit dem botanischen Namen Stevia rebaudiana seit jeher zum Süßen und schätzen sie auch wegen ihrer zahlreichen positiven Auswirkungen auf die Gesundheit. Denn Stevia enthält kaum Kalorien und hat auch keinen Einfluss auf den Blutzuckerspiegel, weshalb es auch für Diabetiker geeignet ist. Zudem schadet die Süße der Pflanze den Zähnen nicht, im Gegenteil, ihre antibakteriellen Inhaltsstoffe fördern die Zahngesundheit, beschleunigen die Wundheilung und sollen sogar eine ausgleichende Wirkung auf den Blutdruck haben.

Ihre Süße verdankt das Strauchgewächs den sogenannten Glykosid-Molekülen, durch die die Blätter der Pflanze bis zu 30-mal süßer schmecken als Zucker. Isoliert haben die Moleküle der Stevia-Pflanze eine bis zu 400-mal so starke Süßkraft wie herkömmlicher Haushaltszucker. Da die Glykosid-Moleküle hitzebeständig sind, kann Stevia auch zum Kochen und Backen verwendet werden. Genau das macht Stevia als Zuckerersatz so interessant.

In den USA, Japan und einigen anderen Ländern ist Stevia aufgrund seiner gesundheitlichen Vorzüge bereits seit vielen Jahren eine beliebte Alternative zu herkömmlichen Zucker und wird vielen Produkten zugesetzt. In der EU hingegen ist die Pflanze leider noch immer nicht als Lebensmittel zugelassen und kann hier nur als Kosmetikmittel oder Badezusatzmittel vertrieben werden. Allerdings können die für ihre Süße verantwortlichen Glykosid-Moleküle isoliert werden und dürfen unter dem Namen Steviosid (E-960) auch in Europa als Lebensmittelzusatz verwendet werden. Inzwischen kannst Du also auch bei uns Kaugummis, Bonbons, Getränke, Kekse und andere Leckereien gesüßt mit Stevia kaufen. Auch Süßungsmittel auf Steviabasis erfreuen sich zunehmender Beliebtheit.

Aber – und jetzt kommt das dicke Aber – handelt es sich bei Stevosid E-960 um ein isoliertes Molekül, dessen Verwendung man in meinen Augen kritisch betrachten sollte, da dies nichts mehr mit einem Naturprodukt zu tun hat und unser Körper solche isolierten Moleküle innerhalb seiner Entwicklungsgeschichte nicht kennengelernt hat. Um an die süßen Moleküle der Stevia-Pflanze zu kommen, werden aufwändige Verfahren benötigt, bei denen bedenkliche Stoffe zum Einsatz kommen, wie z. B die als Nervengift bekannten Aluminiumsalze. Ich verwende solche Kunstprodukte vorsichtshalber überhaupt nicht, auch, wenn sie ursprünglich von einer Pflanze abstammen.

Dennoch bin ich ein ausgesprochener Stevia-Fan, allerdings von ihren natürlichen Produkten. Zum Süßen von Tee verwende ich am liebsten die getrockneten Blätter der Pflanze. Frisch gepflückt und pur genossen sind sie hervorragend geeignet, um aufkommenden Süßhunger zu stillen. Sie schmecken sehr süß und haben einen besonderen Nachgeschmack, der an Lakritz erinnert. Stevia-Pflanzen gibt es manchmal auf Wochenmärkten zu kaufen. Da die Pflanze auch bei uns wächst, kannst Du Dir natürlich auch Dein eigenes Stevia-Pflänzchen zu Hause auf dem Balkon ziehen. Die getrockneten Blätter verwende ich sehr gerne zum Süßen von Tee. Getrocknetes Stevia-Blattpulver bekommst Du als Bademittelzusatz im Internet und manchmal auch in Drogerien.

Allerdings mag nicht jeder den typischen Eigengeschmack der Blätter und wegen ihres Chlorophyllgehalts können sie die Speisen leicht grün verfärben. Eine sowohl geschmacklich als auch farblich neutrale Alternative bietet dann das sogenannte Stevia-Fluid. Bei diesem flüssigen Stevia werden die Steviolglykoside in Glycerin und Wasser gelöst. Stevia Fluid ist damit zwar nicht so natürlich wie die Blätter, es ist jedoch gerade für Stevia-Neulinge zu empfehlen. Nur wenige Tropfen Stevia Fluid reichen aus, um Joghurts, Müslis und Getränke zu süßen.

Ebenfalls sehr hoch im Kurs steht bei mir das Stevia-Instant Pulver. Dabei handelt es sich um einen löslichen Wasserauszug aus den Stevia-Blättern, der durch Sprühtrocknung gewonnen wird und noch alle sekundären Inhaltsstoffe der Stevia-Pflanze enthält. Im Gegensatz zu vielen anderen Stevia-Produkten hat dieses Pulver einen sehr neutralen Geschmack (erinnert eventuell leicht an

Karamell, was die meisten Anwender jedoch als sehr angenehm empfinden) und eignet sich hervorragend zum Süßen von warmen und kalten Getränken, Smoothies, Müslis, veganen Joghurt- und Milchspeisen. Ich habe immer eine kleine Dosis Stevia-Instant-Pulver, das in seinen Ursprungsländern auch als Stevia Jarabe bezeichnet wird, im Haus, um bei aufkommendem Süßhunger Leckeres damit zu zaubern.

Gut zu wissen: Backen mit Stevia

Meine bisherigen Backversuche mit Stevia sind zugegebenermaßen eher bescheiden ausgefallen. Aufgrund der starken Süßkraft kann man nur sehr wenig Stevia verwenden. Es fehlt dann an Volumen, da man Zucker nicht 1:1 durch Stevia ersetzen kann. Außerdem ist es extrem schwierig, eine wirklich Süße in Teigwaren mit Stevia zu erreichen – so jedenfalls meine Erfahrungen.

Zum zuckerfreien Backen verwende ich lieber Trockenfrüchte. Für einen besonderen Anlass habe ich vor einiger Zeit eine Rohkosttorte gemacht, die ganz fantastisch geschmeckt hat, obwohl ich nur Datteln zum Süßen verwendet habe. Das werde ich auch weiterhin so beibehalten. Wer es lieber pulvrig mag, kann zum gelegentlichen Backen auch Erythrit oder Xylit verwenden, dazu gleich mehr.

k) Luo Han Guo

Auch bei Luo Han Guo handelt es sich wie bei Stevia um eine süß schmeckende Pflanze, die ihre Süßkraft den sogenannten Mogrosiden verdankt. Da Luo Han Guo aus China stammt, wird die Pflanze auch als „chinesisches Stevia" bezeichnet. Das Extrakt dieses Kürbisgewächses wird in seinem Heimatland bereits seit mehr als 1000 Jahren zum Süßen verwendet. Luo Han Guo enthält kaum Kalorien, hat keine Auswirkung auf den Blutzuckerspiegel und soll angenehm schmecken. Ich selbst habe es noch nicht probiert. Da es wasserlöslich und hitzebeständig ist, kann es sowohl zum Kochen als auch zum Backen verwendet werden. Erhältlich ist Luo Han Guo als Tee, getrocknet in Form von Früchten oder als Pulver. Du kannst Luo Han Guo Produkte über das Internet beziehen oder auch in Asiashops kaufen. Sie sind in etwa zwei- bis dreimal so teuer wie herkömmlicher Zucker.

l) Zuckeralkohole wie Xylit und Erythrit

Zuckeralkohole sind häufig in sogenannten „zuckerfreien" Produkten wie Bonbons oder Kaugummis zu finden. Anders als Traubenzucker (Dextrose) werden sie nicht über das Hormon Insulin verstoffwechselt, sondern zu Fruchtzucker (Fruktose) abgebaut. Sie enthalten weniger Kalorien als Zucker, mehr Volumen als Süßstoffe und sind daher auch zum Backen geeignet. Zusammen mit isoliertem Fruchtzucker zählen Zuckeralkohole zu den sogenannten Zuckeraustauschstoffen. Das sind Kohlenhydrate, die ähnlich süß wie Haushaltszucker schmecken, aber nur wenig stark auf den Blutzuckerspiegel wirken, weil sie nahezu unabhängig von Insulin verstoffwechselt werden. Zuckeraustauschstoffe werden daher gerne von Diabetikern verwendet.

Da sie nicht kariogen, also kariesfördernd, wirken, kommen sie auch gerne in Zahnpasta oder Zahnpflegekaugummis zum Einsatz. Außerdem enthalten sie deutlich weniger Kalorien als gewöhnlicher Haushaltszucker und sind deshalb auch zur Gewichtsreduktion geeignet und werden Diätprodukten beigefügt. Da sie aus natürlichen Produkten wie Obst und Gemüse gewonnen werden (können), gelten Zuckeraustauschstoffe als gesundheitlich unbedenklich. Zuckeralkohole können jedoch bei empfindlichen Personen ab einer Menge von 20 g am Tag abführend und blähend wirken.

Zu den Zuckeralkoholen zählen:

*   Erythrit/Erythritol (E 968)
*   Isolmat (E 953)
*   Lactit/Lactitol (E 966)
*   Maltit (E 965)/Maltitol-Sirup
*   Mannit/Mannitol (E 421)
*   Sorbit/Sorbitol (E 420)
*   Xylit/Xylitol (E 967)

Xylit (auch Xylitol, Xucker oder Birkenzucker genannt) und Erythrit (auch Erythritol genannt) sind die wohl bekanntesten Vertreter aus der Gruppe der Zuckeralkohole. Sie sehen aus wie Zucker und schmecken auch so. Die beiden Zuckeralkohole können deshalb auch genauso verwendet werden wie herkömmlicher Zucker. Selbst beim Backen erzielt man mit Xylit und Erythrit gute Ergebnisse. Nur sind sie nicht ganz so wasserlöslich wie Zucker. Manchmal hinterlassen sie auch einen leicht kühlendes Gefühl im Mund und einen erfrischenden Nachgeschmack, der jedoch von den meisten Menschen nicht als störend empfunden wird. Beide Zuckeralkohole kommen in kleinen Mengen auch in natürlichen Lebensmitteln vor und sind von dieser Warte aus sicher natürlicher als im Chemielabor synthetisierte Süßstoffe.

Während Xylit häufig aus der Rinde von Birken gewonnen wird, weshalb man es auch als Birkenzucker bezeichnet, wird Erythrit mithilfe spezieller Hefepilze durch Fermentation aus Mais- oder Weizenstärke hergestellt. Dabei hat Xylit eine mit herkömmlichem Haushaltszucker vergleichbare Süßkraft, Erythrit hingegen ist nur etwa 60 – 80 % so süß wie Haushaltszucker. Dafür gilt Erythrit, im Gegensatz zu Xylit, das rund 40 % weniger Kalorien enthält als Haushaltszucker, mit nur 20 Kalorien pro 100 g als sehr kalorienarm. Aufgrund seiner anti-kariösen Eigenschaft wird Xylit gerne auch für die Zahnpflege verwendet. Während ein kleiner Teil des Xylits in Glukose umgewandelt wird und damit einen leichten Einfluss auf den Blutzuckerspiegel hat, wird Erythrit ähnlich wie Ballaststoffe nahezu unverdaut wieder ausgeschieden. Erythrit hat damit keinerlei Einfluss auf den Blutzuckerspiegel, was insbesondere für Diabetiker von Bedeutung ist. Darüber hinaus ist Erythrit im Vergleich zu Xylit besser verträglich, weil nur etwa zehn Prozent über den Dickdarm ausgeschieden werden. Xylit hingegen bindet im Dünndarm sehr viel Wasser an sich und kann bei seltenem und übermäßigem Verzehr abführend wirken. Am besten gewöhnt man sich deshalb langsam an den Verzehr und steigert die Menge vorsichtig. Im Handel verbirgt sich Erythrit auch hinter Begriffen wie Sukrin oder Sucolin. Xylit wird auch unter dem Namen Xucker angeboten. Leider sind die beiden Produkte mit einem Durchschnittspreis von etwa zehn Euro pro Kilogramm nicht ganz günstig.

Xylit und Erythrit die Unterschiede auf einen Blick

	Xylit	Erythrit
Form	Kristalle, wie Haushaltszucker	Kristalle, wie Haushaltszucker
Herstellung	wird aus Baumrinden oder Maiskolben gewonnen	wird gewonnen durch Fermentation von Zucker durch Hefepilze
Geschmack	sehr ähnlich wie Zucker, nur etwas fruchtiger (erinnert an Traubenzucker)	wie Xylit
Süße	fast so süß wie Haushaltszucker, daher einfache Dosierung, Zucker kann 1:1 durch Xylit ersetzt werden	60 – 80 Prozent der Süßkraft von Haushaltszucker, daher etwas anders in der Dosierung
Kalorien	240 kcal/100 g	nur 20 kcal/100 g
Verträglichkeit	kann bereits ab 0,5 g/kg Körpergewicht abführend und blähend wirken	wirkt erst ab 1 g/kg Körpergewicht abführend und blähend
Auswirkung auf den Blutzucker	gering	keine
Besonderheiten	• wirkt nachweislich karieshemmend • ist für Tiere, insbesondere Hunde absolut unverträglich!	eine karieshemmende und für Tiere unverträgliche Wirkung wird auch hier vermutet, ist aber noch nicht ausreichend erforscht
weitere Bezeichnungen	Xucker, Xylitol, Birkenzucker	Erylite, Sukrin, Erythritol, Neue Süße, Sucolin, Xucker Light, sweetERY11
erhältlich	in Bioläden, Drogerien und übers Internet	in Bioläden, evtl. Drogerien und übers Internet
Kosten	ab ca. 9 €/kg	ab ca. 11 €/kg

Bitte beachten: Hunde vertragen kein Xylit (und wahrscheinlich auch kein Erythrit)!

Hunde können den Birkenzucker nicht verstoffwechseln und sogar daran sterben. Daher Xylit bitte nicht an Hunde verfüttern und fernab ihrer Reichweite deponieren!

Sind Zuckeralkohole gesund?

Auch, wenn Zuckeralkohole den Blutzuckerspiegel nicht durcheinander bringen, von Kariesbakterien nicht verstoffwechselt werden können, arm an Kalorien sind und aus natürlichen Ursprungsprodukten gewonnen werden (können), sind sie aus meiner Sicht nicht unbedenklich. Es handelt sich hierbei um isolierte Stoffe, die aus ihrem natürlichen Verbund gerissen wurden und daher genau wie jedes andere isolierte Produkt vermutlich mit Vorsicht zu genießen sind. Bei manchen Menschen können Fruchtalkohole zu Magen-Darm-Beschwerden wie Blähungen, Durchfall oder Völlegefühl führen. Zu beachten gilt weiterhin, dass Zuckeralkohole von der Lebensmittelindustrie häufig zusammen mit aus meiner Sicht nicht zu empfehlenden künstlichen Süßstoffen verwendet werden und leider sehr oft aus gentechnisch veränderter Mais- und Weizenstärke gewonnen werden. Daher lautet mein Fazit: Wenn Zuckeralkohole, dann bitte nur in kleinen Mengen und nur aus nachweislich natürlichen Quellen.

m) Süßstoffe als Ersatz für Zucker?

Süßstoffe wie Aspartam, Saccharin oder Sucralose sind vor allem bei Diabetikern und Menschen, die abnehmen wollen, beliebt. Denn Süßstoffe schmecken extrem süß, liefern jedoch so gut wie keine Kalorien und enthalten keine Kohlenhydrate. Minimale Mengen reichen aus, um Produkten wie Diät-Limonaden, Sportgetränken, Desserts oder Eiweißpulvern einen süßen Geschmack zu verleihen. Außerdem können sie von Kariesbakterien nicht verstoffwechselt werden und sind deshalb im Gegensatz zu Zucker nicht kariesauslösend. Süßstoffe werden entweder aus Naturprodukten isoliert oder chemisch-synthetisch hergestellt und gelten als Ersatzstoffe für Zucker.

Doch sind Süßstoffe wirklich so unbedenklich für unsere Gesundheit? Hier streiten sich die Geister. Meine Meinung kannst Du Dir sicher bereits denken. Einen sehr interessanten und aufschlussreichen Vortrag über die tatsächlichen Gefahren von Süßstoffen hält die medizinisch-technische Laboratoriums-Analytikerin und universelle Forscherin Sabine Kramel, anzusehen auf youtube unter dem Titel „Süßstoffe im Industrie-Essen – tödliches Gift für Ihr Gehirn". Falls Dich diese Thematik näher interessiert, kann ich Dir den Vortrag von Frau Kramel nur wärmstens empfehlen. Spätestens danach wird Dir sicher die Lust auf Süßstoffe vergangen sein. Ansehen kannst Du den Vortrag unter www.youtube.com/watch?v=aUg3KvHAM6s.

Welche Süßstoffe gibt es?
In der EU sind genau zehn Süßstoffe als Zusatzstoffe für Lebensmittel zugelassen.
1. Aspartam (E-951) als das meist eingesetzte Süßungsmittel mit einer 200-fach stärkeren Süßkraft als Zucker, entdeckt 1965, 1981 in den USA und 1990 in Deutschland freigegeben
2. Neotam (E-961) ein Abkömmling von Aspartam und 7.000- bis 13.000-mal süßer als Zucker, seit 2001 in den USA und seit 2010 in Deutschland zugelassen
3. Acesulfam-Kalium (E-950), 130- bis 200-mal süßer als Zucker, erstmals 1967 entdeckt
4. Aspartam-Acesulfam-Salz (E-962) eine Zusammensetzung aus Aspartam und Acesulfam K, 350-mal so süß wie Zucker, seit 2005 in Deutschland zugelassen
5. Cyclamat (E-952) hat eine 30- bis 50-fache so starke Süßkraft wie Zucker
6. Saccharin (E-954) 300- bis 500-mal so süß wie Zucker, seit 1885 auf dem Markt
7. Sucralose (E-955), bis zu 600-mal süßer als Zucker, seit 2004 in Deutschland zugelassen
8. Neohesperidin-Dihydrochalcon (E-959), 400-600-mal süßer als Zucker
9. Thaumatin (E-957) bis zu 3.000-mal so süß wie Zucker
10. Steviosid (E-960) bis zu 400-mal süßer als Zucker, in Deutschland erst seit 2011 zugelassen

Im Handel sind Süßstoffe unter folgenden Namen zu finden:
Natreen – Süßstoffe: Cyclamat, Saccharin. Enthält außerdem: Fruktose.
Natreen Stevia – Süßstoff: Stevia. Enthält außerdem: Fruktose.
Canderel – Süßstoffe: Aspartam, Acesulfam-K. Enthält außerdem: Maltodextrin.
Canderel Stevia – Süßstoff: Stevia. Enthält außerdem: Laktose.
Sweet'n Low – Süßstoff: Saccharin. Enthält außerdem: Glukose.
Splenda – Süßstoff: Sucralose. Enthält außerdem: Maltodextrin, Dextrose.
Huxol – Süßstoffe: Cylcamat, Saccharin. Enthält außerdem: Laktose.

2. Rezeptideen für die „gesunde" Naschkatze

Jetzt bist Du bestimmt neugierig darauf zu erfahren, wie das gesunde süße Leben aussehen kann. Anbei also ein paar Inspirationen, die Dir dabei helfen, Deine Naschlust auf gesunde Weise zu stillen, da sie ganz ohne raffinierten Zucker auskommen.

Bitte beachten:
Pass bitte auf, dass Du es beim Naschen nicht übertreibst. Selbst gesunde Süßigkeiten können die Lust auf mehr entfachen. Betrachte Süßes als das, was es ist, eine gelegentliche Ausnahme für den besonderen Genuss. Versuche diese Ausnahmen bewusst zu genießen und achte darauf, wie Du reagierst. Wenn Du bemerkst, dass Du sofort mehr willst oder Dich am nächsten Tag der Zuckerjieper überfällt, wäre es sinnvoll, die zuckerfreie Zeit noch für eine Weile auszudehnen.

a) Bananen-Stracciatella-Beeren-Creme

Wie Du ja weißt, bin ich ein großer Fan gesunder Fette. Sie haben mir dabei geholfen, der Zuckerfalle zu entkommen. Außerdem habe ich es gerne cremig und doch irgendwie knackig und dafür ist diese Bananen-Stracciatella-Beeren-Creme genau das Richtige. Für eine hungrige Naschkatze brauchst Du:

- 2 Bananen
- 2 gehäufte Esslöffel Beeren (evtl. Tiefkühlkost)
- 1 Esslöffel Kokosmus
- 2 Teelöffel Mandelmus
- 2 Datteln
- 8 ganze Kakaobohnen oder Kakaonibs (das sind ungesüßte Kakaosplitter)
- ¼ Teelöffel Zimt
- ein kleines Stück Vanilleschote oder etwas Vanillepulver

Mixe alle Zutaten bis auf die Kakaobohnen zu einer einheitlichen Creme. Füge dann die Kakaobohnen hinzu und mach den Mixer nur noch ganz kurz an, so dass Straciatella-ähnliche Stückchen entstehen. Wenn Du Kakaonibs verwendest, kannst Du diesen Schritt natürlich auslassen. Jetzt brauchst Du nur noch loszulöffeln und genießen. Auch Erdmandel- oder Haferflocken verleihen der Creme ein crunchiges Mundgefühl. Und falls Du es gerne etwas leichter möchtest, nimmst Du statt Mandelmus 100 g (Soja-)Joghurt.

Apropros Zimt:
Angeblich führt Zimt dazu, dass der Blutzucker langsamer ansteigt. Vermutlich, weil mit Zimt gewürzte Speisen länger im Magentrakt verbleiben. Zudem hat das im Zimt enthaltene MHCP (Methylhydroxy-Chalcone-Polymer) eine insulinähnliche Wirkung und entlastet dadurch die Bauchspeicheldrüse. Wenn Du Deine Naschereien selbst herstellst, kann es also nicht schaden, diese mit einer Prise Zimt zu verfeinern. Verwende dazu besser den sogenannten Cylon-Zimt, der anders als Cassia-Zimt kein Cumarin enthält, da er im Verdacht steht, Leber- und Nierenschäden auslösen zu können.

b) Mandel-Dattel-Bällchen

Diese Mandel-Dattel-Bällchen sind nicht nur vegan und glutenfrei, sie sind auch schnell und einfach zubereitet und schmecken verdammt lecker. Sie eignen sich ideal als dekorative Beigabe zu Buffets, als kleiner Snack für zwischendurch oder als feine Knabberei, wenn Gäste kommen. Für 20 – 30 Kugeln (je nach Größe) brauchst Du folgende Zutaten:

- 250 g Mandeln
- 150 g getrocknete Datteln
- 1 Prise Vanillepulver
- 1 Prise Steinsalz
- 5 Esslöffel ungesüßtes Kakaopulver
- 5 Esslöffel Kokosraspeln
- und die obligatorische Prise Zimt

Und so geht's:

Weiche die Mandeln über Nacht oder für einige Stunden in Wasser ein, schütte dann das Einweichwasser ab und gib 30 ml frisches Wasser hinzu. Zerkleinere dann die Mandeln mit einem leistungsstarken Küchengerät. Falls sich die Mandeln nicht ganz fein zerkleinern lassen und ein paar größere Stücke enthalten sind, tut das dem Geschmack keinen Abbruch. Entkerne jetzt die Datteln und gib sie samt Salz, Vanillepulver und Zimt zu der Mandelmasse hinzu und mixe alles zusammen mit der Küchenmaschine weiter durch, bis eine knetbare Masse entsteht.

Forme dann aus der Masse mit den Händen kleine Kügelchen (etwas kleiner als Tischtennisbälle) und wälze sie zum Abschluss entweder in den Kokosraspeln oder im Kakaopulver. Serviere die Kugeln entweder sofort oder gib sie für eine etwas festere Konsistenz für ein paar Stunden in den Kühlschrank, wodurch sie eine festere Konsistenz bekommen.

Diese Mandel-Dattel-Bällchen halten sich bei kühlen Temperaturen einige Tage und sind ideal als kleine gesunde Nascherei für zwischendurch geeignet. Und auch Gäste lassen sich durch den Anblick und Geschmack dieser süßen Kügelchen beeindrucken.

c) Vegane Mandelkekse ohne Gluten

Diese Mandelplätzchen sind nicht nur frei von Industriezucker, sondern auch vegan und glutenfrei. Außerdem lassen sie sich in wenigen Minuten zubereiten und sind so simpel herzustellen, dass eigentlich nicht viel schiefgehen kann. Die Zutaten werden einfach alle zusammen gegeben und vermischt. Die Mengenangaben brauchst Du nicht exakt einzuhalten und Du darfst gerne mit Alternativ-Zutaten experimentieren. Wenn Du zum Beispiel Kokosflocken nicht magst, lässt Du sie einfach weg und nimmst stattdessen mehr Mandeln. Natürlich können die Kekse auch mit anderen Nüssen wie Cashewkernen, Hasel- oder Walnüssen zubereitet werden. Der Teig reicht für ungefähr 18 faustgroße Kekse.

Für den Teig brauchst Du folgende Zutaten:
* 5 Hände voll Mandeln, entweder ganz oder gemahlen

- 5 Hände voll Kokosflocken oder Kokosraspeln
- 2 Esslöffel Sojamehl
- 220 g Vollrohrzucker oder alternativ die gleiche Menge Xylit oder 15 eingeweichte Datteln
- 120 ml Sojamilch oder andere Pflanzenmilch
- 70 ml Mandelsahne, alternativ geht aber auch einfach entsprechend mehr Pflanzenmilch
- 60 ml Sonnenblumenöl oder 2 großzügige Esslöffel Kokosöl
- 2 gehäufte Teelöffel Backpulver
- einen halben Teelöffel Vanille
- 4 Teelöffel ungesüßtes Kakaopulver
- ein paar Spritzer frischen Zitronensaft
- sowie die obligatorische Prise Zimt

Und so geht's:

Falls Du ganze Mandeln nimmst, weiche sie zunächst für ein paar Stunden in Wasser ein und zerkleinere sie dann mit einer geeigneten Küchenmaschine. Auch ein stabiler und leistungsstarker Mixstab sollte es schaffen, die eingeweichten Mandeln zu zerkleinern. Es kann passieren, dass sich die Mandeln nicht ganz zerkleinern lassen. Um kleine Mandelstückchen zu vermeiden und eine feine, gleichmäßige Konsistenz zu gewährleisten, verwende lieber gemahlene Mandeln. Eine Kaffeemühle, die man für wenige Euro kaufen kann, leistet hier gute Dienste. Falls Du Kokosöl verwendest, erwärme es kurz in einem Topf, damit es flüssig wird. Gib dann die restlichen Zutaten hinzu und mische alles gründlich durch, bis eine einheitliche cremige Masse entsteht. Sollte der Teig zu flüssig werden, gib einfach noch mehr Mandelmehl (also gemahlene oder zerkleinerte Mandeln) hinzu, bis die gewünschte Konsistenz erreicht ist. Auch ein paar Haferflocken können die Konsistenz verfestigen.

Jetzt einfach ein Backblech mit Backpapier auslegen und darauf mit einem Esslöffel Teigkleckse mit ein klein wenig Abstand zueinander verteilen. Gib die Kekse dann bei etwa 175 °C Ober- und Unterhitze für 25 bis 35 Minuten in den vorgeheizten Backofen, aber lasse sie nicht zu lange backen, sonst werden die Kekse zu hart. Nimm vorsichtshalber gegen Ende der Backzeit einen Keks aus dem Ofen und breche ihn auseinander, um zu schauen, ob die Konsistenz in Ordnung ist. Wenn die Kekse fertig sind, kannst Du sie sofort nach dem Abkühlen oder später genießen.

d) Eisgekühlte Erdbeercreme

Vor allem dann, wenn es draußen heiß ist, gibt es nichts Passenderes als Eiscreme. Doch leider enthalten die meisten Eissorten aus dem Supermarkt oder aus der Eisdiele ungesunde Transfette und große Mengen Zucker. Da ist es doch besser, sich seine Eiscreme selbst herzustellen. Ich verwende dazu gerne gefrorene Früchte. Die schmecken auch für sich pur genossen ganz wunderbar und sind eine tolle Erfrischung für zwischendurch. Dazu frierst Du Obst Deiner Wahl wie Erdbeeren, Trauben oder andere in kleine Happen geschnittene Obstsorten, stichst einen Zahnstocher in die Mitte der Früchte und gibst sie in die Tiefkühltruhe. So hast Du immer einen kühlen Snack parat, auch wenn´s mal schnell gehen soll.

Für meine Eiscreme verwende ich am liebsten Erdbeeren und Honigmelone. Wenn die Früchte richtig reif sind, dann reicht mir ihre Süße aus. Ansonsten gebe ich noch etwas Stevia-Instant-Pulver oder zwei entkernte Datteln mit hinzu. Als Basis nutze ich gerne Seidentofu, der dem Eis eine zwar nicht ganz feste, aber dafür cremige Konsistenz verleiht. Das Rezept dazu lautet:

- 150 g Seidentofu
- 150 g gefrorene Erdbeeren
- 150 g gekühlte Honigmelone
- 1 Esslöffel Chiasamen für eine Portion Ballaststoffe (optional)
- 1 EL Kokosöl für die Extraportion gesunder Fette (optional)
- und je nach Reife der Früchte eine Prise Stevia-Instant-Pulver oder zwei entkernte Datteln

Die Zutaten alle zusammen mit einem leistungsstarken Mixer zerkleinern (falls Dein Mixer nicht sehr stark sein sollte, lasse die Erdbeeren zunächst für 10 bis 15 Minuten bei Zimmertemperatur auftauen) bis eine cremige Masse entsteht – et voilà.

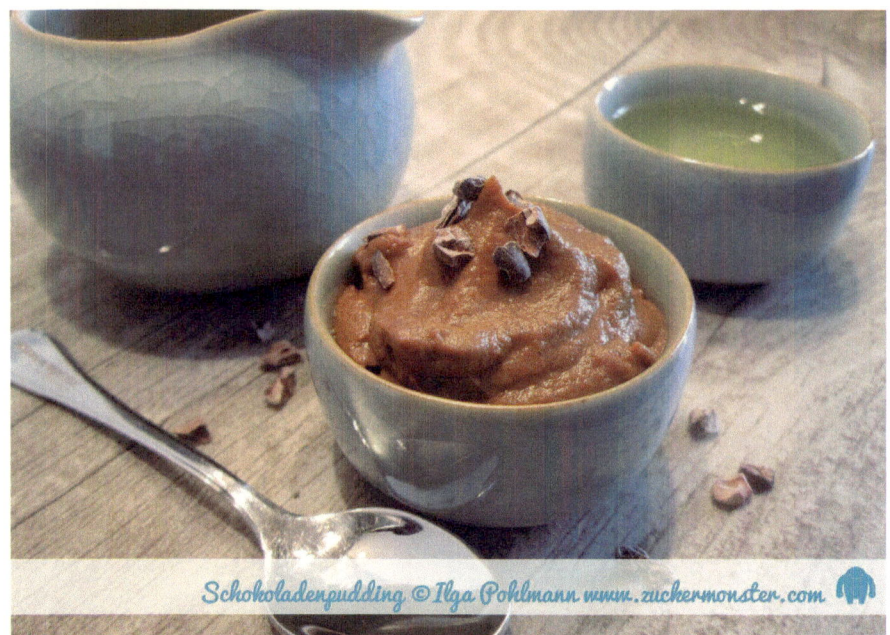

Schokoladenpudding ©Ilga Pohlmann www.zuckermonster.com

Das Rezept für den Pudding findest Du auf Seite 311.

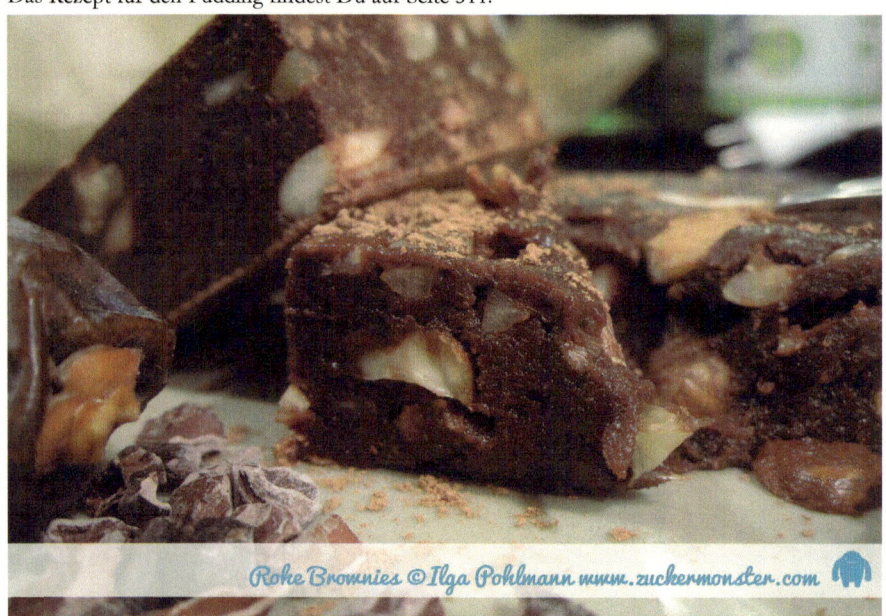

Rohe Brownies ©Ilga Pohlmann www.zuckermonster.com

Das Rezept für die Brownies findest Du auf Seite 308.

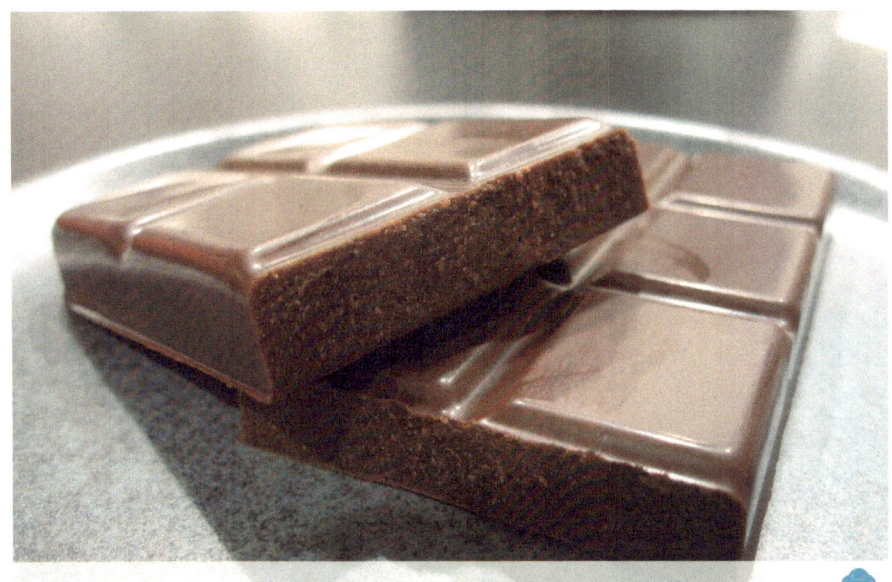

Rohe Schokolade © Ilga Pohlmann www.zuckermonster.com

Das Rezept für die Schokolade findest Du auf Seite 309.

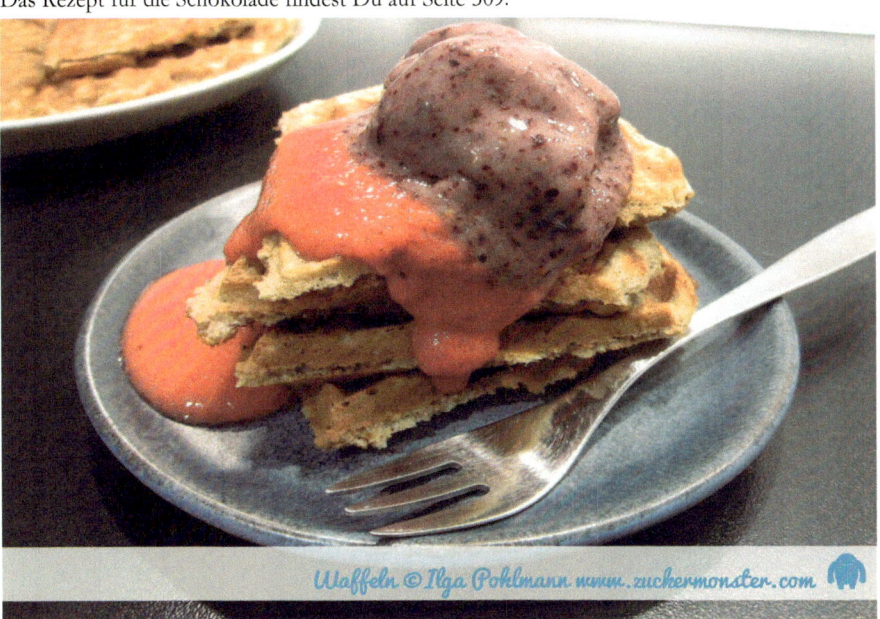

Waffeln © Ilga Pohlmann www.zuckermonster.com

Das Rezept für die Waffeln findest Du auf Seite 310.

e) Rohe Brownies (siehe Foto Seite 306)

Sobald ich Lust auf etwas Süßes bekomme, muss es schnell gehen. Ich schau dann, was ich zu Hause habe und kreiere mir daraus etwas Feines zusammen. Meistens schmeckt das auch. Nur leider bin ich hinterher oft nicht mehr in der Lage, meine Eigenkreationen zu wiederholen, weil ich nicht notiert habe, von welchen Zutaten ich wie viel genommen habe. Daher sind Rezepte bei mir Mangelware.

Doch zum Glück gibt es die liebe Ilga von www.endlichzuckerfrei.com. Ilga steht nicht nur leidenschaftlich gerne in der Küche, sondern kreiert als trockene „Sugarholic" mit Vorliebe zuckerfreie Köstlichkeiten. Ein paar ihrer Kreationen darf ich Dir hier netterweise vorstellen.

Für Ilgas rohe Brownies benötigst Du:

- 100 g frisch geknackte oder aktivierte Walnüsse
- 230 g Medjool-Datteln
- 37 g Kakao
- 80 frisch geknackte oder aktivierte Haselnüsse
- 1 g Meer- oder Steinsalz
- etwas Vanille-Pulver
- 20 g Kakao-Nibs (roh)
- eine Prise Zimt

Zunächst zerkleinerst Du die Walnüsse in einer Küchenmaschine so lange, bis sie wie grobes Mehl aussehen. Danach gibst Du den Kakao, den Zimt und das Salz dazu und verrührst die Zutaten weiter. Dann gib nach und nach die Datteln in die Maschine und rühre alles so lange durch, bis ein sehr dicker Teig entsteht. Jetzt füge die Haselnüsse hinzu und hebe sie mit einem Löffel unter den Brownie-Teig. Gib jetzt alles in eine Form und drücke den Teig fest. Lass dann die Form mit dem Teig für 1 bis 2 Stunden im Kühlschrank oder noch besser im Tiefkühlfach abkühlen. Jetzt kannst Du die Form herausnehmen und den Teig in kleine Stücke schneiden. Wenn Du willst, kannst Du die Brownies noch mit Kakao bestäuben – dann kleben sie nicht so, wenn sie warm werden. Im Kühlschrank halten sich die Brownies mindestens eine Woche.

f) Selbstgemachte Schokolade ohne Zucker (siehe Foto Seite 307)

Wer will schon für immer auf Schokolade verzichten? Doch leider enthalten die meisten Produkte aus dem Supermarkt viel zu viel Zucker und das auch noch in raffinierter Form. Dabei kann man Schokolade auch ganz einfach selbst herstellen, da weiß man, was drin ist und kann die Zutaten nach den eigenen Vorlieben zusammenstellen. Ilga mag Schokolade ganz besonders gerne mit einer leicht nussigen Note. Eines ihrer Lieblingsrezepte für selbstgemachte Schokolade lautet:

- 70 g Kakaobutter, roh
- 1,5 EL Kakaopulver, roh
- 1,5 EL Carob-Pulver, roh
- optional etwas Maca-Pulver, roh
- 1/2 TL Vanille-Pulver, roh
- 1 Prise Meer- oder Steinsalz
- 1,5 EL Cashew-Mus
- 2 EL Agavendicksaft/Honig/Reissirup [ich, Marion, würde ja einen halben Teelöffel Stevia Instant Pulver oder ein paar Tropfen Stevia-Fluid empfehlen]
- und die Prise Zimt nicht vergessen!

Die Kakaobutter langsam im Wasserbad schmelzen lassen und aufpassen, dass sie nicht über 42 °C erhitzt wird. Die trockenen Zutaten vermischen und sieben, damit keine Klümpchen mehr vorhanden sind. Alles mit der flüssigen Kakaobutter gut und langsam verrühren und den Agavendicksaft (bzw. das, was Du zum Süßen verwendest) und das Cashew-Mus unterrühren.

In Form gießen, ein wenig bei Zimmertemperatur abkühlen lassen, und dann im Kühlschrank kalt werden lassen. Nach etwa einer Stunde die Schokolade aus der Form stürzen und entweder direkt auf der Zunge zergehen lassen oder im Kühlschrank aufbewahren.

g) Waffeln mit Eis und Himbeer-Sauce (siehe Foto Seite 307)

Zugegeben, dieses Rezept von Ilga ist etwas aufwändiger, doch die Mühe lohnt ich. Diese Waffeln sind wirklich köstlich und Du kannst sie auch ohne Waffeleisen machen. Dazu backst Du den Teig einfach in einer Pfanne mit Öl aus.

Für drei große Waffeln benötigst Du:

- entweder 1 EL frisch gemahlene Chiasamen mit 3 EL Wasser verrührt oder 2 Eier
- 1 reife Banane
- 1 EL Kokosöl
- 4 – 5 EL Wasser, nach und nach zugeben (wenn Du Eier verwendest, kannst Du etwas weniger Wasser nehmen)
- etwas Vanillepulver (gemahlene Vanilleschoten)
- 50 g gemahlene Mandeln oder Mandelmehl
- 50 g gemahlene Haferflocken
- 1/2 TL Natron
- 1 Prise Salz

für die Sauce:

- ca. 20 Himbeeren, frisch oder aufgetaut
- 1 reife Banane
- etwas Vanillepulver

für die Eiscreme (Nice-Cream):

- 1 reife Banane, gefroren
- Vanillepulver
- wer mag: gefrorene andere Früchte

Und so geht's:

Mahle die Chiasamen ganz fein, am besten benutzt Du hierzu eine Kaffeemühle, und verrühre sie dann mit den drei Esslöffeln Wasser zu einer Paste. Dann die Paste (oder die Eier) mit der zerdrückten Banane vermischen, flüssiges Kokosöl (dazu erhitzt Du das feste Kokosöl kurz in einem Topf) und Wasser dazu geben und gut miteinander verrühren – am besten mit einem kleinen Mixer. Gib dann die restlichen trockenen Zutaten dazu und vermische sie gut mit dem Rest. Wenn der Teig zu fest ist, gib einfach noch ein bisschen Wasser dazu, aber nicht zu viel, denn er sollte etwas dickflüssig sein. Jetzt kannst Du daraus die Waffeln backen.

Für die Sauce brauchst Du einfach nur die Himbeeren, die Banane und das Vanillepulver miteinander zu pürieren. Mixe dann für die Eiscreme die gefrorene Banane und das Vanillepulver so lange, bis eine Creme entsteht (ein guter Mixer ist hier von Vorteil). Für die Waffeln auf dem Bild hat Ilga übrigens Blaubeereis genommen. Dafür hat sie einfach noch ein paar gefrorene Blaubeeren vor dem Mixen dazu gegeben. Jetzt brauchst Du nur noch die Waffeln auf einen Teller zu geben, Sauce und Eis darauf zu verteilen, eine Prise Zimt darüber zu streuen und dann genießen!

h) Schokoladen-Pudding mit Süßkartoffeln (siehe Foto Seite 306)

Schokoladen-Pudding mit Süßkartoffeln? Zugegeben, das hört sich erst einmal exotisch an. Auch ich war zunächst skeptisch. Doch am Ende war ich begeistert von Ilgas Kreation. Probiere es einfach mal aus, die Creme schmeckt wirklich lecker. Sie eignet sich sowohl als Brotaufstrich oder auch als Schokoladen-Mousse. Hier ist das Rezept:

Für die Schokoladen-Pudding brauchst Du:

- 250 g Süßkartoffelpüree (das kannst Du Dir ganz einfach selbst herstellen, indem Du je nach Größe ein bis zwei Süßkartoffeln (sie sollten etwa 250 g wiegen) mit der Gabel rundherum ca. 4- bis 5-mal einstichst und dann auf ein mit Backpapier ausgelegtes Backblech legst, das Du in die mittlere Schiene Deines Ofens schiebst. Anschließend stellst Du den Ofen auf 200 °C und backst die Kartoffeln ca. 50 bis 55 Minuten (dies gilt für eine mittlere Größe, ganz große Kartoffeln brauchen noch etwas länger). Ob die Kartoffeln gar sind, erkennst Du daran, dass sich ein Messer oder eine Gabel leicht ohne großen Widerstand hineinstechen lässt. Befreie die Kartoffeln dann von ihrer Schale, falls sehr schwarze Stellen zu sehen sind, schneide sie besser heraus. Danach kannst Du die weichen Kartoffeln klein schneiden und pürieren, bis eine cremige Masse entsteht.

- 2 EL ungesüßtes Kakaopulver
- 1 EL Kokosöl
- 1/8 TL Meersalz
- 1/8 TL Vanillepulver
- 1 EL Mandelmus (dann wird es „sahnig"-cremiger)
- zum Bestreuen: Kakao-Nibs (gehackte rohe Kakaobohnen) und etwas Zimt

Vermische alle Zutaten miteinander und stell die Creme für circa zwei Stunden kühl. Kalt schmeckt der Pudding viel schokoladiger und weniger fruchtig, als direkt bei der Herstellung. Also bitte beim Vorab-Naschen nicht täuschen lassen. Falls Dir die Süße der Kartoffeln nicht ausreicht, kannst Du noch ein paar Tropfen Stevia-Fluid oder eine andere Alternative für Zucker hinzufügen.

Lust auf Mehr?

Na, hast Du jetzt Lust bekommen, selbst einmal gesündere, weil haushalts-zuckerfreie Naschereien herzustellen? Das freut mich.

Für mehr leckere Rezeptideen wirf unbedingt mal einen Blick auf Ilgas Homepage www.endlichzuckerfrei.com. Dort findest Du noch mehr leckere Rezepte, auch für den deftigen Hunger, sowie spannende Tipps zum Ausstieg aus der Zuckersucht.

Ebenfalls empfehlenswert ist ein Blick auf folgende Seiten:

- www.silkeleopold.de/suesse-rohvegane-inspirationen/
- www.silkessuessen.blogspot.com.es/
- www.misterlongear.com/zuckerfreie-schokoladen-cupcakes-vegan/

Ein paar Worte zum Abschluss

Viele Informationen liegen nun hinter Dir. Du weißt jetzt, dass Dein Körper für raffinierten Zucker und isolierte Kohlenhydrate nicht gemacht ist und sich ihr Verzehr auf lange Sicht hin betrachtet negativ auswirken kann. Du hast das Belohnungssystem, die verborgene Kraft hinter Deiner Naschlust, besser kennengelernt und weißt nun, dass Zuckersucht nichts mit mangelnder Willensstärke oder einem schwachen Charakter zu tun hat. Schuldvorwürfe und schlechtes Gewissen gehören damit hoffentlich der Vergangenheit an, und ich wünsche mir, dass Du Dein Verhalten nun besser verstehen und annehmen kannst.

Zudem hast Du erfahren, wie Du Deine Ernährung auf sinnvolle Weise umstellen kannst, um nicht länger den Turbulenzen der Blutzuckerachterbahn ausgeliefert sein zu müssen. Du weißt, welche Vitamine und Mineralien wichtig für Dich sind, und was Du alles tun kannst, um Deinen Körper mit mehr Vitalstoffen zu versorgen. Du weißt, welche Tücken und Herausforderungen ein Zuckerentzug mit sich bringt und was Du in aktuellen Gefahrensituationen tun kannst, um nicht doch wieder in der Zuckerfalle zu landen. Darüber hinaus hast Du einen Blick auf die emotionalen und mentalen Verstrickungen Deiner Zuckersucht geworfen und nun verschiedene Techniken zur Verfügung, die Dich dabei unterstützen, diese Verstrickungen aufzulösen.

Ich hoffe sehr, dass Du einiges aus dem Buch für Dich mitnehmen kannst und ich Dich inspirieren konnte, meine Tipps auch wirklich auszuprobieren. Denn lesen allein wird Dir nicht viel bringen. Wie sagte der Dichter Johann Wolfgang von Goethe so schön: „Es ist nicht genug zu wissen, man muss auch anwenden; es ist nicht genug zu wollen, man muss auch tun." In diesem Sinne wünsche ich Dir von ganzem Herzen, dass Du ins Handeln kommst und Dich auf Deinen ganz persönlichen Weg, raus aus der Zuckerfalle hinein in die Zuckerfreiheit machst. Erinnere Dich dabei daran: Der Weg ist das Ziel!

Falls es Dir schwer fällt, allein in die Umsetzung zu kommen, lege ich Dir den „Endlich-Zuckerfrei"-Kurs von Ilga Pohlmann ans Herz. Ilga war selbst viele Jahre lang zuckersüchtig und hat durch die Veränderung ihrer Ernährung den Weg in die Zuckerfreiheit geschafft. Durch ihren Online-Kurs möchte sie Betroffenen zeigen, wie sie ihr „Zuckermonster" durch eine Harmonisierung der Biochemie des Körpers in Schach halten können, um endlich wieder frei entscheiden zu können, ob und wie viel sie naschen möchten. Ein großer Vorteil von diesem Kurs ist, dass Du ihn zusammen mit Gleichgesinnten startest und dadurch die Unterstützung einer Gruppe erfährst. Ilga und ich liegen nicht nur ernährungstechnisch auf einer Wellenlänge, ich kann auch ihre sympathische und authentische Art wärmstens empfehlen. Wenn Du also jemand bist, der den Austausch unter Gleichgesinnten zu schätzen weiß und eine professionelle Begleitung während des Zuckerentzugs gebrauchen kann, dann könnte dieser Kurs genau das Richtige für Dich sein. Mehr Infos bekommst Du unter www.endlichzuckerfrei.de.[*]

In diesem Sinne wünsche ich Dir viel Erfolg und alles Gute auf Deinem Weg in die Zuckerfreiheit.

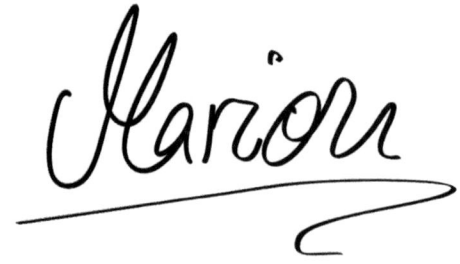

P.S.: Da es wirklich ganz schön viele Informationen waren, die ich Dir hier vorgestellt habe, findest Du im Anhang des Buches noch einmal die wichtigsten Punkte zusammengefasst. Wenn Dir das Buch gefallen hat und Du jemanden kennst, dem es vielleicht auch weiterhelfen könnte, würde ich mich sehr

---

[*]Mit dem Code-Worte „Puderzucker" erhältst Du einen kleinen Rabatt auf den Kurs!

freuen, wenn Du es weiterempfiehlst oder mir auf amazon (leider immer noch die größte Plattform für Bücher) eine positive Bewertung dazu schreibst. Natürlich freue ich mich auch, wenn Du Dich mit Deinen Erfahrungen, Anregungen und konstruktiver Kritik direkt an mich wendest. Schreibe mir dazu am besten eine Email an Selzer.M@gmx.de.

Anhang

1. Das Wichtigste auf einen Blick
a) Zucker ist nicht gleich Zucker

Zucker ist ein Oberbegriff für verschiedene Arten von Kohlenhydraten. Als Zuckersüchtige und Gesundheitsbewusste sollten wir den Verzehr von isolierten Kohlenhydraten einschränken. Denn Zucker kommt natürlicherweise nur im Verbund mit Vital- und Ballaststoffen vor. Isolierte Kohlenhydrate kennt unser Körper nicht. Sie bringen den Stoffwechsel unserer Zellen durcheinander. Die Folgen reichen von Übergewicht, Heißhunger, Diabetes, Stimmungsschwankungen, Entmineralisierungskrankheiten, Übersäuerung bis hin zu Alzheimer-Demenz und Krebs. Zu den isolierten Kohlenhydraten zählen:

- isolierter Einfachzucker in Form von Fruchtzucker (Fruktose) oder Traubenzucker (Glukose)
- isolierter Zweifachzucker (Saccharose = gewöhnlicher Haushaltszucker), der zu je einem Molekül Glukose und Fruktose besteht und vor allem aus der Zuckerrübe oder dem Zuckerrohr gewonnen wird.

Leider ist die Industrie geschickt darin, den Zuckergehalt in Nahrungsmitteln zu verschleiern und hat viele verschiedene Namen für isolierte Zuckerarten kreiert. Deshalb habe ich Dir eine Liste mit über 50 verschiedenen Begriffen zusammengestellt, die Dir das Auffinden von Zucker in Produkten erleichtern soll.

b) Zuckerliste – Zum Ausdrucken und Mitnehmen als kleine Einkaufshilfe

Grundsätzlich sind Firmen dazu verpflichtet, die Inhaltsstoffe ihrer Produkte genau aufzulisten. Je weiter vorne eine Zutat auf der Liste der Inhaltsstoffe erscheint, desto größer ist ihr mengenmäßiger Anteil in dem entsprechenden Produkt. Dabei wird der Zuckergehalt gerne durch die Verwendung verschiedener Begrifflichkeiten für Zucker verschleiert. Wer die verschiedenen Synonyme für Zucker kennt, kann also nicht so leicht hinters Licht geführt werden. Hinter diesen Begrifflichkeiten kann sich Zucker verbergen:

- Apfelsüße
- Basterdzucker
- Dextrin/Dextrine (Vorstufe zu Traubenzucker)
- Dextrose/Glukose/Traubenzucker
- Dicksaft
- Farin (mit Sirup braun gefärbter, feiner Zucker)
- Fruchtextrakt
- Fruchtpüree
- Fruchtsaftkonzentrat
- Fruktose (Fruchtzucker)
- Fruktose-Glukose-Sirup (Fruchtzucker-Traubenzucker-Sirup)
- Fruktose-Sirup (Fruchtzucker-Sirup)
- Galaktose
- Gelierzucker
- Gerstenmalz/Gerstenmalzextrakt
- Glukose-Fruktose-Sirup
- Glukose-Sirup (Traubenzucker-Sirup)
- Hagelzucker
- Haushaltszucker
- Hexosen
- High Fructose Corn Sirup
- Honig
- Inulin
- Instantzucker
- Invertzucker (Gemisch aus Frucht- und Traubenzucker)
- Joghurtpulver
- Kandiszucker
- Karamell
- Karamellsirup
- Laktose/Milchzucker
- Magermilchpulver
- Maissirup
- Maltodextrin (Stärkeabbauprodukt)
- Maltose/Malzzucker
- Malzextrakt
- Melasse
- Molke/Molkenerzeugnis
- Oligofruktose
- Oligofruktosesirup
- Polydextrose
- Puderzucker
- Raffinade
- Raffinose
- Rohrzucker
- Rohrohrzucker
- Rübenzucker
- Saccharose
- Sirup
- Stärkesirup
- Süßmolkenpulver
- Traubensüße
- Vanillezucker
- Vanillinzucker
- Vollmilchpulver
- Vollrohrzucker
- Weizendextrin
- Weißzucker
- Würfelzucker

Ebenfalls gut zu wissen:

- Hinter Begriffen wie „zuckerfrei" oder „ohne Zucker" dürfen sich bis zu 0,5 Gramm Zucker pro 100 g verstecken.

- Nahrungsmittel mit Aufschriften wie „zuckerarm" oder „leicht" dürfen laut Gesetz sogar bis zu 2,5 Prozent aus Zucker bestehen.

- Mit „weniger süß" oder „weniger Zucker" darf eine Firma dann werben, wenn es vergleichbare Produkte gibt, die 30 Prozent oder mehr Zucker als ihre Variante enthalten. Auch diese Werbeslogans sind deshalb keine Garantie für einen geringen Zuckergehalt.

- Den echten Zuckergehalt kannst Du durch einen Blick auf die Nährwerttabelle unter der Angabe „Kohlenhydrate" herausfinden.

c) Die richtige Ernährung für Zuckersüchtige

Für uns Zuckersüchtige ist es besonders wichtig, die Ernährung so zu optimieren, dass der Blutzuckerspiegel langfristig stabil bleibt und unser Körper gleichzeitig mit allen wichtigen Nähr- und Vitalstoffen versorgt wird. Damit Dir diese Optimierung leichter fällt, folgt nun einen kleiner Überblick darüber, welche Lebensmittel Du zumindest für die Zeit der Zuckerentwöhnung besser meiden und was Du bedenkenlos genießen kannst.

→ Diese Lebensmittel solltest Du in der Zeit der Zuckerentwöhnung meiden:

- Haushaltszucker, Honig, Ahornsirup, Agavensirup, Dicksäfte sowie damit hergestellte Speisen und Süßigkeiten wie Kekse, Kuchen, Eiscreme, Gummibärchen usw.

- Säfte, Softdrinks und andere gesüßte Getränke

- Marmelade und andere süße Brotaufstriche

- eingekochte Produkte aus Dosen oder Gläsern, denn die enthalten oft viel Zucker

- Fertiggerichte wie Tiefkühlpizza, Nudelauflauf, Kartoffelpüree – sofern sie Dich triggern

- Trockenfrüchte und anderes Obst, falls es Dich triggert

- fertige Müslis und Zerealien

- Ketchup, Grillsaucen, Salatdressings – enthalten oft viel Zucker
- Balsamico-Essig
- Tomatenmark, Tomaten aus der Dose (am besten nur frische Tomaten)
- eventuell Kaffee, falls er Dich triggert
- Weißmehlprodukte
- glutenfreie Ersatzprodukte aus Mais-, Reis- oder Kartoffelstärke
- polierten Reis
- Pommes frites , Chips und gebratene Kartoffeln
- Popcorn
- herkömmliche Brat- und Backfette (verwende lieber Butter, Ghee, Palmöl oder Kokosöl zum Erhitzen)
- Margarine
- gehärtete Pflanzenfette wie sie in Backwaren, Fertiggerichten und Fast Food vorkommen
- Frittierte und stark angebratene Gerichte
- billige Pflanzenöle (falls Du Pflanzenöle wie Oliven- oder Sonnenblumenöl verwenden möchtest, achte bitte darauf, dass sie kalt gepresst wurden und bewahre sie dunkel und kühl auf)
- alkoholische Getränke, insbesondere wenn sie mit Fruchtsäften gemischt sind
- Kochsalz
- Süßstoffe
- Geschmacksverstärker
- und alles weitere, was Deine Naschlust aus Erfahrung triggert

→ **Iss stattdessen lieber Dinge, die Deinen Blutzuckerspiegel stabili-**
sieren, statt irritieren und die Deine Zellen mit vielen wichtigen Vital-
stoffen versorgen:

- Verwende statt künstlicher Süßungsmittel lieber die natürliche Süße von Früchten. Beachte dabei bitte, dass Trockenfrüchte und frisches Obst mit einem sehr hohen Zuckergehalt, vor allem auf nüchternen Magen gegessen oder zu Säften und reinen Obstsmoothies verarbeitet, den Blutzuckerspiegel ebenfalls in unerwartete Höhen treiben können. Arm an Zucker sind zum Beispiel Beeren, viele Steinfrüchte, Papaya, Kiwi oder Grapefruits. Achte beim Verzehr von Obst auf die Signale Deines Körpers. Falls Dich bestimmte Früchte triggern, lass sie während der Zeit der Zuckerentwöhnung lieber weg.

- viel frisches Gemüse, Salate und Blattgemüse

- Vollkornprodukte (bitte aufpassen: nur, weil Vollkorn drauf steht, muss noch lange kein Vollkorn drin sein; außerdem enthalten herkömmliche Brote oft auch zugesetzten Zucker, der uns triggern könnte; am besten beim Bäcker konkret nachfragen oder die Inhaltsangaben genau studieren! Oder noch besser: selbst backen und dann idealerweise das Life-Changing loaf of bread von Sarah Britton, das aus Haferflocken, Leinsamen, Flohsamen und einer bunten Mischung anderer Körner und Nüsse besteht. Eine deutsche Übersetzung für dieses wirklich leckere und sehr gesunde Brot findest Du auf Ilgas Blog unter www.endlichzuckerfrei.com/flohsamen-brot/

- Quinoa, Amaranth, Hirse, Buchweizen

- Kartoffeln in Form von Pell- oder Salzwasserkartoffeln; Chips, Pommes und Kartoffelbrei sind weniger empfehlenswert

- Vollkornreis

- (aktivierte) Hülsenfrüchte (am besten nicht aus Dosen, da diese oft Zucker enthalten)

- (aktivierte) Nüsse und Ölsaaten

- Sprossen, Keime und Gräser aus Getreidesamen

- Fleisch, Fisch (bei Wurstwaren bitte aufpassen, die enthalten oft Zucker!)
- Käse, Butter und andere Milchprodukte am besten in der Vollfettversion
- Eier
- Sahne
- Käse
- rohe gesättigte Fette aus naturbelassenem Kokosöl und Kokosmus oder in Form von Rohmilchbutter von grasgefütterten Tieren (in Deutschland leider schwer zu bekommen, aber übers Internet aus Österreich beziehbar)
- ebenfalls gute Fettquellen sind kaltgepresste Pflanzenöle (bitte nicht erhitzen!), Ghee und Butter
- (Wild-)Kräuter
- unbehandeltes Meer- oder Steinsalz ohne Zusätze

→ **Achte darüber hinaus auf eine ausreichende Versorgung mit insbesondere für Zuckersüchtige wichtigen Mineralien und Vitaminen. Im Klartext heißt das:**

- Vitamin B_1: Vollkorngetreide, Buchweizen, Grünkern, Schweinefleisch, Nüsse, Sonnenblumenkerne, Kartoffeln, Hülsenfrüchte, Hefe, Spargel, Haferflocken, Weizengrassaft
- Zink: Innereien, Muskelfleisch, Leber, Austern, Muscheln, Haferflocken, Hirse, Erbsen, Linsen, Sojamehl, Sonnenblumenkerne, Kakaopulver, aktivierte Nüsse (vor allem Paranüsse), Getreidekörner
- Chrom: Bierhefe, Linsen, Vollkornbrot, Hühnerfleisch, Miesmuscheln, Austern, Garnelen, Rosenkohl, Brokkoli, Birnen, Tomaten
- Magnesium: Vollkornprodukte, schwarzer und heller Sesam, Weizenkeime, Haferflocken, Cashewnüsse, Sonnenblumenkerne, Soja und die meisten Kräuter
- Omega-3-Fettsäuren: Walnüsse, Leinsamen, Chiasamen, Mandeln, Leinsamen-, Hanf- oder Leinöl

Eine gute Orientierungshilfe für empfehlenswerte und weniger empfehlenswerte Nahrungsmittel, bietet Dir auch die folgende Tabelle, in der die verschiedensten Lebensmittel nach ihrer glykämischen Last eingeteilt sind. Bevorzuge während der Entwöhnung Lebensmittel mit einer niedrigen glykämischen Last bis 19 und meide Lebensmittel mit Werten höher als 20.

d) Die Blutzuckertabelle

Wie Du weißt, halte ich die Glykämischen Last (GL) von Lebensmitteln für aussagekräftiger als den Glykämischen Index (GI). Für eine bessere Übersicht habe ich dennoch eine Tabelle gewählt, in der beide Werte berücksichtigt werden. Die Zahlen wurden mir freundlicherweise von Herrn Dipl. Ing. Volker Berger zur Verfügung gestellt, der die Daten mit viel Liebe und Sorgfalt aus den unterschiedlichsten Quellen zusammengetragen hat. Eine Gewähr kann jedoch nicht übernommen werden. Wie stark Lebensmittel den Blutzuckerspiegel beeinflussen, hängt auch von der Zubereitung und der Kombination der Nahrungsmittel ab. Die in der Tabelle angegebenen Werte sind daher lediglich als grobe Orientierungshilfe gedacht und nicht dazu, dass Du Dich statisch nach ihnen richtest. Wenn Du möchtest, kannst Du die Tabelle auch ausdrucken und sie Dir z. B. an den Kühlschrank hängen.

Lebensmittel mit GL-Werten von 1 – 9 gelten als empfehlenswert
Lebensmittel mit GL-Werten von 10 – 19 dürfen gelegentlich gegessen werden
Lebensmittel mit GL-Werten ab 20 sollten gemieden werden.

Lebensmittel	GL	GI	KH/100 g
Acerola-Saft, ungezuckert	2	40	5
Acerolakirsche (Acerola, Antillenkirsche)	2	20	8
Adzuki-Bohnen	17	35	48
Agavensirup	12	15	77
Ahornsirup	44	65	67
All Bran™ von Kelloggs	25	50	49
Amarant	23	35	66
Amarant, gepufft	40	70	57
Ananas aus der Dose, „leicht gezuckert"	12	65	19
Ananas, frisch	6	45	13
Ananassaft, ungezuckert	7	50	13

Apfel, frisch	4	35	11
Apfel, getrocknet	26	35	74
Apfelmus, Apfelkompott	9	35	25
Apfelsaft, ungezuckert	7	50	13
Apfelsine / Orange	4	45	9
Apfelwein, trocken	3	40	7
Aprikosen aus der Dose, gezuckert	43	60	71
Aprikosen, frisch	3	30	9
Aprikosen, getrocknet	19	40	48
Artischocke	2	20	11
Aubergine	<1	20	3
Avocado	<1	10	1
B	**GL**	**GI**	**KH/100 g**
Bagels	38	75	51
Baguette	39	70	55
Bambussprossen	<1	15	1
Banane, leicht grün	11	50	21
Banane, reif	13	60	21
Basmati-Reis, Langkorn	39	50	77
Bier (enthält Maltose)	4	110	4
Bierhefe	11	35	31
Birne, frisch	5	38	12
Biskuit	57	70	82
Bleichsellerie	<1	14	2
Blumenkohl	<1	15	5
Bohnen, grün	2	30	5
Bohnen, rot („Kidney")	6	35	16
Bohnen aus der Dose, rot	8	50	16
Bohnen, schwarz	15	35	43
Bohnenkerne, grün („Flageolet")	4	25	16
Bratkartoffeln mit Speck u. Ei	13	70	18
Brioche	41	70	58
Brokkoli	<1	15	6
Brombeeren	2	25	7
Brot aus Weißmehl, ungesäuert	34	70	49
Brotfrucht (Brotfruchtbaum)	16	65	25
Buchweizen aus dunklem Vollkorn	28	40	70
Bulgur, gekocht	38	55	69
Buttermilch	1	25	4

C	GL	GI	KH/100 g
Capellini (dünne Spaghetti)	34	45	76
Cashewnuss	4	15	29
Cassoulet (franz. Bohnen-Fleisch-Eintopf)	16	35	45
Cerealien, raffiniert, gezuckert	56	70	80
Champignons, Pilze	<1	15	1
Chayote, püriert	23	50	5
Cherimoya, Zimtapfel, Annonenfrucht	6	35	18
Chicoree	<1	15	2
Chinakohl	<1	12	1
Chips	32	80	40
Clementine, Mandarine	3	36	9
Cola, Limonaden	8	70	11
Cornflakes, Maisflocken	72	85	85
Couscous	46	65	70
Couscous, Vollkorn	32	45	70
Croissant	32	70	45

D	GL	GI	KH/100 g
Datteln	22	70	32
Datteln, getrocknet	66	100	66
Dextrose (Traubenzucker)	100	100	100
Dicke Bohnen, gekocht	9	80	11
Dicke Bohnen, roh	4	40	11
Dinkel, Vollkorn	26	40	64
Dinkelbrot	19	50	38
Donuts, Berliner, Krapfen	30	75	40
Duftreis (Jasminreis)	45	60	75

E	GL	GI	KH/100 g
Eiscreme mit Fruchtzucker	4	35	12
Eiscreme, gezuckert	18	65	28
Endivien	<1	15	1
Energieriegel, ungezuckert	21	50	42
Erbsen aus der Dose	6	50	12
Erbsen, getrocknet	13	30	42
Erbsen, frisch	5	40	13
Erbsen, halb	3	25	13
Erdbeeren, frisch	2	30	6

Erdnussbutter	5	40	12
Erdnüsse	1	15	8
Erdnussmus, ungezuckert	2	25	8
Essig	<1	5	3
Essiggurken	<1	15	1

F	**GL**	**GI**	**KH/100 g**
Falafel (aus Kichererbsen)	18	35	51
Feige, frisch	5	35	13
Feigen, getrocknet	28	40	69
Feldsalat, Rapunzel	<1	15	1
Fenchel	<1	15	3
Fruchtaufstrich (Konfitüre), ungezuckert	2	30	8
Fruchtmilch, fettarm	13	42	31
Fruktose (Fruchtzucker)	25	25	100

G	**GL**	**GI**	**KH/100 g**
Gerste, ganze Körner	28	45	63
Gerstengraupen, fein	52	70	74
Gerstengraupen, grob	44	60	74
Glukose (Traubenzucker)	100	100	100
Glukosesirup	100	100	100
Gnocchi	24	70	34
Granatapfel, frisch	6	35	16
Grapefruit, frisch (Pampelmuse)	2	30	8
Grapefruitsaft, ungezuckert	5	45	10
Graubrot, mit Hefe	29	65	44
Grieß, aus Hartweizen	44	60	74
Grünkern (unreifer, getrockneter Dinkel)	35	55	63
Gurke	<1	15	2

H	**GL**	**GI**	**KH/100 g**
Hafer	22	40	56
Haferflocken	27	45	59
Hamburgerbrötchen	47	85	55
Hartweizen, trocken, vorgegart (10 Min. Kochzeit)	32	45	70
Haselnuss	2	15	11
Haselnussmus, ungezuckert	3	25	11
Hefe	3	35	7
Heidelbeeren	2	25	6

	GL	GI	KH/100 g
Himbeere, frisch	2	25	8
Hirse	48	70	69
Holunderbeeren	3	38	7
Honig	62	75	82
Honigmelone	7	65	10
Hummus	7	25	26

I	GL	GI	KH/100 g
Ingwer	1	15	7

J	GL	GI	KH/100 g
Jamswurzel	14	65	22
Joghurt, alle Fettstufen	2	36	5
Joghurt mit Fruchtzubereitung	8	50	16
Johannisbeeren, rot	1	25	5
Johannisbeeren, schwarz	<1	15	6
Johannisbrotmehl (Carobpulver)	1	15 7	7

K	GL	GI	KH/100 g
Kakaopulver, ungezuckert	2	20	11
Kaki	9	50	17
Karotten, weich gekocht	6	80	8
Karotten, roh (Möhre)	3	35	8
Karottensaft, ungezuckert	3	40	7
Kartoffelgratin	10	95	11
Kartoffeln mit Schale gegart	11	65	17
Kartoffeln	11	60	18
Kartoffelpüree (Instantflocken)	12	90	13
Kartoffelpüree, selbst zubereitet	10	80	12
Kartoffelstärke	79	95	83
Kekse aus Vollkornmehl, ungezuckert	28	50	55
Ketchup	13	55	23
Kichererbsen	13	30	44
Kichererbsen aus der Dose	5	35	13
Kichererbsen, getrocknet	14	30	48
Kichererbsenmehl	21	35	61
Kirschen	3	25	10
Kiwi	5	50	11
Kiwi, vollreif	7	60	11
Klebreis, glutenhaltig	68	86	79

Kleie (Weizen, Hafer)	12	30	41
Knoblauch	9	30	29
Kochbanane, gekocht	20	70	29
Kochbanane, roh	13	45	28
Kohl (Kraut)	<1	15	3
Kohlrabi	<1	15	4
Kohlrübe, Steckrübe, gekocht	5	70	7
Kokosmilch (aus dem Fruchtfleisch gepresst)	2	40	5
Kokosnuss (Fruchtfleisch, ca. 35 % Fett)	2	45	5
Kokoswasser (klare Flüssigkeit im Innern der Nuss)	2	45	5
Konfitüre,, gezuckert	42	65	65
Krustentiere (Hummer, Krabben, Languste)	<1	5	1
Kürbis	4	75	5
Kürbiskerne	4	25	14

L	GL	GI	KH/100 g
Laktose (Milchzucker)	45	45	100
Lasagne, aus Hartweizen	7	60	11
Lasagne, aus Weichweizen	8	75	11
Lauch, Frühlingszwiebel	1	15	9
Leinsamen, Sesam, Mohn	1	35	3
Limabohnen, getrocknet	13	28	45
Linsen, getrocknet	15	29	50
Linsen aus der Dose	16	40	40
Linsen, gelb, braun	12	30	40
Linsen, grün	10	25	40
Litschi aus der Dose	18	79	23
Litschi / Lychee, frisch	8	50	16

M	GL	GI	KH/100 g
Mais	14	65	22
Mais, Körner	8	56	15
Maisbrei, Polenta	20	70	28
Maismehl	52	70	74
Maissirup (mit hohem Glukoseanteil)	62	90	69
Maizena	60	85	70
Makkaroni aus Durumweizen	38	50	76
Maltose (Malzzucker)	110	110	100
Mandarinen, Clementinen	3	30	11
Mandelmilch	2	30	8

	GL	GI	KH/100 g
Mandelmus aus ganzen Mandeln, ungezuckert	1	25	5
Mandelmus aus geschälten Mandeln, ungezuck.	2	35	5
Mandeln	<1	15 5	5
Mango	7	50	13
Mangold	<1	15	1
Mangosaft, ungezuckert	7	55	13
Maniok, bitter oder süß	17	55	30
Marmelade, gezuckert	46	65	70
Marmelade, ungezuckert	5	30	15
Maronen (Esskastanien)	27	60	44
Mars®, Sneakers®, Nuts®, etc.	46	65	70
Matzen aus Vollkornmehl = ungesäuertes Fladenbrot	33	40	83
Mayonnaise, gezuckert	7	60	11
Mehrkornbrot	33	65	50
Melasse, Sirup	50	70	67
Melone, Honigmelone	5	60	8
Milch, alle Fettstufen	2	30	5
Milch aus Milchpulver	2	30	5
Milchbrot	32	60	54
Milchreis, gezuckert	17	75	23
Mirabellen	6	42	14
Mispel	29	55	53
Mungobohnen	1	25	5
Müsli, mit Zucker oder Honig gesüßt	44	65	67
Müsli, ungezuckert	25	50	50
N	**GL**	**GI**	**KH/100 g**
Natur-Basmatireis	32	45	71
Naturreis	39	50	78
Nektarine	4	35	12
Nüsse, allgemein	2	15	10
Nutella®	29	55	52
O	**GL**	**GI**	**KH/100 g**
Oliven	<1	15	1
Orangensaft, zuckerfrei	5	45	11
Ovomaltine	43	60	71
P	**GL**	**GI**	**KH/100 g**
Palmherzen	<1	20	5

	GL	GI	KH/100 g
Papaya	4	55	8
Paprika	<1	15	4
Passionsfrucht, Maracuja	5	30	18
Pastinake	10	85	12
Pepperoni	<1	15	3
Pesto	2	15	16
Petersilie	<1	11	7
Pfirsich, frisch	4	42	9
Pfirsich aus der Dose, gezuckert	11	55	20
Pfirsich aus der Dose, ungezuckert	5	58	9
Pflaume, frisch	4	35	10
Pflaumen, getrocknet	27	40	67
Physalis, Kapstachelbeere	<1	15	6
Pinienkerne	3	15	21
Pistazien	2	15	18
Pizza	15	60	25
Polenta, Maisgrieß	20	70	28
Pommes frites, gebratene Kartoffeln	32	90	35
Popcorn, ungezuckert	60	85	70
Poree	<1	12	3
Preiselbeeren, frisch	2	32	6
Pumpernickel	15	40	37
Q	**GL**	**GI**	**KH/100 g**
Quark, nicht abgetropft	1	30	4
Quinoa	21	35	59
Quinoa-Mehl	23	40	59
Quitte, frisch	3	35	7
Quittengelee (mit Zucker)	38	65	58
R	**GL**	**GI**	**KH/100 g**
Radieschen, Rettich	<1	15	2
Ratatouille	<1	20	3
Ravioli (aus Hartweizen)	36	60	60
Ravioli (aus Weichweizen)	42	70	60
Reis aus der Camargue	45	60	75
Reis, gepufft	72	85	85
Reis, Langkorn	45	60	75
Reis, weiß, Standard	55	70	79
Reis, weiß, lange gekocht („klebrig")	68	86	79

Reisbrot	33	70	47
Reismehl, Reisnudeln	81	95	85
Reispudding, Reiskuchen	81	85	95
Rettich	<1	15	2
Rhabarber	<1	15	2
Risotto	10	70	14
Roggenbrot (30 % Roggen)	29	65	45
Roggenvollkornbrot (100 %, mit ganzen Körnern)	20	45	45
Rohzucker, Rübenzucker (Saccharose)	70	70	100
Rosenkohl	1	15	9
Rosinen	50	65	77
Rote Bete, gekocht	3	65	5
Rote Bete, roh	3	30	8
Rotkohl	<1	15	3
Rüben (weiße Rübe)	3	65	5

S	GL	GI	KH/100 g
Saccharose (Haushaltszucker)	70	70	100
Salat, grün	<1	15	4
Salzkartoffeln	10	70	15
Sandgebäck (Mehl, Butter, Zucker)	33	55	60
Sandgebäck aus Vollkornmehl, ungezuckert	24	40	60
Satsuma	3	30	9
Sauerampfer	<1	15	2
Sauerkraut	<1	15	4
Schalotte	1	15	9
Schnellkochreis	67	85	79
Schokobrötchen	27	65	41
Schokolade, schwarz (> 70 % Kakaogehalt)	7	25	28
Schokolade, schwarz (> 85 % Kakaogehalt)	6	20	30
Schokoladenpulver, gezuckert	47	60	79
Schokoladenriegel, gezuckert	36	70	51
Schwarzwurzeln	5	30	16
Sellerie (Knolle), gekocht	6	85	7
Sellerie, roh	3	35	9
Senf, scharf	2	35	6
Senf, süß	12	55	21
Sesammus, Tahin	4	40	10
Soja	1	15	6
Soja Cuisine (Soja-Sahne)	2	20	12

Sojabohnen, getrocknet	4	15	29
Sojajoghurt, aromatisiert	2	35	5
Sojajoghurt, natur	1	20	5
Sojamehl	<1	25	3
Sojamilch	<1	30	1
Sojanudeln	<1	30	1
Sonnenblumenkerne	7	35	20
Sorbet, gezuckert	15	65	23
Spaghetti, sehr kurz gekocht (5 Minuten)	30	40	75
Spaghetti, weiß, weich gekocht	41	55	75
Spaghetti aus Hartweizenvollkorngrieß (8 Minuten gekocht)	22	30	72
Spargel	<1	15	2
Special K®	52	70	74
Spinat	<1	15	1
Sprossen	<1	15	5
Stachelbeere	3	25	10
Stangenbohnen	<1	15	3
Stangensellerie	1	15	9
Stärke, modifiziert	100	100	100
Suppennudeln aus Hartweizen	26	35	75
Surimi	10	50	19
Sushi	20	55	37
Süßkartoffeln	12	50	24
T	**GL**	**GI**	**KH/100 g**
Tagliatelles, weich gekocht	39	55	70
Tamarinde, süß	6	65	9
Tamarinde, süß	24	65	38
Tapioka	72	85	85
Teigwaren, Nudeln aus Weichweizen	53	70	75
Tofu	<1	15	2
Tomate	<1	30	3
Tomaten, getrocknet	4	35	12
Tomatensaft	1	35	4
Tomatensoße, gezuckert	3	45	6
Tomatensoße, ungezuckert	1	35	4
Topinambur (Erdbirne)	2	50	4
Traubensaft, ungezuckert	10	55	18

V	GL	GI	KH/100 g
Vollkornbrot (100 %) mit Hefe/Sauerteig	18	40	45
Vollkornbulgur, gekocht	31	45	69
Vollkorncerealien, ungezuckert	34	45	75
Vollkornnudeln	33	50	65
Vollkornnudeln, „al dente"	26	40	65
Vollkorntoast, ungezuckert	19	45	41

W	GL	GI	KH/100 g
Waffeln, gezuckert	53	75	70
Wasa „Köstlich" (24 % Ballaststoffgehalt)	16	35	45
Wassermelone	5	75	6
Weintrauben (Trauben)	7	46	16
Weißbrot	39	70	55
Weißbrot, ohne Gluten	45	90	50
Weiße Bohnen, Perlbohnen	7	35	20
Weiße Rübe, gekocht	3	85	4
Weiße Rübe, roh	2	30	5
Weißes Toastbrot	43	85	50
Weißkohl	<1	15	4
Weißmehl	60	85	71
Weizensirup, Reissirup	98	100	98
Wildreis	25	35	71
Wirsingkohl	<1	15	2

Z	GL	GI	KH/100 g
Zitrone	1	12	9
Zitronensaft, ohne Zucker	<1	20	2
Zucchini	<1	15	2
Zwieback	53	70	76
Zwiebeln	<1	15	5

e) Was Du sonst noch tun kannst

→ Stärke Dein Verdauungsfeuer

- Iss nur, wenn Du Hunger hast!
- Kau jeden Bissen gründlich!
- Iss achtsam!
- Aktiviere den Fluss Deiner Magensäure

→ Reinige Deinen Darm

    - Einläufe

    - Flohsamen

→ Trinke ausreichend Wasser

→ Meide Kaffee und Nikotin

→ Iss Serotonin freundlich

    Serotonin wird aus Tryptophan gebildet, das steckt in:

        Sojabohnen und den daraus gewonnenen Produkten wie Tofu, Sojawürsten, Tempeh usw., Mandeln, Cashewnüssen, Walnüssen, Parmesan, Fisch und Fleisch, Emmentaler Käse, Erdnüssen, Bananen, Kakaopulver, Erbsen, Lachs, Haferflocken, Pilzen

    Bewegung u. Sonnenlicht kurbeln die Serotonin-Produktion auch an.

→ Meide Insulinspitzen

    → meide schnell ins Blut flutende Kohlenhydrate

    → meide schnell ins Blut flutende Proteine wie Milchprodukte und Fleisch

    → am wichtigsten: meide Kombinationen aus schnell flutenden Kohlenhydraten und schnell flutenden Proteinen, wie gesüßten Milchkaffee, Milchshakes, Fruchtjoghurts, Käse-/Wurstbrötchen, Spaghetti Bolognese, Burger oder Schnitzel mit Pommes

→ Extratipp: Intermittierendes Fasten

f) Die Zuckerentwöhnung

Bevor Du die Zuckerentwöhnung startest, gibt es noch ein paar Dinge zu erledigen. Je besser Du vorbereitet bist, umso besser sind Deine Erfolgsaussichten:

- Sage „Ja!" zum Zuckerentzug

- Schließe einen Vertrag mit Dir

- Räume Deine Küche auf

- Besorge Dir alternative Snacks, die Du bedenkenlos essen kannst

- Wappne Dich gegen Rückfälle!
- Such Dir Gleichgesinnte
- Wappne Dich im Umgang mit anderen

Falls Dir das mit dem völligen Zuckerentzug noch nicht so ganz geheuer ist, kannst Du Dich auch schrittweise in die Zuckerfreiheit vorarbeiten. Du musst also nicht ins kalte Wasser springen, sondern kannst Dich gezielt auf den Zuckerentzug vorbereiten und damit warten, bis der für Dich richtige Zeitpunkt dafür gekommen ist. Bis dahin kannst Du schon folgende Vorbereitungen treffen

- Trinke keine Kalorien mehr
- Die erste Mahlzeit des Tages ist entscheidend
- Steige auf „gesunden" Zucker um
- Iss Süßes nur noch zum Nachtisch
- Beginne jede Mahlzeit mit stärkearmen Gemüse
- Iss mehr Nährstoffe
- Iss Vollkorn statt Weißmehl
- Schleiche den Zucker aus

g) Das hilft gegen Entzugssymptome

- Wasser trinken
- Gift bindende Nahrungsergänzungsmittel wie Zeolith, Heilerde oder Chlorella
- Schwitzen
- Massagen
- Entspannung und Schlafen
- Einläufe
- Ölziehen und Basenbäder
- Bitterstoffe aus grünem Blattgemüse

h) Das hilft bei Süßhunger und beugt Rückfällen vor

- Rufe eine Freundin an.

- Trinke ein großes Glas Wasser.
- Nimm ein paar tiefe Atemzüge.
- Geh eine Runde an die frische Luft.
- Dreh Deine Lieblingsmusik laut auf und tanze dazu.
- Trinke eine Tasse Tee.
- Iss etwas Deftiges (1 Stück Käse, Oliven, ein Ei, Grünkohlchips)
- Putze Deine Zähne.
- Lackiere Deine Fingernägel.
- Kaue zuckerfreies Kaugummi oder ein Blatt der Steviapflanze.
- Schau Dich im Spiegel an und frage Dich, ob Du jetzt wirklich etwas Süßes brauchst.
- Mach Dir klar, wie stolz auf Dich sein wirst, wenn Du jetzt widerstehst.
- Zieh Deine engste Hose an und setze Dich damit hin.
- Mache Dir bewusst, dass oft emotionale Gründe hinter dem Verlangen nach Süßem stehen. Frage Dich, wie Du Dich fühlst und was Du eigentlich bräuchtest.
- Gib Dir 30 Minuten, wenn Dein Verlangen danach noch da ist, kannst Du ihm immer noch nachgeben.
- Führe die im Buch vorgestellte Klopftechnik auf Seite 224 aus oder halte Dich an das 3-Schritte-Programm von Seite 228.

Und ganz wichtig: Verurteile Dich nicht, egal, was passiert! Rückfälle sind ein Teil des Prozesses!

i) Für alle, die tiefer gehen wollen

→ Mentalarbeit bedeutet:

- Mache Dir Deine einschränkenden Glaubenssätze bewusst.
- Entlarve Deine alten Glaubenssätze.
- Finde neue, förderliche Glaubenssätze.
- Festige Deine neuen Glaubenssätze.

→ Emotionale Verstrickungen lösen

- Lerne echten Hunger von emotionalem Hunger zu unterschei
den. (Körperhunger/Seelenhunger)
- Entlarve die wahren Hintergründe Deiner Essenslust.
- Nimm Deine Gefühle an.
- Überlege Dir alternative Strategien im Umgang mit Deinen
Bedürfnissen
- Führe ein einfühlsames Gespräch mit Deinem inneren Saboteur.

j) Süße Rezepte für das Leben nach der Zuckerentwöhnung

- www.endlichzuckerfrei.com – Hier findest Du viele leckere Rezepte, auch für den deftigen Hunger, sowie spannende Tipps zum Ausstieg aus der Zuckersucht.
- www.silkeleopold.de/suesse-rohvegane-inspirationen/
- www. silkessuessen.blogspot.com.
- www.misterlongear.com/zuckerfreie-schokoladen-cupcakes-vegan/

2. Empfehlungen, Quellen und Literaturangaben
a) Bücher

- „Befreite Ernährung" von Christian Dittrich-Opitz
- „Das Ende des großen Fressens – Wie die Nahrungsmittelindustrie Sie zu übermäßigem Essen verleitet und was Sie dagegen tun können" von David Kessler
- „Das hungrige Herz: Spirituelle Hilfe für Ihre Ernährungsprobleme" von Doreen Virtue
- „Die Lustfalle" von Douglas J. Lisle und Alan Goldhamer
- „Dr. Jacobs Weg des genussvollen Verzichts" von Dr. med. Jacob
- „Eatstopeat" von Brad Pilon
- „Echt süß! Gesunde Zuckeralternativen im Vergleich – Mit Ernährungstipps" von Andrea Flemmer
- „Etwas mehr Hirn, bitte!" von Gerald Hüter
- „Frei von Zuckersucht – Ein 10-Schritte-Programm" von Ruht Alice Kosnick

- „Gefährdete Menschheit" von A. von Haller
- „Gesund und schlank durch Kurzzeitfasten" von Daniel Roth
- „Im Teufelskreis der Lust: Raus aus der Belohnungsfalle!" von Dr. med. Ingo Schymanski
- „Lehrbuch der Psycho-Kinesiologie" von Dr. Klinghardt
- „MentalFeldTechniken ganz praktisch" von Dr. med. Dietrich Klinghardt und Amelie Schmeer-Maurer
- „Mykosen des Verdauungstraktes" von Prof. Dr. Nolting
- „Obst & Gemüse als Medizin" von Klaus Oberbeil und Dr. med. Christiane Lentz
- „Potatoes not Prozac" von Kathleen DesMaisons
- „Psychische Hintergründe bei Ernährungs- und Gewichtsproblemen: Wenn (Nicht-)Essen zur Ersatzbefriedigung wird" von Marion Selzer
- „Unsere Nahrung – unser Schicksal" von Dr. med. Max Otto Bruker
- „Wege aus der Sucht" von Deepak Chopra
- „Wie neu geboren durch modernes Ayurveda" von Kulreet Chaudhary
- „Zeitlose Geheimnisse der Gesundheit & Verjüngung Band 1" von Andreas Moritz
- „Zucker, nein danke!" von Bitten Jonsson und Tina Nordström
- „Zucker und Bulimie" von Inke Jochims
- „50 Halbwahrheiten, die Dir das Leben schwer machen können" von Bodo Deletz

b) Dokumentationen und Vorträge

- „Der süchtige Hirnstamm" Interview mit dem Suchtexperten Dr. med. Dipl. Thomas Redecker veranstaltet von dem Suchthilfe e.V. Detmold: www.youtube.com/watch?v=u7Jrmyerpnc
- „Der süße Stoff: Warum Zucker uns glücklich und krank macht" eine Doku von rbb Praxis: www.youtube.com/watch?v=56jizvNUdTw
- „Die große Zuckerlüge" Arte Doku: www.youtube.com/watch?v=OOI3BASfK94

- „Glücksgefühle" Vortrag des Hirnforschers Prof. Dr. Gerald Hüther: www.youtube.com/watch?v=zW1U-JUl7tg
- „Feed up", amerikanische Doku über die Volkskrankheit Fettleibigkeit: www.veoh.com/watch/v97910466aHJ724NF
- „Schwermetalle und ihre Wirkung auf die Gesundheit" Vortrag von Dr. med. Dietrich Klinghardt: www.youtube.com/watch?v=N0RgeRq2h2g
- „Sugar: The bitter truth" Vortrag von Robert Lustig: www.youtube.com/watch?v=dBnniua6-oM
- „Süchte und das Gehirn" Vortrag von Dr. med. Timothy Jennigs: www.youtube.com/watch?v=8zq_7CWHwvQ
- „Süßstoffe im Industrie-Essen – tödliches Gift für Ihr Gehirn" Vortrag von Sabine Kramel: www.youtube.com/watch?v=aUg3KvHAM6s
- „Süß und gefährlich – Die bittere Seite des Zuckers" ZDF-Doku: www.youtube.com/watch?v=xdoZhvUN2DM
- „Voll verzuckert" von Damon Gameau
- „Wie gut sind Kartoffelprodukte?" ZDF-Doku: www.youtube.com/watch?v=Oy76OUNIhIY
- „Zucker: Eine Woche auf Süßes verzichten" NDR Reportage: www.youtube.com/watch?v=jv1Lvqwu4d8
- „Zucker – tickende Zeitbombe für Ihre Gesundheit" Vortrag von Sabine Kramel: www.youtube.com/watch?v=26CQOc8W40U
- „Zucker – 7 Dinge, die Sie wissen sollten" ARD-Doku Quarks und Caspers: www.youtube.com/watch?v=zWprrNyPng4

c) Studien

- www.ncbi.nlm.nih.gov/pubmed/12055324: Wissenschaftler zeigen, dass ein intermittierender, übermäßiger Zuckerkonsum eine endogene Opioidabhängigkeit verursacht.

- www.orthomolecular.org/library/jom/1980/pdf/1980-v09n03-p158.pdf: In dieser Studie kommen Forscher zu dem Schluss, dass übermäßiger Zuckerverzehr (insbesondere in Form von fett- und zuckerhaltigem Fast Food) das Risiko steigert, eine Alkoholsucht zu entwickeln

- www.ncbi.nlm.nih.gov/pubmed/17617461: Diese Studie zeigt, dass der Verzehr von Zucker bei Ratten zu suchttypischen Veränderungen im Verhalten (Fressanfälle, Rückzug, Gier) und in der Biochemie des Gehirns (Veränderungen der Dopamin- und Opiod-Rezeptoren im Nucleus accumbens) führen kann. Die Forscher kommen zu dem Schluss, dass Ratten unter bestimmten Bedingungen abhängig von Zucker werden können.

- www.ncbi.nlm.nih.gov/pmc/articles/PMC2947358: In dieser Studie konnten Paul Kenny und sein Team das Suchtpotenzial von fett- und zuckerreicher Nahrung nachweisen.

- www.ncbi.nlm.nih.gov/pmc/articles/PMC167184/: Die Wissenschaftlerin Dr. Christine Gianoulakis von der Mc Gill Universität konnte zeigen konnte, dass Mäuse, die eine höhere Affinität zu Alkohol entwickelten, mit deutlich niedrigeren Endorphin-Spiegeln zur Welt kamen, als andere Stämme, die deutlich seltener alkohoL-abhängig wurden.

- www.pcrm.org/shop/byNealBarnard/dr-barnards-program-for-reversing-diabetes: Dem Arzt Dr. Neal Barnard fiel auf, dass fettleibige Menschen in der Regel auffallend wenig Dopamin-rezeptoren haben.

- www.ncbi.nlm.nih.gov/pubmed/13233369: Die Versuche von Olds und Milner zeigen den starken Einfluss des Belohnungssystem auf das Verhalten von Ratten.

- Eine ausführliche Auflistung von Studien, die die Schädlichkeit von raffiniertem Zucker belegen, findest Du auf dem Blog der klinischen Ernährungsberaterin Nancy Appleton, PhD "141 Reasons Sugar Ruins

Your Health" unter: www.nancyappleton.com/141-reasons-sugar-ruins-your-health/

- www.ncbi.nlm.nih.gov/pubmed/3782627: Die negativen Auswirkungen von Saccharose auf das Verhalten von Kindern im Vorschulalter.

- www.ncbi.nlm.nih.gov/pmc/articles/PMC1379072: Über die Wirkung einer Ernährung mit niedrigem und hohem raffinierten Zuckeranteil auf den Verdauungstrakt, den Gallensäure-Stoffwechsel und die bakterielle Fermentation im Darm.

- www.ncbi.nlm.nih.gov/pubmed/5809554: Die Wirkung von Saccharose auf Blutfette, Serum-Insulin, Thrombozytenhaftfähigkeit und das Körpergewicht bei Menschen.

- www.ncbi.nlm.nih.gov/pubmed/15609100: Über den Einfluss von Glukose auf den Prozess der Glykosylierung und Alterung.

- www.ncbi.nlm.nih.gov/pubmed/23924506: Über die wachsende Rolle von Fruktose bei Übergewicht und kognitiven Fähigkeiten.

- Studie über den Einfluss von Darmbakterien auf unser Verhalten: Lyte M. Microbial endocrinology in the microbiome-gut-brain axis: How bacterial production and utilization of neurochemicals influence behavior. PloS Pathog. 2013; 9(11)

- Studien zum intermittierenden Fasten:
  → www.ncbi.nlm.nih.gov/pubmed/25546413
  → www.ncbi.nlm.nih.gov/pubmed/26653760
  → www.ncbi.nlm.nih.gov/pubmed/23852511

d) Sonstiges

- Barbara Miller in einem Interview anlässlich der Lebensenergiekonferenz: www.youtube.com/watch?v=vwm6xN66AAs

- „Der Ausstieg aus der Zuckersucht beginnt mit dem Verzicht auf Weizen" Artikel von Inke Jochims: www.erdschwalbe.de/VitaljournalFrueSo2013.pdf

- „Optimieren Sie Ihr Verdauungsfeuer für eine bessere Gesundheit!" Artikel von Dr. Snitzer: www.ein-langes-leben.de/heilung-mit-rohkost-/-vitalkost/optimieren-sie-ihr-verdauungsfeuer-fessere-gesundheit

- Die richtige Motivation zu finden, ist nicht immer einfach. Vor allem dann, wenn Dein Unterbewusstsein dem Zuckerentzug negativ gegenübersteht, wird es Dir vermutlich schwer fallen, die notwendige Motivation aufrecht zu erhalten. Leider würde es den Rahmen dieses Buches sprengen, auf diese Problematik genauer einzugehen. Wenn Du merkst, dass Du den Zuckerentzug trotz ernster Absichten einfach nicht durchhältst, könnte es hilfreich sein, Dir auf dem Gebiet der richtigen Motivationsfindung Unterstützung zu holen. Meines Erachtens ist das Zürcher Ressourcen Modell eine sehr geeignete Strategie, um dieses Problem zu lösen. Solltest Du also merken, dass es Dir schwer fällt, die richtige Motivation zu finden, könnte Dir diese Methode vielleicht weiterhelfen. Mehr Infos dazu findet Du unter www.zrm.ch.

Über die Autorin

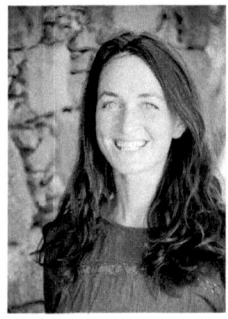 Marion Selzer stammt aus dem Saarland und lebt zur Zeit mit ihrem Partner und ihren drei Hunden auf der kanarischen Insel La Palma. Sie ist studierte Diplom-Juristin, zertifizierte Ernährungs- und Diätberaterin, Mediatorin, psychologische Beraterin und derzeit tätig als freiberufliche Autorin. Zusammen mit ihrem Partner betreibt sie die etwas andere Gesundheitsplattform:
www.inspiriert-sein.de.

Hier finden Interessierte kostenlose Beiträge zu den Themen Zellverjüngung, Optimierung der Selbstheilungskräfte, gesunde Ernährung, Bewegung und einfühlsame Kommunikation.

Aus eigener Erfahrung weiß sie, wie schwer es sein kann, einen gesünderen Lebensstil zu praktizieren. Mit ihren Artikeln und Büchern möchte sie anderen Menschen Mut machen, dass Veränderungen von Gewohnheiten möglich sind und sich auszahlen.

Schlank sein ja – Abnehmen, nein danke!

von Marion Selzer; Inspiriert-Sein Verlag

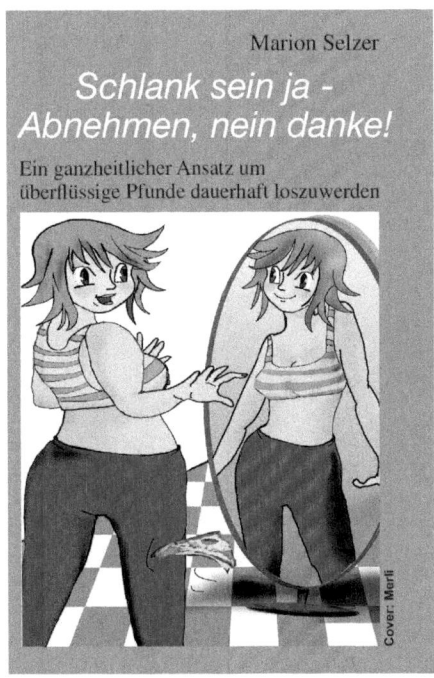

Sie wollen abnehmen und sich endlich wohl in Ihrem Körper fühlen? Das ist, wie ich finde, Ihr gutes Recht und steht jedem von uns zu.

Wenn Sie bisher eine Diät nach der anderen frustriert abgebrochen haben oder hinterher dem Jojo-Effekt zum Opfer gefallen sind, sind Sie damit nicht allein. Vermutlich haben auch Sie beim Versuch, Ihre überschüssigen Pfunde loszuwerden hauptsächlich auf mehr Bewegung und weniger Kalorien gesetzt und sich dabei an den Empfehlungen sogenannter Ernährungsexperten orientiert, die wohl kaum Ihren eigenen Bedürfnissen und Lebensumständen entsprechend ausgelegt waren. Das kann nicht gut gehen.

Herkömmliche Diäten scheitern, weil

- sie allein auf der aktiven Verhaltensebene ansetzen und unsere Gefühle und Gedanken vernachlässigen.
- die allgemeinen Vorgaben und Richtlinien nicht zu uns als Individuum passen, uns zu sehr einschränken und dadurch unsere Motivation schwindet.
- sie auf kurzfristigen, statt auf langfristigen Erfolg ausgelegt sind.

Was wir brauchen, sind Ansätze,

- die dem Anspruch nach Ganzheitlichkeit gerecht werden, weil sie sowohl physiologische, emotionale und geistige Gesetzmäßigkeiten berücksichtigen.

- die viel Freiraum für eigene Bedürfnisse lassen.
- die bereits den Weg zum Ziel werden lassen und uns mit Freude und Genuss dorthin führen.

Werfen Sie allgemeingültige Ratschläge über Bord und werden Sie zu Ihrem eigenen Experten! Für jeden von uns ist es möglich, sich besser und wohler in seinem Körper zu fühlen. Seien Sie gespannt und freuen Sie sich auf ein neues Lebensgefühl.

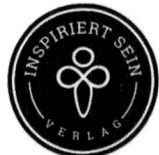